山口桂子・柴邦代・服部淳子◉編集

エビデンスに基づく 小児看護ケア関連図

中央法規

はじめに

山口桂子

　昨今の超少子高齢社会がもたらした社会状況は，小児看護の臨床現場にも大きな影響を与えています。

　絶対的な小児期人口の減少によって，地域の医療施設を利用する小児の割合は激減し，小児病棟の閉鎖や小児関連外来の縮小化を余儀なくされている施設が散見されます。しかし，発達の途上にある小児の疾患は，その成因や病態，発症からの経過や治療方法が，成人とは大きく異なっているため，常に小児の専門的な医療が必要とされますが，昨今の社会的医療事情においては，十分な小児医療の提供が危ぶまれている現状があります。

　このような小児患者の減少は看護にも大きく影響しています。かつては頻繁に見られた小児特有の疾患に出会うことがまれになり，その病態や治療方法の理解不足，疾患がもたらす発達や生活への影響に対する援助の経験不足は，結果的に，小児の特徴を十分に理解し，熟練した技術による高い専門性をもった看護の提供を困難なものにしています。

　しかし，いかなる状況にあっても，小児看護に携わる看護者には，子どもと家族にできる限りの安心と安全・安楽を提供する責任と義務があり，子どもの病気が及ぼすさまざまな影響を最小限にとどめることが求められます。

　本書はこのような状況を踏まえ，小児看護の経験が少ない看護者や学生にあっても，専門性を見すえた小児看護を提供する上で，最も基本的で不可欠な，そして，生活援助の根拠となる，疾患にかかわる知識をコンパクトでありながらも確実に提供することを第一の目的としました。すなわち，まずは，小児期の代表的な疾患の身体的な問題にかかわる基礎知識について解説し，さらには，最新の治療の動向についても紹介しています。また，看護ケアについては，最終的な子どもの生活への援助の視点を重視して，より具体的で特徴的な問題への対応を示すことに心がけました。そして，このような内容を十分に満たすべく，小児専門病院や大学病院の臨床現場で活躍する専門看護師などの経験豊かな看護師や看護教員の方々に執筆を依頼しました。

　核家族化が進む中，子育て期家族の子どもの病気は，子ども本人と家族を大きな不安と混乱に巻き込みます。小児看護者の看護の目標は，いかなる健康状態にある小児や家族に対しても，常に安心して生活できる"状態"を整えることにあります。そんな願いをも込めて，冒頭のグラビアには小児病棟やプレパレーションの試みについても紹介しています。

　いつどんな子どもがやってきても，根拠をもった適切な看護を効率よく提供するために活用していただけるものと確信して，本書をお届けしたいと思います。

関連図のねらいと活用方法

柴邦代

　以下に関連図のねらいと活用方法について説明します。
　本書では，小児期の代表的な疾患の病態と看護ケアを結び付けて考えることができるように，疾患がもたらす全体像を『関連図』として作成しました。
　本書の『関連図』は，左から右に向かって，疾患の誘因・原因から合併症までを，疾患経過をイメージできるように配置しました。
　診断名とともに赤い太枠で囲まれた部分からは，患児の身体の中で何が起こっているのかを理解することができます。また，診断名の左にある疾患の誘因・原因（疾患によっては発症因子）からは，疾患の成り立ちを理解することができます。診断名の右（疾患によっては赤い枠内に表示）には，その疾患でよく見られる症状や徴候，合併症などが示されており，これを見ることで，患児に認められる症状や状態がどのようなメカニズムで生じているのかを理解するとともに，今後，起こりうる症状や状態の予測，予防に役立つものと考えます。
　さらに看護ケアについては，その看護ケアの目的を理解しやすいように，原因や治療など関連する項目と点線でつなぐように示しました。また，本書の特徴的なものとして【状態】という部分を設け，看護ケアを考える上で不可欠なものとして設定しました。闘病生活を送る患児には，疾患の症状だけでなく，検査や治療に関連したさまざまな状況が発生し，これらの状況の多くに看護ケアを必要とします。看護ケアを必要とする【状態】は患児に関するものに限らず，家族に関するものも含まれます。関連図から，看護ケアとして重要な視点を確認した上で，本文の内容を読むことで，看護計画に活用することができると考えます。
　医療的処置については，その検査や治療の目的が理解しやすいように，関連する病態や症状などと点線で結びました。また，検査や治療に関連して必要となる看護ケアについても示しました。
　小児期の代表的な疾患といっても，その種類は多様で，それぞれの疾患で関連図の表記について若干の違いがありますが，本文の内容と合わせ，小児看護領域での患児および家族への看護ケアを考える際の一助にしていただければ幸いです。

凡例

- それぞれの症状・疾患に関する内容は「看護ケア関連図」＋その「解説」というように，2つに分けて構成している。必要と思われる情報は参考文献も含めて掲載した。
- 「看護ケア関連図」は単純化し，特殊なもの・個別的なものを除いて，以下の原則に基づいて作成した。

　　■■■■■■■■▶ 誘因・成因を含むその疾患に至る直接的・間接的原因を示した。

　　□□□□□□□□　 病態生理学的変化を示した。

　　□□□□□□□□　 症状，検査や治療に関連した状況を示した。

　　■■■■■■■■　 病態生理学的変化に関連する症状を示した。

　　◯┄┄┄┄▶ 医師の指示による医学的処置（検査・治療など）を示した。

　　┌┄┄┄┄┐▶ 観察・アセスメントを含む看護ケアを示した。

　　□□□□□□□□　 その疾患から生じる全体像について示した。

　　□□□□□□□□　 分類，あるいは特殊な部分について示した。

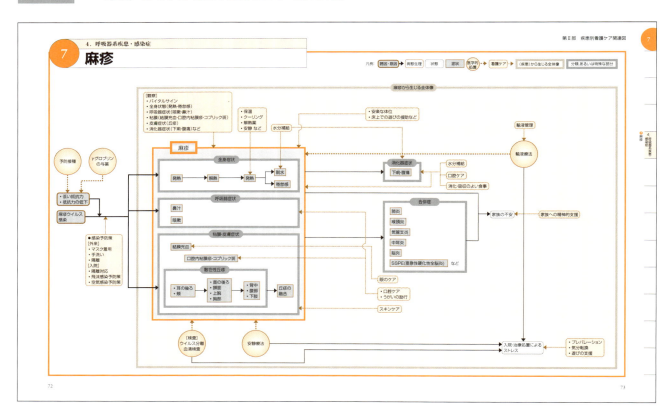

● 「解説」では，基本的に以下のような構成をとった．

   Ⅰ   基礎知識
    1．定義と概要
    2．病態生理
    3．症状
    4．検査・診断
    5．治療
    6．合併症
   Ⅱ   看護ケアとその根拠
    1．観察ポイント
    2．看護の目標
    3．看護ケア

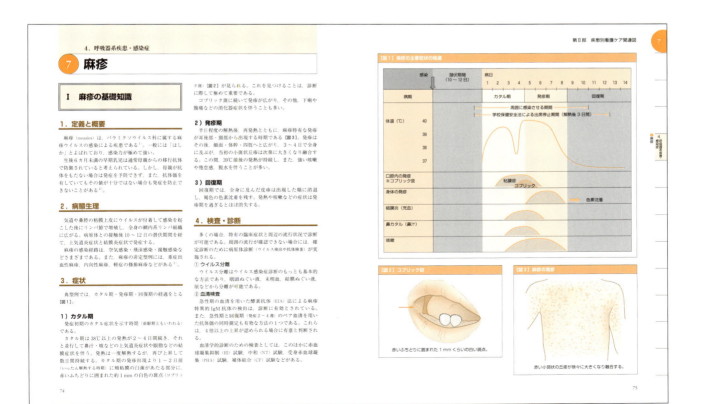

もくじ

エビデンスに基づく小児看護ケア関連図

カラーページ Ⓐ 生活の場としての小児病棟の工夫（山口桂子・柴邦代）9 ／ Ⓑ 勲章的花びら型プレパレーション・ツール（服部淳子）12 ／ Ⓒ イメージ促進型プレパレーション・ツール（服部淳子）13 ／ Ⓓ 入院中の小児に対する事故危険回避教育ツール（服部淳子）13

第Ⅰ部 小児看護の基盤となる考え方 ... 17

Ⓐ 小児を看護する上で理解しておくべき特徴と看護者の役割（山口桂子）18 ／ Ⓑ 小児看護を行う上で基盤とするべきもの（山口桂子）20 ／ Ⓒ 小児看護実践の各プロセスにおける特徴と具体的援助方法（山口桂子）22 ／ Ⓓ 小児看護実践におけるプレパレーションの具体例（服部淳子）25

第Ⅱ部 疾患別看護ケア関連図 ... 27

1. 染色体異常・先天性疾患 ... 28
❶ **ダウン症候群** ... （野々山敦夫） 28

2. 新生児疾患 ... 34
❷ **呼吸窮迫症候群（RDS）** ... （山本房美） 34

3. 消化器系疾患 ... 42
❸ **鎖肛** ... （服部淳子） 42
❹ **胆道閉鎖症** ... （服部淳子） 50
❺ **口唇口蓋裂** ... （村木由加里） 56

4. 呼吸器系疾患・感染症 ... 64
❻ **肺炎** ... （柴邦代） 64
❼ **麻疹** ... （柴邦代） 72

5. 循環器系疾患 ... 80
❽ **心室中隔欠損症（VSD）** ... （小林佳代子） 80

⑨ **ファロー四徴症** ……………………………………………………（小林佳代子）　88
6．内分泌・代謝性疾患 …………………………………………………………………　96
　　　⑩ **1型糖尿病** ………………………………………………………（汲田明美）　96
7．骨・関節系（運動器）疾患 …………………………………………………………… 114
　　　⑪ **先天性股関節脱臼（DDH）** …………………………………（野々山敦夫）114
8．血液疾患 ……………………………………………………………………………… 120
　　　⑫ **再生不良性貧血** …………………………………………………（吉田真由）120
　　　⑬ **特発性血小板減少性紫斑病（ITP）** …………………………（平澤佐也加）130
9．腎疾患 ………………………………………………………………………………… 138
　　　⑭ **ネフローゼ症候群** ……………………………………（田﨑あゆみ，上村治）138
　　　⑮ **慢性腎不全** ……………………………………………（田﨑あゆみ，上村治）146
10．膠原病・免疫・アレルギー疾患 …………………………………………………… 158
　　　⑯ **全身性エリテマトーデス（SLE）** ……………………………（汲田明美）158
　　　⑰ **若年性特発性関節炎（JIA）** …………………………………（汲田明美）172
11．小児がん ……………………………………………………………………………… 186
　　　⑱ **脳腫瘍** …………………………………………………………（河村昌子）186
　　　⑲ **白血病** …………………………………………………………（若狭亜矢子）198
12．脳神経系疾患 ………………………………………………………………………… 210
　　　⑳ **てんかん** ………………………………………………………（西原みゆき）210
　　　㉑ **脳性麻痺** ………………………………………………………（西原みゆき）220
　　　㉒ **髄膜炎** …………………………………………………………（村木由加里）228

[コラム] 1型糖尿病：カーボカウント	（汲田明美）	112
浮腫のメカニズム	（上村治）	145
SLEのメカニズムに関連する免疫システム	（汲田明美）	168
知っておきたい思春期SLE患者の状況と看護	（汲田明美）	170
JIAの在宅自己注射療法	（汲田明美）	184
化学療法	（服部淳子）	195
造血幹細胞移植	（若狭亜矢子）	208
発達障害	（加藤明美）	234

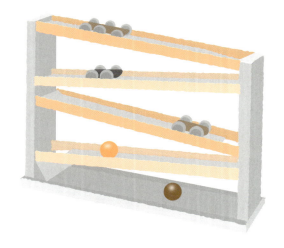

A 生活の場としての小児病棟の工夫

★小児病棟では，入院してくる子どもや家族の不安を少しでも緩和できるように工夫されています

● ナースステーション

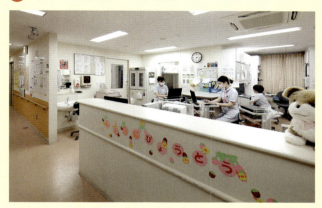

● 病院やスタッフを紹介する掲示物

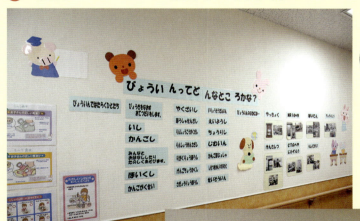

子どもにもわかるように
イラストや写真を使ったり
ひらがなで書くように
しています

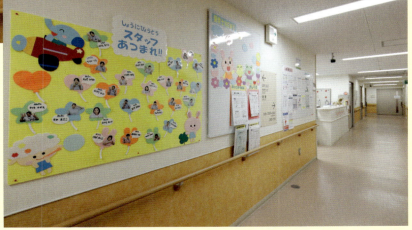

★入院中も子どもたちが遊んだり学習したりできるような場が設けられています

病室での遊び

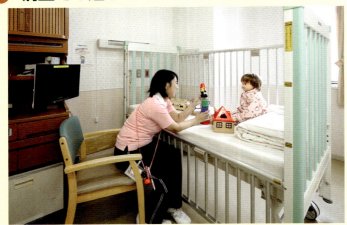

プレイルームで遊べる
ようになるまでは
保育士さんと
ベッド上で遊びます

プレイルーム

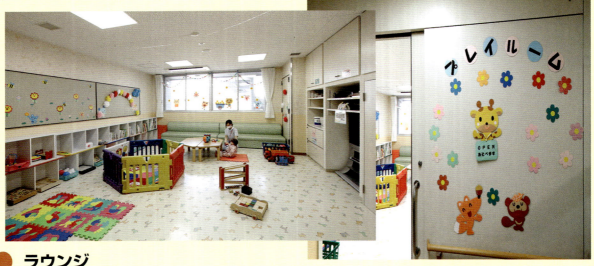

ラウンジ

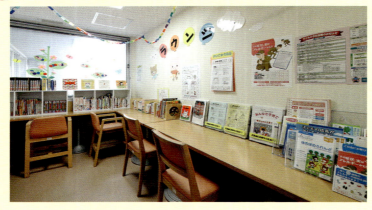

入院中も読書や
勉強ができる
場所もあります

★処置の時の子どもの苦痛や不安を最小限にするための工夫が行われています

● 処置室

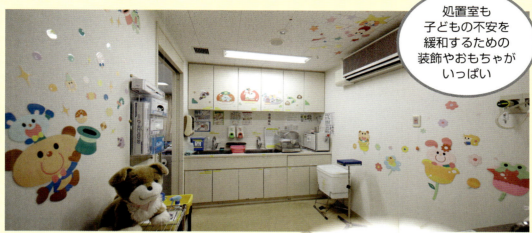

処置室も子どもの不安を緩和するための装飾やおもちゃがいっぱい

この病院の処置室には，現在処置台はありません。採血や点滴挿入などの処置では，看護師がプレパレーションを実施し，処置の場所や体位などを子ども自身が選択できるようにしています。この子は家族に抱っこしてもらい保育士にディストラクションしてもらいながら採血中です

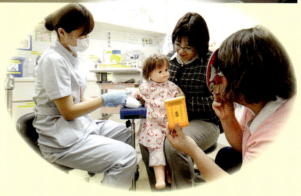

● 病室での処置

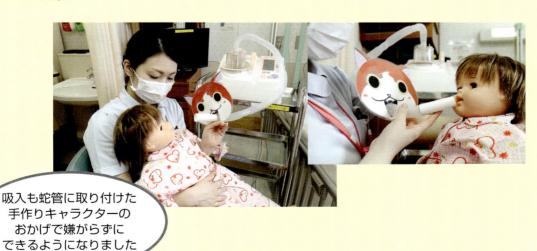

吸入も蛇管に取り付けた手作りキャラクターのおかげで嫌がらずにできるようになりました

撮影協力：社会医療法人大雄会　総合大雄会病院　小児病棟スタッフ

B 勲章的花びら型プレパレーション・ツール

　このツールは,「入院」「採血」「点滴」「CT検査」「MRI検査」「X線(レントゲン)検査」「咽頭培養検査」「腎生検」「バイタルサイン測定」「ルンバール検査」「手術」「退院」と自由に書き込めるイラストのみのツールの13種類からなる。ツールの裏面には処置や検査の目的,お願いしたいこと,注意してほしいことなどが書かれている。子どもたちは,説明を受けた後,折り紙のように遊んだり,何度も読みかえすことができる。ツールはフォルダーに入れて収納できる。検査や処置を受けるたびに花びらツールを収集できるため,頑張りを可視化できる。子どもにとっては収集した花びらツールが,頑張った勲章的役割を果たすこととなる。

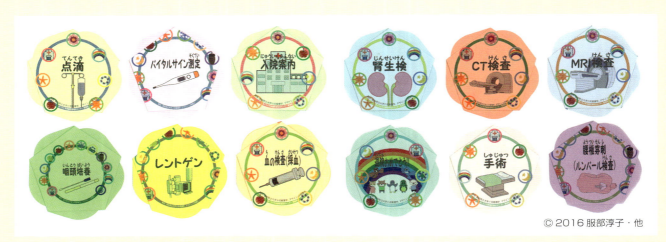

©2016 服部淳子・他

シートの表面

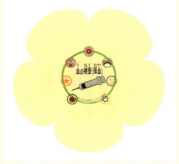

シートの裏面

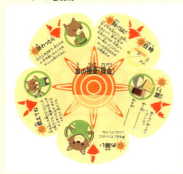

● 折りたたみ方

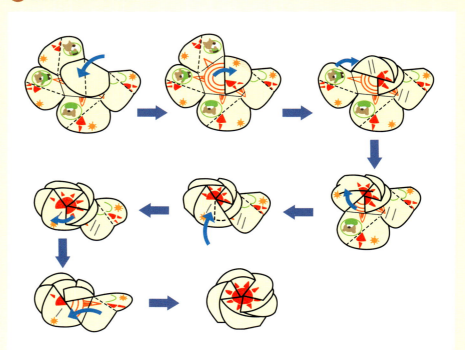

C　イメージ促進型プレパレーション・ツール

　見る角度によって絵柄が変化するプラスチック製のシート。筆者が開発したものは，手術時の麻酔導入，モニター装着のプロセスと，もう1つは点滴挿入時のシーネ固定のプロセスを示したものである。プロセスがわかることによって，どのような処置を行うのか理解しやすくなる。

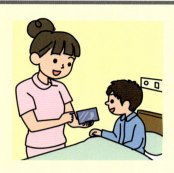

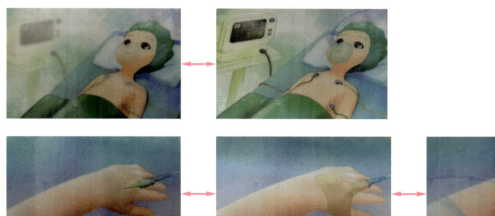

©2016 服部淳子・岡崎章・小間優太

D　入院中の小児に対する事故危険回避教育ツール

　病棟内における子どもの転倒やベッドからの転落は，約80％が家族の目前で起こっている。その予防には，子どもや家族の意識下に残るように，興味をもって使う（見る・遊ぶ）ことができ，予防行動につなげられるツールの活用が有効である。

　実際の事故要因と予防行動を盛り込んだ事故危険回避教育（アナログ）ツールを紹介する。小児病棟の入院時オリエンテーションの一部として，入院児と保護者に配布・説明して用いるツールである。

　「ベッドのうえで」は，ベッドからの転落原因について4つの場面をとりあげ，それぞれもわかりやすく4コマのマンガが描かれている。

　折りたたんだり開けたりすることで，遊び感覚で何度も読みかえせるよう工夫されている。

　看護師が子どもと親といっしょに冊子をつくり，子どもに渡す。ベッドサイドや手元に置いておいてもらい，いつでも見ることができるようにする。入院時は体調が悪いことも多く見ることができなくても，子どもが元気になった時に，ベッドから転落することに対して，子ども・親への注意喚起になる。塗り絵バージョンもある。

● 3種類のツール「かくれ絵本」

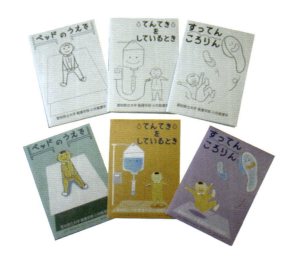

© 2016 服部淳子・他

● ツールを広げたところ

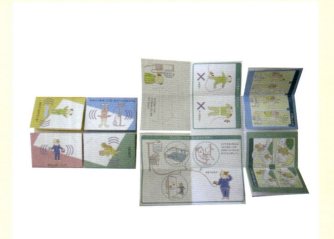

● かくれ絵本の表面

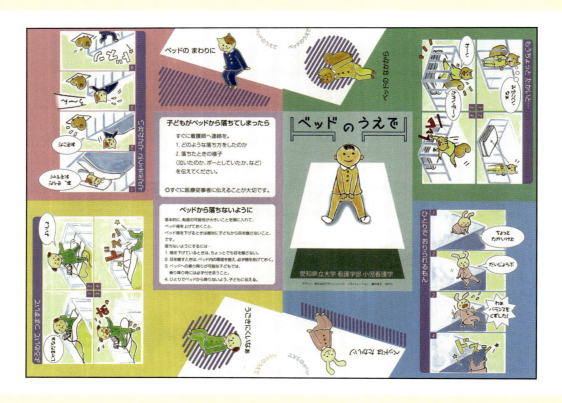

● かくれ絵本の裏面

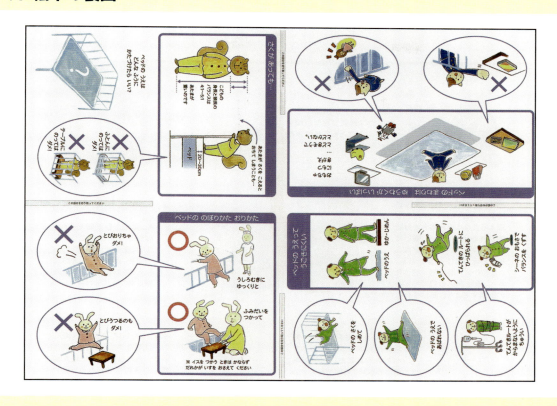

● 折りたたみ方

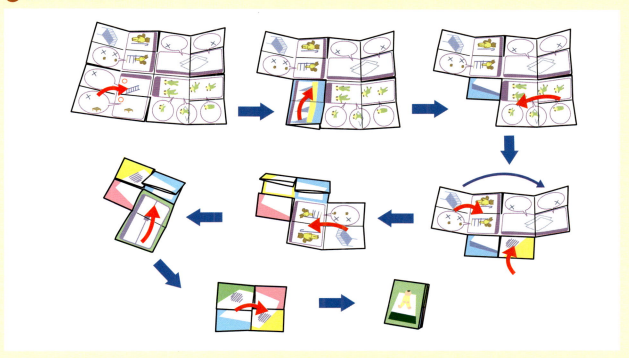

> **MEMO**　病院のこども憲章（p20 参照）

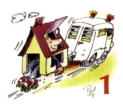

1 必要なケアが通院やデイケアでは提供できない場合に限って、こどもたちは入院すべきである。

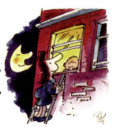

2 病院におけるこどもたちは、いつでも親または親替わりの人が付きそう権利を有する。

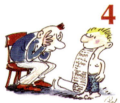

3 すべての親に宿泊施設は提供されるべきであり、付き添えるように援助されたり奨励されるべきである。親には、負担増または収入減がおこらないようにすべきである。こどものケアを一緒に行うために、親は病棟の日課を知らされて、積極的に参加するように奨励されるべきである。

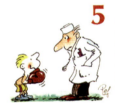

4 こどもたちや親たちは、年齢や理解度に応じた方法で、説明をうける権利を有する。身体的、情緒的ストレスを軽減するような方策が講じられるべきである。

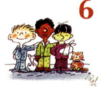

5 こどもたちや親たちは、自らのヘルスケアに関わるすべての決定において説明を受けて参加する権利を有する。すべてのこどもは、不必要な医療的処置や検査から守られるべきである。

6 こどもたちは、同様の発達的ニーズをもつこどもたちと共にケアされるべきであり、成人病棟には入院させられるべきでない。病院におけるこどもたちのための見舞い客の年齢制限はなくすべきである。

病院のこども憲章
EACH CHARTER

本憲章は、1988年5月、オランダのレイデンで開催された第1回病院のこどもヨーロッパ会議において合意された。病院のこどもヨーロッパ協会（European Association for Children in Hospital EACH）のメンバー団体は、ヨーロッパ各国における保健法、規則、及び、ガイドラインの中にEACH憲章の原則を組み入れることをめざしている。

NPHC

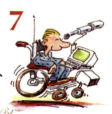

7 こどもたちは、年齢や症状にあったあそび、レクリエーション、及び、教育に完全参加すると共に、ニーズにあうように設計され、しつらえられ、スタッフが配属され、設備が施された環境におかれるべきである。

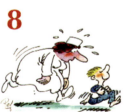

8 こどもたちは、こどもたちや家族の身体的、情緒的、発達的なニーズに応えられる訓練を受け、技術を身につけたスタッフによってケアされるべきである。

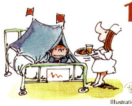

9 こどもたちのケアチームによるケアの継続性が保障されるべきである。

10 こどもたちは、気配りと共感をもって治療され、プライバシーはいつでもまもられるべきである。

Illustrations: © PEF

こどもの病院環境＆プレイセラピーネットワークNPHC本部：〒270-1382 千葉県印西市武西学園台2-1200「東京電機大学情報環境学部情報環境デザイン学科 野村みどり研究室」/ Fax.0476-46-8449 / E-mail nomura@sie.dendai.ac.jp

第 I 部

小児看護の基盤となる考え方

A 小児を看護する上で理解しておくべき特徴と看護者の役割

　小児看護が対象とする小児期の子どもたちは成長・発達の途上にあり，子どもたちと一緒に生活する家族とともに，子どもたちを社会の一員として健康に育てあげることが小児看護の最大の目標である。小児看護を実践する看護者は，さまざまな健康のレベルにある子どもたちに対する必要な援助を正しく見極め，タイムリーに提供することが求められる。そのためには，まず，対象である小児期の子どもたちの発達を知ること，発達の共通性（原則）と多様性を背景として起こる小児期の健康問題を正しく理解すること，個々の子どもと家族にとっての最も適切な援助を保障できるような柔軟な小児看護実践力を有していることが重要である。

　以下に，小児看護を行う上で理解しておくべき特徴と看護者の役割について，総論的に述べる。

特徴1. 小児看護の対象は成長・発達の途上にある小児と小児を養育する家族

　小児看護の対象である子どもたちの発達段階は，人間の一生の始まりの時期であり，年齢幅としてみた場合の長さからいえば，決して長いとはいえない。身体的な発達は10代前半でほぼ成人と同等のレベルまで発達し，精神的・社会的にも10代後半で大人になっていく。しかし，その間のさまざまな発達と変化の大きさは人生のなかで最もダイナミックで著しく，子どもを取り巻く人的・物理的環境は，彼らが順調に成長・発達できるように整えられなければならない。よって，成長・発達する子どもを養育する家族もまた，子どもたちとともに発達し，家族としての形を変化させながら子どもたちの健全な発育を支えていくことになる。

　小児看護者はまずは成長・発達について学び，こうした子どもたちの成長・発達を促し，家族をサポートする。子どもたちが何らかの健康問題を有した場合は，彼らの発達の経過を十分に把握し，発達と健康問題の関連を正しく理解した上で，健康問題が及ぼす発達への影響を最小限にとどめるための援助に最善の努力を尽くすことが重要となる。

特徴2. 小児期の健康問題は成長・発達の過程と大きくかかわっている

　小児期に起こりやすい健康問題は，すべてがその発達過程や発達段階と密接に関連する。例えば，生まれて間もない小児にみられる先天性疾患の多くは，妊娠初期から中期にかけて，身体の種々の組織や器官が形成されていく過程に関連している。また，乳幼児が集団生活のなかで感染症にかかる頻度が多くなることには，免疫機能の発達や獲得の過程が関与している。

　このように小児期にみられる疾患には，発達の過程に起因する小児に特有なものが多くある一方で，成人と同じ疾患でも疫学的な分布や進行経過，出現する症状などが大きく異なっているものも多い。大人であれば，発熱や嘔吐によって食事がとれなかったとしても，そのこと自体によってすぐに生命が脅かされることはないが，乳児や年少の幼児では，すぐさま脱水の危険にさらされる。

　このような状況は，もともとの疾患によって生じる種々の

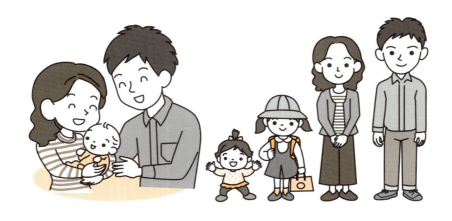

機能の低下を代償できるはずの予備能力がまだ整っていないことからくるものである。同様に，子ども自身が，体調の変化を自らの言葉で適切に訴えられないことも，健康問題の発見を遅らせるなど，より複雑にする要因でもある。

それゆえ，子どもの健康問題に対応する診察や検査・診断の方法，治療としての薬剤の使い方，全身管理の方法，生活上の留意事項などについても，発達段階をふまえた適切な対処が求められる。成人であれば，確定診断がつくまで待って治療を開始するような場面でも，子どもに対してはとりあえずの処置が必要になることもある。

子どもの健康上のさまざまな問題に対し，タイムリーに適切な援助が提供されるためには，成人のそれとは違う，疾患や発達の状況を十分に理解し，常に準備を整えておくことが必要である。

特徴3．健康問題は子どもの成長・発達や生活に大きな影響を与える

健康問題が成長や発達に与える影響は，多種多様である。先に述べたような先天性の疾患をもって出生した例では，身体的な成長・発達への直接的な影響が出生直後から出現することもまれではなく，さらには，先天性疾患の種類や特性によっては身体的のみならず，精神的にも社会的にも大きな影響を受けることになる。特に，何らかの疾患や障害をもち，長期間の自己管理を余儀なくされる場合には，健康問題に対する直接的な援助に加えて，同世代の子どもがもつ発達課題を同じように達成できるための援助を，意識的に提供することが大切である。その子自身のペースではあるかもしれないが，できる限りの成長・発達を妨げないかかわりが求められる。

また，偶発的な事故やけが，一時的な急性疾患などによって生じる健康問題も子どもの成長・発達に影響を与える。身体的な回復が順調にみえる場合でも，経験した出来事を子ども自身がどのように捉えるかによって，その後の健康行動を大きく左右することがある。子どもの頃の受診体験がトラウマとなって，受診すること自体が苦手な大人も多い。家族や医療者から見れば，些細な病気体験であっても，子どもにとっては，一大事であることをしっかり認識する必要がある。

子どもの健康問題は，一時的なものであっても，また，それが慢性的であればあるほど，子どもを育てる家族に対しても大きく影響する。一般的に，子どもは家族のなかにあって養護や教育を受けて育てられていくが，健康問題をもつ多くの子ども自身が，まだセルフケアを学んでいる途中であり，当然，自己管理は代理者である家族の役割となる。子どものもつ健康問題に関連する事柄が家族全体の生活上の方針や制約となっている例も多い。

看護者は，両親やきょうだいをはじめ家族全体がどのような影響を受けているかについて関心を向け，予測的に，具体的かつ支持的に対応していく必要がある。家族は健康問題をもつ子どもが年少児であれば子どもと一体と捉えられ，また，年長児にあってはサポーターとして捉えられる（あるいはその役割を期待される）ことが多いが，家族の状況によっては，その子の健康問題以外にもさまざまな問題を抱えていることを十分に把握，理解して援助することが求められる。

特徴4．小児看護の現状と専門性を保障するために必要なこと

小児看護の特徴とはいえないが，臨床現場における小児看護の様相にも変化がある。

特に，少子高齢社会がもたらした社会状況は小児看護の専門性の保障に大きな影響を与えている。ますます拍車がかかる少子高齢社会を反映して，地域の医療施設を利用する小児の割合は減少傾向をたどっているが，そのため，小児の内科的な疾患を対象とした小児科外来の診療は行われているものの，子どもだけの入院病棟は閉鎖され，成人との混合病棟で小児の入院患者を看護する例は少なくない。また，外来も含め，小児の診療を全く行わない施設も出てきている。

このような状況は，看護者が子どもを看護する機会の減少を生み出し，小児看護の特徴を十分に理解し熟練した技術による高い専門性をもった看護ができるようになるための経験の積み重ねを困難なものにしている。同様に，小児病棟が存続している場合でも，小児医療の専門分化とも相まって，入院する子どもの病態や疾患系統が限られているため，さまざまな健康問題へのかかわりも希薄になっている。また，成人との混合病棟では，子どもの特徴をつかんだ看護そのものの提供が難しくなっているが，特に，小児看護者ではあたり前にもっている，子どもにとっての遊びや学習の重要性の視点は必ずしも保障されるわけではない。

一方で，高度先進医療を必要とする子どもたちへの看護は，NICUなどにおける命を守るための直接的で繊細なケアを常に求められているが，その高い専門性を養う教育は看護基礎教育のなかには組み込むことができず，職場にゆだねられている現状がある。

看護者に限らず、母親や父親も少子化によって自分自身の成長過程で年少児と接する経験が少なくなり、子どもそのものを学ぶ機会をもてなくなっている。

このような現状を看護者自身が自覚した上で、目の前に訪れる子どもたちや家族が、安心して治療や看護を受けられるような準備を整える必要がある。看護基礎教育、卒後教育、あるいは子どもたちを対象とした健康教育の時から、子どもを身近に捉え、子どもとかかわる機会を多くもてるような取り組みが、小児看護の専門性の保障につながっていくのではないかと考える。

B 小児看護を行う上で基盤とするべきもの

1. 小児看護者の小児観・家族観・小児看護観

小児看護を行う上では、看護者自身が「子どもとはいかなる存在であるか」を自らに問いかけることが大切である。自分が育ってきた環境や家族とのかかわりから培われた小児観や家族観について振り返り、自分自身の価値観を認識することは、今、目の前にいる子どもたちをどのように看護し、どのような目標に向かって援助しようとするのかの基盤となる。例えば、高度先進医療がもたらした"いのち"は、時に家族を悩ませるが、看護者が家族とともに歩んでいくためには、看護者自身の小児看護観を養い、さらには、その子どもと家族を見守る広い視野をも育むことが必要である。

2. 看護者が守るべき子どもの権利

小児を看護する上で、成人と最も異なっていることは、小児自身があらゆる能力において発達途上にあるため、治療や療養のさまざまな場面で自分自身が適切に意思決定ができないことにある。看護者は、代理で意思決定を行う家族を支え、子どもにとっての最善を常に意識して看護にあたる必要がある。

1989年、「子どもの権利条約」が国連総会で採択され、わが国でも1994年に批准されたが、EACH（European Association for Children in Hospital：病院の子どもヨーロッパ協会）は1988年に「病院の子ども憲章（EACH CHARTER）」として、子どもの病院環境が備えるべき条件を10カ条にまとめている。そのなかでは、病院で暮らす子どもたちにとっての権利が明確に示され、病院という環境で治療を受け、生活を余儀なくされる子どもたちの権利がどのように守られるべきかが、子どもにもわかるように具体的に示されている[図1]。

わが国では、1999年日本看護協会が、「小児看護領域の看護業務基準」のなかに、「小児看護領域で特に留意すべき子どもの権利と必要な看護行為」[表1]*として、［説明と同意］［最小限の侵襲］［プライバシーの保護］［家族からの分離の禁止］など、9つの視点から具体的な内容を示した。

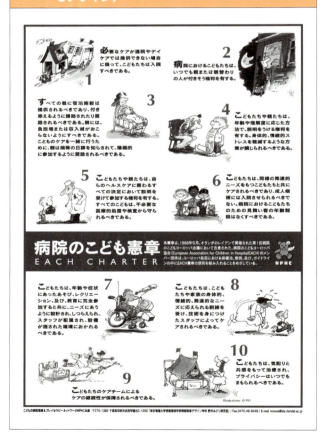

[図1]「病院のこども憲章」のポスター（上野文子氏によるデザイン）

(http://nphc.jp/charter.jp.htm)（p16参照）

その後，これが基準となり，「治療を受ける子どもが泣くことはあたり前」といった，治療を優先する大人の考えが改められ，小児看護の具体的な方法や子どもの病院環境についての見直しがされるようになってきている。なかでも，［説明と同意］や［意思の伝達］などを守るための方法については，看護者のさまざまな取り組みによって，発達段階に適した説明や子ども自身の医療への参加を促す具体的な方法が提案されている。その代表的な例としての「プレパレーション」については，「Ⓓ 小児看護実践におけるプレパレーションの具体例」のなかで詳しく述べる。

その一方で，実際の臨床現場では看護者の努力のみによって変えられない制度やシステム上の問題も多く，必ずしも子どもの権利に対する十分な配慮がなされていない場面もある。また，例えば，［家族からの分離の禁止］では，その権利順守の姿勢が，家族に対する強制力となったり，その他のきょうだいや家族メンバーの権利を脅かす場合がある。さまざまな具体的な状況のなかで，必ずしも方法は1つではなく，多角的な視点から見た柔軟な対応が必要といえよう。

子どもの権利を守ることは，小児看護のよりどころであり看護者の務めである。それゆえ，看護者がかかわる

［表1］小児看護領域で特に留意すべき子どもの権利と必要な看護行為

［説明と同意］
①子どもは，その成長・発達の状況によって，自らの健康状態や行われている医療を理解することが難しい場合がある。しかし，子どもたちは，常に子どもの理解しうる言葉や方法を用いて，治療や看護に対する具体的な説明を受ける権利がある
②子どもが受ける治療や看護は，基本的に親の責任においてなされる。しかし，子ども自身が理解・納得することが可能な年齢や発達状態であれば，治療や看護について判断する過程に子どもは参加する権利がある

［最小限の侵襲］
①子どもが受ける治療や看護は，子どもにとって侵襲的な行為となることが多い。必要なことと認められたとしても子どもの心身にかかる侵襲を最小限にする努力をしなければならない

［プライバシーの保護］
①いかなる子どもも，恣意的にプライバシーが干渉され又は名誉及び信用を脅かされない権利がある
②子どもが医療行為を必要になった原因に対して，本人あるいは保護者の同意なしに，そのことを他者に知らせない。特に，保育園や学校など子どもが集団生活を営んでいるような場合は，本人や家族の意志を十分に配慮する必要がある
③看護行為においても大人の場合と同様に，身体の露出を最低限にするなどの配慮が必要である

［抑制と拘束］
①子どもは抑制や拘束をされることなく，安全に治療や看護を受ける権利がある
②子どもの安全のために，一時的にやむを得ず身体の抑制などの拘束を行う場合は，子どもの理解の程度に応じて十分に説明する。あるいは，保護者に対しても十分に説明を行う。その拘束は，必要最小限にとどめ，子どもの状態に応じて抑制を取り除くよう努力をしなければならない

［意志の伝達］
①子どもは，自分に関わりのあることについての意見の表明，表現の自由について権利がある
②子どもが自らの意志を表現する自由を妨げない。子ども自身がそのもてる能力を発揮して，自己の意志を表現する場合，看護師はそれを注意深く聞き取り，観察し，可能な限りその要求に応えなければならない

［家族からの分離の禁止］
①子どもは，いつでも家族と一緒にいる権利をもっている。看護師は，可能な限りそれを保証しなければならない
②面会人，面会時間の制限，家族の付き添いについては，子どもと親の希望に応じて考慮されなければならない

［教育・遊びの機会の保証］
①子どもは，その能力に応じて教育を受ける機会が保証される
②幼い子どもは，遊びによってその能力を開発し，学習に繋げる機会が保証される。また，学童期にある子どもは，病状に応じた学習の機会が準備され活用されなければならない
③子どもは多様な情報（テレビ，ラジオ，新聞，映画，図書など）に接する機会が保証される

［保護者の責任］
①子どもは保護者からの適切な保護と援助を受ける権利がある
②保護者がその子どもの状況に応じて適切な援助ができるように，看護師は支援しなければならない

［平等な医療を受ける］
①子どもは，国民のひとりとして，平等な医療を受ける権利を持つ。親の経済状態，社会的身分などによって医療の内容が異なることがあってはならない
②その子にとって必要な医療や看護が継続して受けられ，育成医療などの公的扶助が受けられるよう配慮されなければならない

（日本看護協会：小児看護領域の看護業務基準．日本看護協会看護業務基準集2007年改訂版．p61，2007より．＊2016年改訂予定）

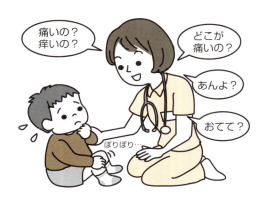

個々の場面において，常に，子どもや家族にとっての最善は何かを考え，まずは，その場でできることから1つずつ実践していくことが大切である。同時に，子どもの権利が守られていない現状にもしっかり向き合い，改善の糸口を探っていくことも忘れてはならない。

3．子どもとのコミュニケーション，家族とのコミュニケーション：信頼関係の形成

小児の状態を正しく把握し，援助を提供する上で，個々の技術以上に重要なこととして，子どもとのコミュニケーションの円滑さがあげられる。小児の発達段階にもよるが，子どもの今の状態を医療者が探っていく上で，大人が対象である時と異なることは，自分の状態を医療者に伝えようとする動機がないことである。子どもは今の自分の不具合を検査や治療によって積極的に改善しようと思っているわけではない。また，見知らぬ医療者からの問いかけには当然ながら恐怖を感じ，家族のもとから離れようとはしないし，かくれてしまう，あるいは泣き出してしまうなど，拒否的な反応を示すことが普通の子どもの反応である。特に，外来などに急に受診に連れてこられた子どもたちを，過度に緊張させることなくスムーズに迎え入れることが，その後の観察や検査・治療をうまく進める第一歩であることを注意しておきたい。

初対面の子どもとのコミュニケーションをうまくすすめるコツは，子ども自身と家族に向ける笑顔での問いかけや会話である。受診には，多かれ少なかれ必ず緊張と不安が伴うが，まずは，その場の雰囲気を和らげることから始めたい。子ども自身に対しては，子どもとの目線の高さを合わせて問いかけや説明を行うなど，子どもが看護者からの話を聞きとれるような，そして，自ら話すことができるような雰囲気をつくることを心がける。

家族に対しても話しやすくなるようなコミュニケーションを心がける。家族が安心して看護者と会話する様子から，子どもは安心して看護者と話すことができるようになる。

子どもへの医療の提供が難しいのは，大人のように協力が得られないことが大きな原因であるが，看護者との信頼関係が十分に形成されていれば，逆に，どのような要求にも気軽に応じてくれる。子ども自身からの十分な協力を得るためにも，子どもや家族との良好なコミュニケーションが図れるように努めることが先決である。さらには，それをベースとした信頼関係を形成していくことが大切である。

C 小児看護実践の各プロセスにおける特徴と具体的援助方法

小児看護の実践過程においては，その各プロセスにも対象が小児であることの特徴がある。身体的な発達の未熟性により病態の変化が成人に比べて早いこと，治療にも小児ならではの独特の方法がとられること，子ども本人からの協力が得られにくいことなどさまざまであるが，看護者はそういった状況を十分に理解した上で適切な看護実践を提供しなければならない。以下に，各プロセスにおける特徴と援助の方法について述べる。

I 発達段階に合わせたアセスメント

1．情報収集：子ども自身の訴えと家族からの情報

小児の看護実践の特殊性として，主観的情報の不確かさがある。成人では，症状の経過について，主観的では

あるが，経過を追ってかなり正確に説明をすることができる。しかし，言葉による訴えが成人とほぼ同等にできるようになるのは学童期後半であり，小児看護では，子ども本人からの十分な主観的情報を得ることは難しいということを，まず認識する必要がある。

それでは，子どもからの主観的な情報が全く得られないのかといえばそうではなく，発達段階なりのレベルではあるが，何らかのサインを言葉や表情，啼泣などによって表出していることが多い。子どもの心理的混乱をしずめ，子どもの様子とともに，不確かな言葉での訴えの本当の意味を丁寧に見定めていくことが大切である。具体的には，自発的な表現をよりどころに，発達段階に合わせた「イエス」・「ノー」で回答のできる質問を繰り返すことによって，徐々に本当に言いたいことに近づいていくことができる。「子どもの言うことは当てにできない」と無視するのではなく，観察を進めていくための貴重なサインとして注目することが大切である。

また，主観的情報源としての家族からの情報はより大切である。子どもの様子が変化してきた経緯や誘因となった状況などを情報提供してもらうことで，常にそばにいる家族だからこそわかる子どもの変化を知ることができる。しかし，家族が子どもの受診や入院に付き添っている場合には，大なり小なりの不安や動揺が予測される。まずは，子どもと家族に落ち着いてもらい，少し客観的に振り返ることができるような状態のなかで，情報収集を進めていくことが必要になる。

2．情報収集：観察の具体的方法

確かな主観的情報が得られないことから，客観的な情報を得るための観察は重要である。しかし，小児の観察場面では，観察部位や範囲が狭く限られているため観察が難しいことに加え，子ども自身からの十分な協力が得られない状況で行うため，できるだけ短時間で終わらせる必要があり，発達段階に合わせた観察・測定のための具体的方法に熟練していることが求められる。

まずは，子どもの発達に合わせた観察・測定方法として，適切な用具や身体部位の選択が大切である。例えば，バイタルサイン測定時の体温計や血圧計のマンシェットなど継続して使用するものは，子どもの体格や機能に合った同じ型式やサイズで一貫する必要がある。また，体重や腹囲では，着衣の状態や食事・排泄時間との関連，体温では環境温度や活動・入浴との関連など，特に年少児ほど測定時の条件が大きく影響する場合がある。観察・測定の方法や条件の違いによって生じる測定値の誤差をできるだけはぶき，測定値の経過を正しく知るとともに，判断につなげていく必要がある。

実際の観察場面として，適切な場を設定して説明をしながらじっくりと観察することは状態を正しく知る上で必要なことである。加えて，日常の生活や遊びの場面で，子どもが無意識に行う行動を観察することで，例えば，痛みなどの症状の程度や推移を知ることができる。

小児においては，病態の進行や治療の影響がそのまま急な状態の変化として現れやすいことを念頭に置き，さまざまな情報を関連づけながら予測的に観察を行い，的確な判断に結びつける必要がある。

3．アセスメント：集められた情報の評価

情報の評価は，子ども本人や家族からの情報と，客観的に観察して得られた情報との照合から始める。小児看護では先に述べたように子ども本人の訴えは不確かであり，家族からの情報にも偏りや思い込みがある場合がある。主観と客観の情報の照合から，不足情報については追加してアセスメントに備える。

客観的な情報として観察・測定した値を評価する際にも，小児の基準値との比較検討が原則である。小児においては，形態的にも機能的にも発達の途上にあり，基準値は成人と異なっていることが多い。また，小児期のなかでも1歳児と学童では，観察項目によって基準となる値が変化するため，発達の経過によって変動する項目と小児期であればほぼ同じ値で推移する項目とを正しく理解して照合し，判断・評価することが大切である。

一方で，その子自身の通常の値と照らし合わせることも重要である。それまでの発達の状況によっては，年齢や月齢ごとの基準値と比較することにあまり意味をもたない例もある。個人の通常の値との照合，経過としての評価をしながら，アセスメントを行い援助計画につなげていくことが大切である。

身体的な個々の情報の評価に加え，精神的・社会的な情報の評価も援助計画を立てる上では重要である。子どもにとっての身体的な問題が精神的な状態に与える影響が大きいこと，家族に与える影響が大きいことから，適切な援助計画に結びつけるためのアセスメントは，一人の子ども全体の問題として，さまざまな視点から捉えることが必要である。

小児看護においても，看護問題の抽出には，いずれか

の看護診断モデルに診断名として掲げられているような状態について，診断基準に照合しその結果から問題を導き出すことができる。しかし，小児看護領域で頻繁にみられる看護問題について，より細分化した形で問題として提示することで援助計画があげやすいようなものもある。特に，発達や親の養育にかかわる問題などについては，小児看護特有の問題と捉え，その状態に焦点化してアセスメント・記述することで今後の小児看護にも活用できるものになる。得られた情報を統合し，子どもに与える影響を十分にアセスメントし，優先順位の判断とともに問題を整理していくことが大切である。

Ⅱ 発達段階に合わせた看護計画と実施

1．発達段階を基本とする多くの視点からの援助計画

　小児を看護する実際の場面では，対象の発達段階を十分に考慮した具体的な看護計画が必要になる。

　小児看護に特有なことではないが，まだ理解力の未発達な子どもやそばに一緒にいる家族と医療チームメンバーとが，共通理解をもって治療や療養を円滑に進めていくためには，いつ，だれがどのように何をするのかといった，アセスメントに基づくより詳細で具体的な援助計画が提示される必要がある。

　例えば，入院中の幼児Ａくんが入浴をしていない理由は，病状の悪化を防ぐためなのか，点滴中で入浴することが難しいためなのか，もともとお風呂嫌いで「入りたくない」と訴えるせいなのか，その他いろいろな状況があるかもしれない。何らかの健康問題をもって入院しているＡくんの入院中の清潔をどのような方法でどの程度のレベルで保持するのかを，身体的・精神的健康問題から生じる制約，発達の促進や家族援助など，多角的な視点から捉える必要がある。

　すなわち，小児の看護計画では，もともとの発達の程度によって援助が必要なこと，病気になったことでできなくなっていること，あるいは，やってはいけないこと，入院していても子ども自身でできること（子ども自身で行うべきこと），家族と一緒に行う必要があることなど，生活全般についての目標と援助方法の優先度を見極めながら，目標達成のための工夫を凝らした援助計画

をきめ細かく立てていくことが求められる。点滴をしていることだけが理由で入浴できないと思い込む必要はなく，子どもにとって今何が最も良い援助であるかを選択するべきである。

2．発達段階に合わせたスタンダードケア＋個別性

　具体的な援助計画を立てる時には，発達段階に合わせた方法を具体的に立案する。例えば，感染予防のための手洗いやうがいの習慣化を促す場合にも，対象の子どもが小学生か幼稚園児かによって，子ども自身や家族，看護者の行動が異なってくるが，普段の生活のなかで習慣化されているセルフケア能力を確認しながら一緒に計画を立てていく。子どもの症状や状態によっては，日頃できているセルフケアができなくなったり，入院生活で環境が変化することにより習慣が乱れてしまう例もある。初めは全面的な介助が必要であっても，回復状況に合わせて徐々に普段の家庭生活や集団生活で行われていた行動ができるように，子どもの生活能力を元に戻し，さらなる発達につなげる援助を心がけることが大切である。

　具体策を工夫する際の基準は，やはり発達段階である。例えば，何らかの処置や援助活動を行う場合の説明方法に関しても，発達に見合う内容や方法が求められるが，発達の程度に合わせたやり方で行った場合には，驚くほどのリアクションが得られる。それゆえ，あらゆる場面で，発達を考慮した具体策の提案が必要になる。

　さらには，子どもの個々の習慣や好みをケアに取り入れることは，子どもが主体的に治療に参加したり，療養生活に適応する上での動機づけにもなる。健康を守り回復するために，大人はその必要性を頭で理解し，受療行動に移すことができるが，子どもにとっては治療や看護援助の多くが怖くて嫌なものとして捉えられ，大人のように納得して受け入れることは難しい。しかし，その子

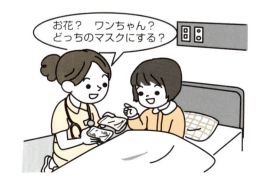

の好きなキャラクターの人形を用いて励ましたり，母親の膝の上に座って採血を受ける提案をするなど，その子の習慣や好み，がんばれる力に合わせた潜在能力を引き出すためのさまざまな工夫は，実はとても効果的である。そのためには，看護者の子ども個々に向けた援助を具体的に考える姿勢そのものが重要であり，一人ひとりの子どもをよく知ることが効果的な援助につながると考える。

3．実施場面における適用の最終確認と変更の柔軟性

子どもに合った細かく立てられた計画であっても，子どもの状態が変化した場合は当然ながら修正が必要になる。特に小児看護では，計画を立てた時点から実施するまでの間に病態の回復や悪化による安静度の変化など，状況によって援助の前提が変わる例も珍しくない。そのため，計画の実施段階における最終確認は必須である。そのような場面では，何がどう変化し，そのことによって援助計画のどの部分を変更する必要があるのかを本質的に捉え，臨機応変に対応できる柔軟性が必要になる。

人形と一緒に入浴することを楽しみにしていたBちゃんに，「お風呂は行けないけど，お部屋でお人形さんをお風呂に入れてあげましょう」と，清拭や手洗いを促すことはできる。状況にもよるが，可能な限りの工夫で，子どものニーズと看護者としての役割のいずれもが満たされるような援助をしていくことが大切である。

また一方では，子どもの機嫌やちょっとしたタイミングによっては，処置や援助をうまく遂行できないこともあり，前日にはとても楽しく上手にできたうがいが，次の日には全くやらなくなることもある。このような場面は小児看護の現場では日常的に起こる出来事であるが，看護者は子どもの反応の意味を考え共感しながらも，根気強く，必要なケアを遂行する努力が大切である。

III　発達段階に合わせた評価とフィードバック

看護実践過程の最終段階にあたる評価についても小児看護の特徴がある。一般的に成人では，受診の目的は自らの健康問題の解決であり，最終的に目的が達成されるまでに体験する検査や治療，生活制限などを理解して乗り越え，その過程についても，結果に対しても評価をすることができる。しかし，小児看護においては，医療や看護を受ける子ども自身の評価としての拒否や抵抗にあうことも多い。

例えば，さまざまな場面で子どもはよく泣く。本当は痛くない処置でも泣いてしまう子どもを見て看護者は戸惑うが，子ども自身がその体験を目標達成と照らして評価することはなかなか難しい。そこで看護者は，自分たちが行っている行為について，子どもの主観的評価に加え，別の客観的な指標をもって評価することが必要となる。評価のための客観的指標は看護目標をもとにした短期的で具体的な子どもの行動や状態をあげ，日々変わっていく状況にも合わせながら，自らの援助行動を見直していく必要がある。子どもがなぜ泣くのか，泣き止ませることはできるのか，泣いても続けなければならないことなのか，という自問自答を繰り返しながらも，子どもにとっての最善である最終目標に向かって前進できているのかを常に評価し，些細なことでもフィードバックし，修正を続けることが大切である。もちろん，最終目標達成の時には，子どもや家族の笑顔が絶対的な評価指標になることには違いない。

（山口桂子）

D　小児看護実践におけるプレパレーションの具体例

1．プレパレーションの歴史と目的

プレパレーションとは，「病気や入院・治療によって引き起こされる子どもの心理的混乱を和らげ，自分自身の力を発揮して乗り越えられるように，発達段階や理解力に応じた方法で援助を行い，心理的準備を促すこと」である。プレパレーションは，1950年代ごろより海外においてその有効性が報告されはじめた。日本においては，1999年日本看護協会より「小児看護領域で特に留意すべき子どもの権利と必要な看護行為」が示されて以降，子どもの説明と同意に関する権利を保障する援助の1つとして，取り組みが広まってきた。

プレパレーションの目的は，子どもに正しい知識を提供すること，子どもに情緒表現の機会を提供すること，プレパレーションを通して医療者との信頼関係を築くことである。子どもによっては，自分が受ける治療や処置を自分の行動に対する罰と捉えている場合があるため，理解力に応じた援助を行い，正しい理解を促すことが大切である。また，子どもが怖い，痛いといった気持ちを我慢せずに伝えられることも恐怖や不安の軽減につながるため重要である。

Tompson & Stanford は，[表2]のようにプレパレーションの基本的ガイドライン[1]を示している。また，プレパレーションのプロセスについても[表3]のように5つのステップが示されている。プレパレーションの実施の際には，参考にしていただきたい。

2．プレパレーションの具体的開発事例

プレパレーションは，前述のとおり，2000年以降小児看護領域において急速に広まったが，各臨床施設で独自に考案され行われているものが多く，プレパレーション・ツールも看護師により手作りで作られたものが多いのが現状であった。そこで，どの施設でも使用できる基本的なプレパレーション・ツールの開発に至った。

基本ツールを用い，子どもの発達段階や病院環境に合わせた説明内容を加えることで，すべての子どもに活用できると考えた。また，ツールには子どもがもてる力を発揮できるようご褒美や賞賛を含めることとした。そこで，筆者ら[2]は小児専門病院と共同し，基本的ツールとして，勲章的花びら型プレパレーション・ツールを開発した（p12参照）。

このツールは，「入院」「採血」「点滴」「CT検査」「MRI検査」「レントゲン検査」「咽頭培養検査」「腎生検」「バイタルサイン測定」「ルンバール検査」「手術」

【表2】プレパレーションの基本的ガイドライン

①子どもと両親の双方がプレパレーション過程に加わるべきである
②情報は，子どもの認知能力に合わせて提供されるべきである
③子どもが経験すると思われる感覚に力点が置かれるべきである
④子どもと両親は，プレパレーションの全過程を通じて，情動を表出するよう励まされるべきである
⑤この過程は，プレパレーションを行う人と家族との信頼関係の発展をもたらすべきである
⑥子どもと両親は，入院中に緊張の強いあらゆる時点で，信頼している人から支援を受けるべきである

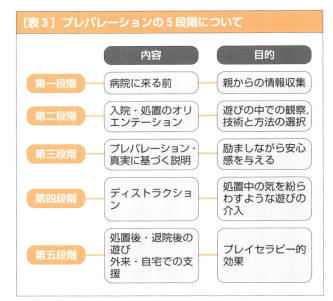

（田中恭子：プレパレーションの五段階について．小児看護 31（5）：543，2008 より作成）

「退院」の12種類とイラストのみの自由ツールからなる。自由ツールは，必要な検査や処置に対して自由に書き込んで使うことができる。これらのツールは，インターネット上に公開（http://kansei-interaction.com/feeling/）しており，誰でも無料ダウンロードできるため，臨床の場で多いに活用してほしい。

また処置や検査のなかには，言語的な説明だけではわかりにくいものも多い。子どもの点滴などが良い例であろう。これらは実際に目でみることで理解しやすくなるため，イメージを促すためのプレパレーション・ツール（p13参照）も開発している[2]。これは，見る角度を僅かに変えるだけで，そのプロセスを理解できる。このようなプレパレーション・ツールを利用することで，より簡単に子どもの心理的準備を促すことができるであろう。

多くの子どもたちの入院や病気によって引き起こされる恐怖や不安を少しでも軽減することができるよう，これらのプレパレーション・ツールを用い，プレパレーションが行われるようになれば幸いである。

（服部淳子）

《引用文献》
1) Tompson RH & Stanford D 著，小林登監：病院におけるチャイルドライフ．pp19-48，中央法規出版，2000
2) 服部淳子，岡崎章，西原みゆき，汲田明美：入院児の発達段階および性差に則してカスタマイズ可能なプレパレーションツールの開発．科学研究費補助金（挑戦的萌芽研究），平成24～26年度

疾患別看護ケア関連図

第Ⅱ部

1．染色体異常・先天性疾患

1 ダウン症候群

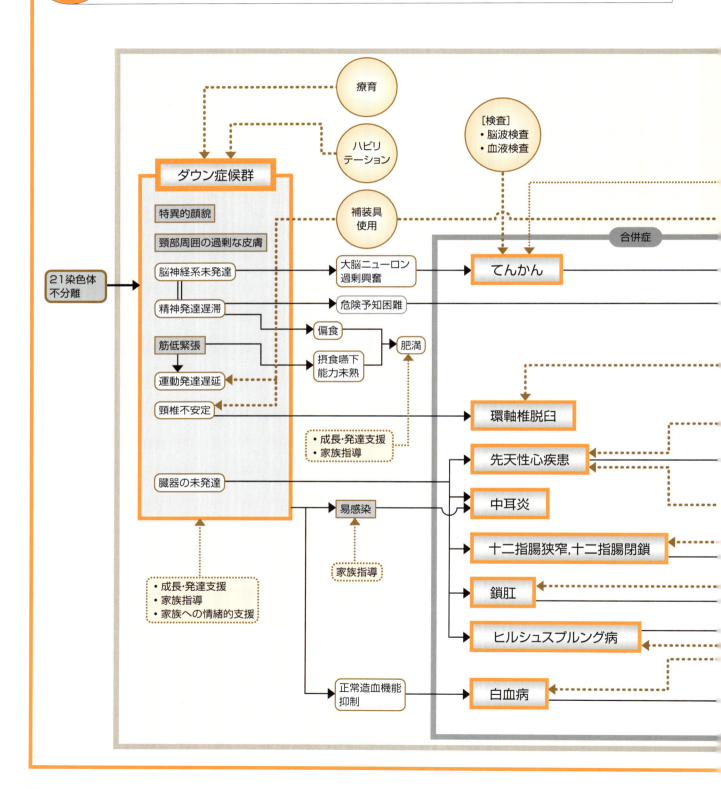

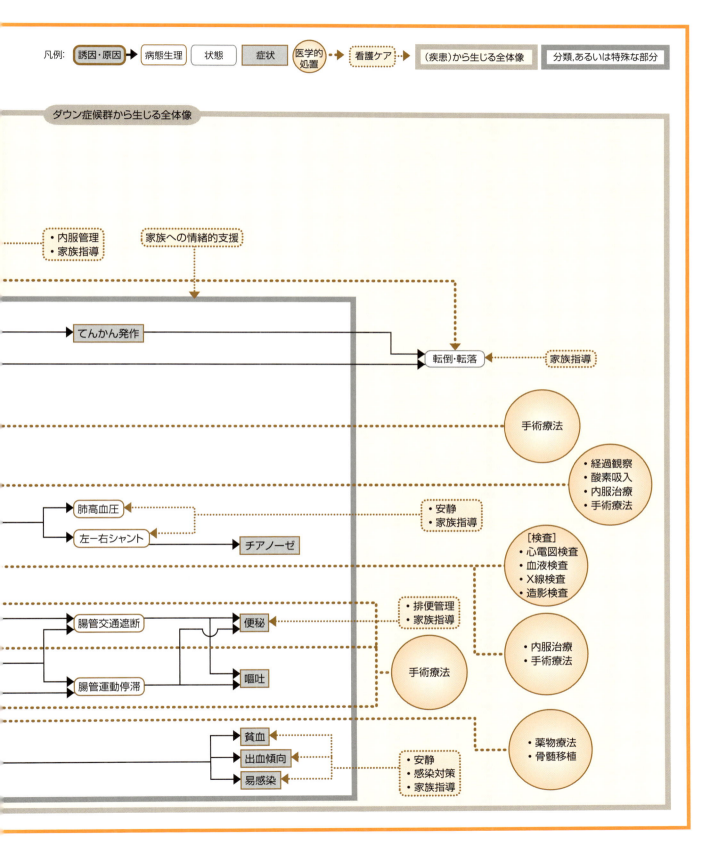

1．染色体異常・先天性疾患

1 ダウン症候群

I ダウン症候群の基礎知識

1．定義と概要

ダウン症候群（ダウン症）（Down syndrome）は，46本の染色体のうち，21番目の染色体が1本過剰に存在することにより引き起こされる染色体異常症である。

発生頻度は1,000人に1人程度[1]とされるが，母親の年齢が高くなるにつれて発生頻度が高くなることが知られている。

2．病態生理

配偶子形成期の染色体不分離が原因といわれ，トリソミー型症例のおよそ80%は母親の第一成熟分裂時に染色体不分離が起きている。

過剰染色体の核型によって，トリソミー型（95%），転座型（3～4%），モザイク型（1～2%）[2]に分類される。

3．症状

筋緊張低下，特異な顔貌（頭が短い，顎が小さい，扁平な顔，吊り上がった瞼裂，鞍鼻など），頸部周囲の過剰な皮膚などの顔貌以外の小奇形を呈する。

全症例で精神発達遅滞・知的障害を伴い，なかでも言語発達の遅れが顕著である。運動発達は，乳幼児期の定頸，寝返り，座位保持などができるまでに時間がかかり，その後も発達は緩やかに進む。

4．検査・診断

前述（3「症状」）のような肉眼的所見に加え，染色体検査を行うことで確定診断を行う。特徴的な外見から新生児期に発見・診断されることが多いが，乳幼児期の発達遅延などを機に診断される場合もある。

5．治療と療育

ダウン症そのものを治療する方法はない。なお，合併症に対しては，重症度・緊急性に伴い，新生児期から治療が開始される。

ダウン症に伴う形態的異常による哺乳困難・咀嚼嚥下困難，運動発達遅延，精神発達遅滞・知的障害などに対しては，早ければ新生児期から理学療法，作業療法，言語聴覚療法が開始され，幼児期には集団生活に適応し，日常生活動作（ADL）を獲得していけるように保育士や教員らによって支援される場合が多い。

6．合併症

心室中隔欠損，心内膜欠損症，ファロー（Fallot）四徴症などの先天性心疾患（全症例の約50%），十二指腸狭窄・閉鎖，鎖肛，ヒルシュスプルング（Hirschsprung）病などの消化器疾患（全症例の約10%），のほか，眼疾患（屈折異常），運動器疾患（環軸椎脱臼など），耳鼻科疾患（滲出性中耳炎），てんかん，白血病，発達障害（自閉症）など，多様な疾患を合併する[3]。このほか，感染症にかかりやすいことも特徴としてあげられる。

先天性心疾患や白血病など重篤な合併症が根治されれば，生命予後はよい。

II ダウン症候群の看護ケアとその根拠

1．観察ポイント

1）診断・告知により衝撃を受ける家族の心理的状況

- 家族の疾患・障害に対する理解
- 家族の患児の障害に対する受け止め方
- 家族の患児に対する愛着形成
- 家族の情緒的反応

2）患児の合併症・健康障害および治療に関する状況と家族の対応
- 患児の身体的・精神的成長・発達レベル
- 患児の合併症の症状・状態
- 家族の合併症およびそれに伴う健康障害に対する理解
- 家族の育児ケア能力

3）療育に向けての家族の適応と療育支援に関連する状況
- 患児の身体的・精神的成長・発達レベル
- 家族の患児の障害に対する受け止め方
- 家族の患児に対する愛着形成
- 医療・保健・福祉・教育各面からの支援状況
- ソーシャルサポートの利用状況
- 患児以外の家族の健康状態，家族の経済状態

2．看護の目標

❶診断・告知により衝撃を受ける家族への心理的援助
❷合併症・健康障害とその治療に関する患児および家族への援助
❸療育に向けての援助
❹成長・発達支援と健康管理

3．診断・告知により衝撃を受ける家族への心理的援助

　確定診断の有無によって，早期から専門的な支援やソーシャルサポートを受けられるかが決まるため，早期診断の意義は高いが，その告知は両親をはじめとする家族にとって非常に強い衝撃を伴う。したがって，告知は両親の心理的状況を十分考慮した上で，正確な情報・知識を，両親同席のもとで，わかりやすく伝えることが必要である。

　そのため，上記の必要性を十分考慮し，できるだけ家族に寄り添いながら，不安を軽減し，患児が家族の一員として迎えられ，両親をはじめ家族が前向きに患児とともにある生活を送ることができるように支援していく必要がある。

4．合併症・健康障害とその治療に関する患児および家族への援助

　主に新生児期〜乳幼児期にかけて，消化器疾患・心疾患の合併症に対する治療が行われる。その他，整形外科疾患，眼疾患，耳鼻科疾患に対しても，症状の有無に限らず，定期的に医療機関での経過観察および治療が必要である。多様な合併症・健康問題を併発することもしばしばあり，その治療は長期化かつ複雑化することも多い。

　そのため，援助者は，患児および家族が主体的かつ前向きに治療・療養生活を送ることができるよう，十分な情報提供をもとに，患児および家族にとって，もっともよいといえる意思決定がなされるように支援する必要がある。

　なお，治療方針の決定は，ダウン症を過剰に意識することなく，合併症の重症度や治療によるリスク，全身状態によって，両親と医療者との間の十分な話し合いの上でなされることが望ましい。

5．療育に向けての援助

　ダウン症児の生活は，医療だけでなく福祉や教育などの多職種が連携しながら支援していく必要性がある。このことを医療者は十分に認識し，患児とともにある家族を支援するサポートネットワークを構築していけるように，あるいは患児と家族が既存のサポートネットワークを活用できるように支援することが必要である。具体的には，療育手帳の発行など自治体によるソーシャルサポート，療育訓練施設やダウン症児の親の会の紹介などがあげられる。

　また，公的支援や療育を受ける際にはダウン症の確定診断が必要である。したがって，療育を視野に入れた支援を早期から行うにあたっては，早期診断が必要になる。なお，出生〜新生児期にかけて，医師や看護師，保健師ら医療従事者と接する機会があるにもかかわらず，ダウン症と気がつかれない場合も依然あるため，検査や疾患に関する説明の際には慎重な対応が求められるものの，早期診断につなげられるように支援していくことが必要である。

6．成長・発達支援と健康管理

1）個々の成長・発達に合わせた日常生活援助

　一般的に，ダウン症児の成長・発達は緩やかに進むため，1人ひとりが獲得している日常生活能力や可能な動作を活かし，認知・理解能力，言語能力を考慮した，個別性を反映した日常生活援助が求められる。

[表1] 成長・発達支援の例

① 顎が小さく摂食嚥下障害をもつ場合が多いため，本人が吸啜しやすい乳首を選択したり，患児の機能や食べる様子を観察しながら，患児が食べる喜びを感じられるように，根気よく離乳食を続けること
② 肥満になりやすいので，偏食や過食に注意すること
③ 便秘を起こしやすいため，腹部マッサージを励行するとともに，食事内容や水分摂取量に配慮すること
④ 筋肉の低形成があり筋緊張が低いため，転倒・転落や環軸椎脱臼に注意しつつ身体を動かすようにすること
⑤ 感染しやすく肺炎など重症化しやすいため，環境整備や身体の清潔保持，手指衛生などを日常生活のなかにうまく取り入れて予防できるようにすること

2）健康問題を考慮した成長・発達支援

さまざまな健康問題を抱える場合が少なくないダウン症児に対しては，より早期からの成長・発達支援が必要で，乳幼児期からの基本的生活習慣の確立や運動・情緒・言語的発達のための支援が中心となる。

具体的には，[表1]のことなどを中心に指導する。

また，難聴を伴う場合もしばしばあるため，おもちゃの音に対する反応などを見ながら早期発見に努め，その徴候がある場合は早期から専門機関による対応を受けられるように支援するとともに，家族に対しても日々の生活のなかで観察してもらうようにする。

3）個別性に合わせた訓練・発達支援

医療的な治療や看護を除く療育的なケアとしては，理学療法などによる身体的な発達支援，作業療法などによる摂食嚥下訓練・感覚統合などの発達支援，言語聴覚療法による言語発達支援，視覚訓練などがあげられる。援助者は，これらの訓練を個別性に合わせて受けられるように支援していく必要がある。

4）成長・発達支援を根気強く継続するための家族への支援

多くの場合ダウン症児の成長は緩やかに進んでいくため，あらゆる成長・発達支援は決して焦ることなく，根気よく，継続的に行っていくことが有効だといえる。したがって，両親をはじめとする家族にもこのことを理解できるように説明を重ねていくほか，本人の成長を家族の喜びとして捉えられるように，援助者が家族に肯定的フィードバックを行うなどの支援をしていく必要がある。

（野々山敦夫）

《引用文献》
1）鈴木康之：ダウン症候群．小児内科 28（増刊号）：65，1996
2）前掲1）
3）福嶋義光：Down症候群．小児科診療 64（増刊号）：26，2001

《参考文献》
1）鈴木康之：ダウン症候群．小児内科 28（増刊号）：64-67，1996
2）佐地勉・竹内義博・原寿郎編著：ナースの小児科学．改訂5版．pp223-230，中外医学社，2011
3）宮川公子：ダウン症の診断告知と家族へのカウンセリング・フォローアップ．小児看護 24(1)：59-64，2001
4）中村由美子：ダウン症児およびその家族へのケア 新生児・乳児期．小児看護 24(1)：75-81，2001
5）山本美佐子：幼児期のダウン症の特徴と援助のポイント．小児看護 24(1)：82-86，2001
6）中野綾美：学童期のダウン症の子ども・家族へのケア．小児看護 24(1)：87-93，2001
7）本間昭子編：疾患別小児看護—基礎知識・関連図と実践事例．桑野タイ子監，pp8-15，中央法規出版，2011

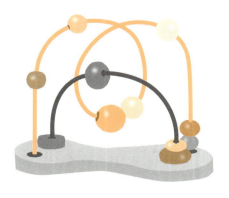

第Ⅱ部　疾患別看護ケア関連図

NOTE

2. 新生児疾患

2 呼吸窮迫症候群 (RDS)

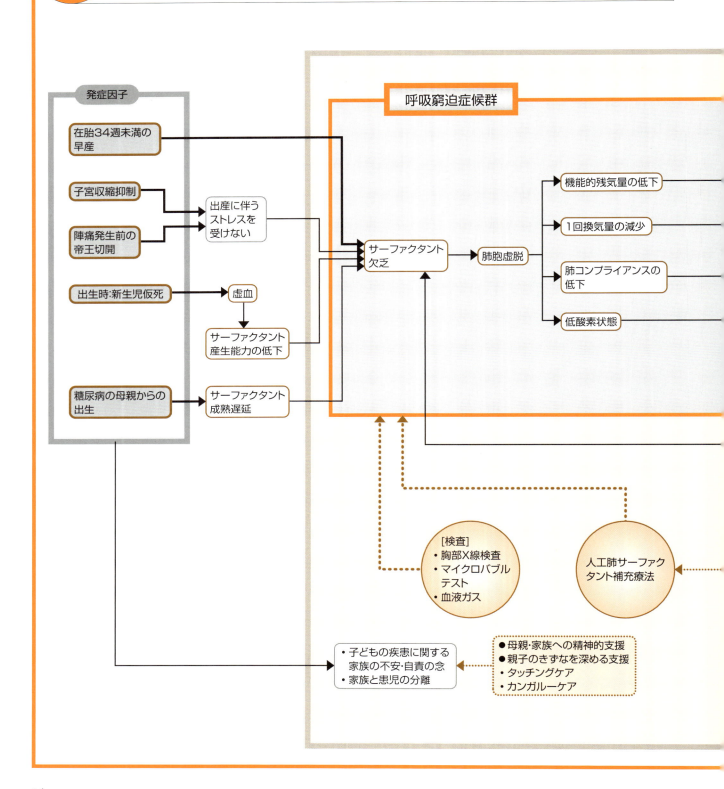

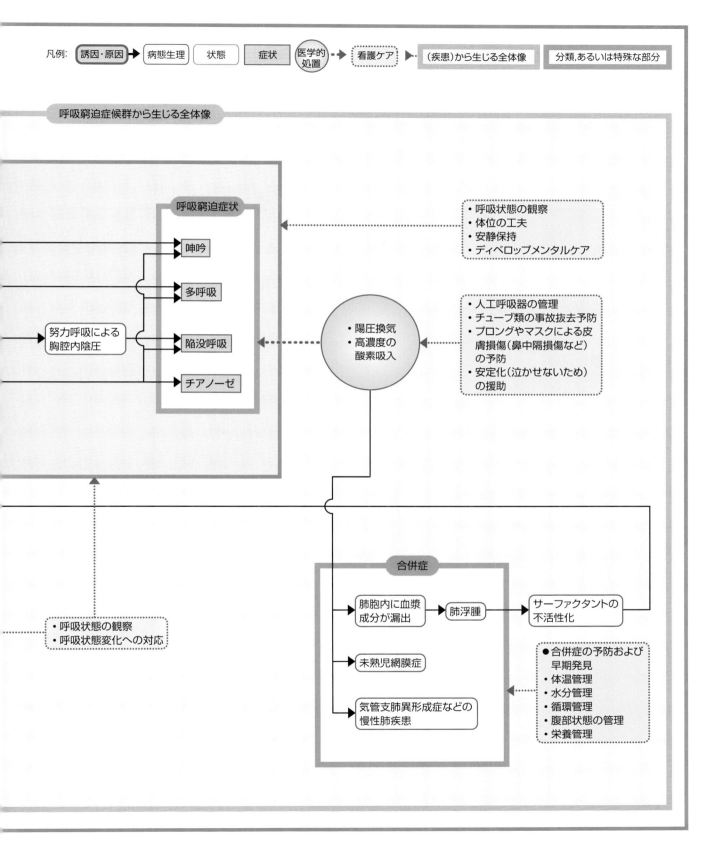

2．新生児疾患

2 呼吸窮迫症候群（RDS）

I 呼吸窮迫症候群の基礎知識

1．定義と概要

呼吸窮迫症候群（respiratory distress syndrome：RDS）は，早産児にみられる代表的な呼吸障害の1つである。肺胞Ⅱ型上皮細胞から分泌される肺サーファクタントの不足により肺胞内での表面張力が低下しないために肺胞が虚脱し，出生時または生後間もなく発症する呼吸障害である。

1）胎児期の肺の発生

胎児期における肺は，[表1]に示すような経過で発生する。

2）肺サーファクタントの役割

胎児期の肺胞は肺水で満たされ，出生後，肺水は吸収・排水される。肺サーファクタントは肺胞内で空気と肺水の間（界面）に存在する表面張力（縮む力）を低下さ せ，肺胞が虚脱することを防いでいる。肺胞表面は体液と空気の界面であり，表面張力が働き，肺胞には縮もうとする力が働く[2]。肺サーファクタントはこの表面張力を減少させる作用がある。

2．病態生理

肺サーファクタントは管状期から肺胞内に分泌され，在胎34週以降に活性が増加するので，RDSは在胎週数が進むほど罹患率が減少する。発症時は，生後間もなく呼吸障害が出現し，時間とともに症状が進行する。

早産などにより，肺サーファクタントが欠乏すると，表面張力が増加し肺胞は虚脱するためにガス交換の障害となり，呼吸障害が現れる疾患である。それに対して行われる陽圧換気や高濃度酸素吸入，動脈管開存症（patent ductus arteriosus：PDA）などの治療の影響により，さらに肺胞内に血漿成分が滲出することが肺サーファクタントを不活性化し，さらに肺サーファクタントの欠乏を引き起こすという悪循環が起こる。

発症のリスクは[表2]のようになる。統計学的に男児が多いとされ，早産予防のための子宮収縮抑制や，陣痛発生前の帝王切開などのストレスのない状態は肺の成熟を阻害し，RDSを発症しやすいと考えられている。また，肺サーファクタントを合成する能力は，低酸素血症やアシドーシス，寒冷に影響されることが知られている[3]。

新生児仮死では，低酸素やアシドーシスによって肺毛細血管の収縮から組織での虚血が生じ，肺サーファクタントを産生する能力が低下する。また母体糖尿病児では，高血糖にさらされた胎児インスリンによって肺サーファクタントの成熟遅延，特に，肺サーファクタントを

[表1] 胎児期の肺の発生

在胎4週頃	・肺の原器が現れる
在胎7〜16週（腺様期）	・気管支に分岐が発生し，内腔が生じ，細気管支より末梢の肺細胞の発育があるが上皮細胞はなく，外分泌腺様となっている
在胎17〜24週（管状期）	・気管支原基内の円核上皮が立方上皮に変わり，内腔ができる ・また，肺胞管・肺胞が形成され，肺胞周囲の毛細血管が発達しガス交換が可能となる ・Ⅰ型・Ⅱ型細胞の上皮細胞に分化し，Ⅱ型肺胞上皮では肺サーファクタントが合成される
在胎25〜出生以降（終末嚢期〜肺胞期）	・胎児の肺容量，肺胞面積が急速に増加する ・出生時の肺胞数は，成人の1/10であり，成人の肺胞数と同じになるのは7〜8歳である[1]

[表2] RDSの発生に関与する因子

発症因子	抑制因子
・男児 ・在胎34週未満 ・子宮収縮抑制，陣痛前の帝王切開 ・新生児仮死 ・母体糖尿病 ・多胎	・前期破水 ・母体妊娠高血圧症候群 ・出生前母体ステロイド与薬

構成する脂質の1つであるホスファチジルグリセロールの発現が遅れる。

逆に，前期破水や母体の妊娠高血圧症候群ではRDSの罹患率が少ないことが知られている。これは胎内でのストレスが内因性のステロイドを分泌させ，肺の成熟が進むためと考えられている。出生前に母体にステロイド与薬をすると，サーファクタントの産生能を促進させる。

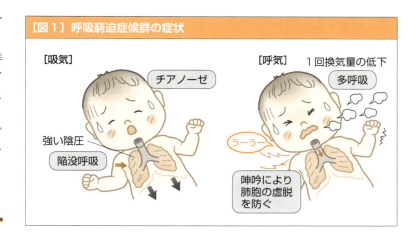

[図1] 呼吸窮迫症候群の症状

3．症状 [図1]

1）呻吟

もっとも大切な臨床所見の1つであり，「うー，うー」とうなるような呼吸のことを意味する。患児は呼気時に声帯を緊張させ，呼気終末持続陽圧（positive end-expiratory pressure：PEEP）をつくることにより，肺胞が虚脱することを防いでいる。

2）多呼吸

肺胞の虚脱により1回換気量が減少する。患児は呼吸回数を増加させることで分時換気量を維持しようとするために多呼吸となる。また，超早産児では呼吸筋や横隔膜の易疲労性から無呼吸となることもある。

3）陥没呼吸

肺胞の虚脱により，肺コンプライアンス（肺の柔らかさ）が低下する。患児は肺胞を拡張するために強い努力呼吸が必要となる。この強い胸腔内の陰圧によって胸郭の柔らかい部分（胸骨上窩，肋間，肋骨弓部，胸骨体部など）が陥没する。

4）チアノーゼ

必要な分時換気量の減少，あるいは虚脱した肺胞を流れる血液量（肺内シャント）が増加することにより，酸素化が障害され，チアノーゼを生じる。

4．検査・診断

① RDSの発症を予測させる臨床背景
RDSの発生に関与する因子（表2参照）から予測的に判断する。
② 呼吸窮迫症状の確認
呻吟，多呼吸，陥没呼吸，チアノーゼなどの臨床症状から診断する。
③ 胸部X線
- すりガラス状陰影：肺野全体にX線透過性が低下し，すりガラスのようにうっすらと白く見える
- ベル型胸郭，横隔膜挙上：肺容量が減少していることを示す
- 網状顆粒状陰影：虚脱して空気の少ない肺胞と，空気の入っている肺胞とが交じり合って存在し，肺野の透過性に細かい差ができる。肺野の一部分を拡大するとレース状や網目状に見える
- 気管支透亮像：虚脱した肺胞の間に気管支が浮き出て見える
④ マイクロバブルテスト（肺サーファクタント欠乏の証明） [表3]
羊水または患児の胃液を泡立たせて，直径15μm以下の安定した泡の数を算定することで，肺の成熟度が診断される。
⑤ 血液ガス
CO_2貯留による呼吸性アシドーシス，組織の低酸素状態からくる代謝性アシドーシス，これら両者による混合性アシドーシスが生じていることを確認する。

[表3] マイクロバブルテスト

泡の数（/mm³）	判定	発症のリスク
0	ゼロ	極めて高い
1	very weak	極めて高い
2〜10	weak	高い
11〜20	medium	低い
>20	strong	可能性は少ない

⑥ 心臓エコー検査
先天性心疾患を否定するために実施される。

5．治療

妊娠中は，早産予防を目的とした妊娠管理が必要であり，リスク因子の把握と肺の成熟度の出生予知を行い，必要であれば母体へのステロイド与薬が行われる。

出生後，RDSの診断がなされた後に，肺サーファクタントの補充と，Ⅱ型肺胞細胞が再生しサーファクタントを産生するまでの間の適切な呼吸補助による十分なガス交換の確立，および合併症の予防が行われる。

1）人工肺サーファクタント（サーファクテン®）補充療法

診断が確定したらできるだけ早期に人工肺サーファクタントの注入が行われる。日本で使用されているサーファクテン®は120 mg/kgを使用し，1瓶を生理食塩液4 mLで泡立てないように溶解する。しかし，注入量や溶解量は統一見解が示されていない現状もあり，使用に際して注意が必要である。

注入前にはX線で気管チューブの位置を確認し，片肺注入にならないための注意が必要である。溶解した人工肺サーファクタントは，体位変換をしながら，3～5分割して気道内に注入される。これはサーファクタントの不均衡注入による無気肺などの換気不均等を避けるためである。注入後数時間は，原則として，気管吸引を行わない。

2）呼吸管理

人工呼吸器は患児に合ったモード設定とする。酸素吸入も必要とする場合があるが，早産児に対する酸素吸入は，慢性肺疾患，未熟児網膜症の罹患率を増加させる。前述の通りRDSは，肺のコンプライアンスが低下している病態であることから，初期の呼吸器設定では高い圧や高濃度酸素吸入により行われる設定となる。しかし，サーファクタントの注入により急激な改善がみられるため，患児の胸郭の動きの変化，人工呼吸器のグラフィックモニターなどによりコンプライアンスや1回換気量の改善を見逃さないようにし，血液ガスデータを確認しながら，呼吸器の設定を緩めていく。

最近では，1回換気量に基づいた呼吸器管理として換気量保証（volume guarantee ventilation）がある。高頻度振幅換気（high frequency oscillation ventilation：HFOV）は，気道内に残存するサーファクタントによって有効な換気が得られないことがある。欧米では1990年にVictorinらが提唱[4]したINSURE（intubation-surfactant-extubation）の報告が近年多数みられる。RDSに対し，サーファクタント注入のために気管挿管を行い，注入直後に抜管し，経鼻的持続陽圧呼吸法（nasal continuous positive airway pressure：nasal CPAP）により管理する方法であり，サーファクタント注入後のコンプライアンスの改善の経過において陽圧呼吸管理による肺損傷を避ける目的がある。

6．合併症

1）急性合併症

肺サーファクタント補充療法の導入によって，頭蓋内出血や気胸をはじめとする空気漏出などの急性合併症の発生頻度は低下したが，動脈管開存症（PDA）については注意が必要である。

また，肺出血，肺炎などの合併症が起きる場合もある。

2）慢性合併症

慢性合併症の代表的なものは気管支肺異形成症を中心とする慢性肺疾患である。また，未熟児網膜症を合併する場合もある。

Ⅱ　呼吸窮迫症候群の看護ケアとその根拠

早産児は未熟性が強く，RDSが改善してもPDAや脳室内出血（intraventricular hemorrhage：IVH）などの合併症を生じる可能性があるため，患児の受けるストレスを最小限にし（ミニマルハンドリング）[*1]，成長・発達を促すためのディベロップメンタルケア[*2]を行う。

1．観察ポイント

1）RDSの発症を予測させる臨床背景の把握

- 在胎週数，推定体重，胎児の合併症の有無
- 出産方法
- 感染症，前期破水，子宮収縮と収縮抑制，出生前母体ステロイドの与薬の有無
    ▶RDS発症の可能性がある場合には，出生時に，挿

管や人工呼吸器などの準備を行う

2）呼吸状態

- 呼吸窮迫症状（呻吟，多呼吸，陥没呼吸，チアノーゼ）の有無やその程度，呼吸窮迫症状の進行
  - ▶呼吸窮迫症状に加え，血液ガス分析，SpO_2値や経皮炭酸ガスモニタリング，グラフィックモニターのpressure-volume loopなどを観察する。
- 気管吸引物の量・性状

3）全身状態

全身状態が生理的範囲内で保持されているか確認する。
- 低体温または高体温
- 血圧の変動
- 尿量・水分出納

2．看護の目標

❶呼吸状態の管理
❷合併症の予防および早期発見
❸両親が患児の状態を理解し，家族役割が果たせるようにするための支援

3．呼吸状態の管理

1）呼吸状態改善のための援助および改善時の対応

① 呼吸状態改善のための援助

人工呼吸器管理中の患児が啼泣することは，酸素消費を高め，ファイティングの原因になったり，気道内圧の上昇，計画外の抜管の可能性，分泌物の増加など，呼吸状態を悪化させる要因となる。

安定化を助ける体位（屈曲位）でのポジショニングを保ち，患児自身の自己鎮静力のための行動（手を口に近づける，握ることができる，おしゃぶりを使用するなど）を支援し，また必要に応じてホールディング［図2］をすることで，患児を可能な限り泣かさないようにすることが大切である。

そして，個々の患児がどのようなタイミングで泣き出したり暴れたりするのかを観察し，その患児の特徴を把握した上で，原因をアセスメントし，対処することが必要である。

患児が泣いたり暴れたりする原因には，疼痛（点滴漏れ，皮膚トラブルなど），呼吸苦（分泌物の貯留，呼吸器の設定不良），腹部膨満，空腹，眠気，オムツ内の排泄など，さまざまな要因が考えられる。患児にとって不快なことが生じていないかを確認しながら原因を探る必要がある。

② 呼吸状態改善後の対応

人工肺サーファクタントの注入後は，急激に肺コンプライアンスが改善し，酸素化や換気が良好にできるようになる。高濃度の酸素吸入は肺損傷の原因や未熟児網膜症の誘因になりうることから，症状やモニタリングの改善が現れた場合は，呼吸器設定のウィーニング（weaning）が必要となる。症状やモニターの観察を行い，変化がみられた場合は，直ちに医師に報告する。

nasal CPAPが適用されるときは，患児に適したサイズの装具（鼻腔に挿入する突起がついたプロングまたはマスク）を選び，鼻と装具を密着させて固定する。人工呼吸器の設定・作動状況を確認し，患児の安静を保持してプロングやマスクが外れないように注意するとともに，顔面の圧迫や鼻中隔などの皮膚損傷を起さないように装具を固定することが重要である。

2）気管挿管中の患児の体位変換

人工肺サーファクタント補充療法では，肺の構造上，3～5方向へ注入が行われることが多く，それに合わせて体位変換を行う。

体位変換時に状態が変化する危険もあるため，患児の状態を観察しながら，慎重に体位変換を行う。また体位を変えることで挿管チューブの位置が変わる可能性があるので，体位変換後には挿管チューブの位置がズレていないかどうかを確認する必要がある。また，挿管チュー

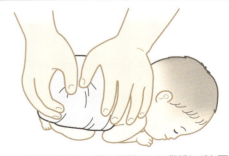

［図2］ホールディング

赤ちゃんを胎児姿勢にし，頭と殿部または背部などを両手でやさしく包み込むこと。タッチケアの1つである。
ホールディングを行うと児は落ちつきやすくなるため，ケアの際にはこまめに行うことでストレスを減らすことができる。

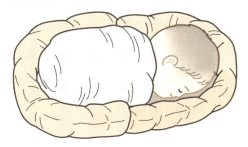
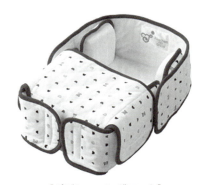

[図3] ポジショニング

赤ちゃんを胎内環境に近い屈曲姿勢に保つこと。正期産児と早産児では姿勢の違いがあり、赤ちゃんに合った姿勢支持・保持を行う。ポジショニングによる身体への圧迫や擦れ、体温の上昇に注意する。
- 必ず患児の周囲（背中・両側・殿部）を3次元で保持し、足底はポジショニング用具に接地する
- 活発な活動が見られる時期は、ポジショニング用具を緩める

[ポジショニングマット]
（写真提供：株式会社赤ちゃんの城）

ブの折れ曲りにも注意する。

3）肺サーファクタント注入後の合併症

人工肺サーファクタントの注入後に注意が必要な緊張性気胸では、血圧低下・徐脈・突然のSpO_2の低下などが起こる。またPDAでは、頻脈、脈圧の拡大、心雑音の聴取などの症状が出現するため、十分な観察が必要である。

4）呼吸を安楽に保つための体位の工夫

安定化を助け、呼吸を安楽に保つためにポジショニング[図3]を行う。仰臥位では肩枕を使用して頸部を少し伸展させる。腹臥位は横隔膜を下げるため、呼吸を安定させることができる。

5）気道内に分泌物が貯留している場合の体位ドレナージ

気道内に分泌物が貯留していて、体位ドレナージを必要とする場合には、仰臥位や側臥位をとるなど、呼吸状態に応じたポジショニングを選択する。また、患児の体格に合わせたポジショニング用品やリネンなどを用いてホールディングを行う。

4. 合併症の予防および早期発見

1）体温管理

早産児は体温調節機能が未熟なため、低体温となりやすい。低体温は、超早産児ではアシドーシス、低血圧、肺高血圧症の誘因となることから、体温管理は重要である。

環境温度を調整（必要に応じて、保育器を使用）することにより、患児の腹壁の表面体温を36.5～37℃に保つように保温する。

2）水分管理

新生児の尿濃縮機能は未熟であるため、脱水に注意する必要がある一方で、RDSの急性期には乏尿が多く水分過多にも注意が必要である。

特に超低出生体重児の場合、水分過多になると、動脈管開存症（PDA）、新生児壊死性腸炎（neonatal necrotizing enterocolitis：NEC）・気管支肺異形成（bronchopulmonary dysplasia：BPD）などの合併症や死亡のリスクが高まることから、水分出納バランスには十分に注意する。

水分過多を予防するために、ドライサイド（IN＜OUTのバランス）で管理されるので、保育器内の加湿を十分に行い、輸液管理を確実に行う。

3）循環管理

RDSでは、肺血管抵抗が高いため低血圧となるが、人工肺サーファクタント注入による換気の改善とともに血圧の上昇がみられ、同時に肺血管抵抗が急激に下がり、動脈管を通して左→右シャントが起こり、肺出血や心不全を起こす危険性がある。

換気状態が悪い場合は出血性肺浮腫を合併し、RDS

が改善し動脈管シャント量が増加した場合は左心不全による肺出血をきたすため，吸引物に血液成分がみられる場合は注意を要する。なお，頻脈は換気不全の徴候である。

4）腹部状態の管理

早産児は人工呼吸管理や啼泣により腹部膨満を起こしやすい。また横隔膜の挙上は肺の拡張を妨げるため，胃管による嚥下した空気の排気，浣腸による胎便排泄の促進が必要である。

5）栄養管理

状況に応じて，絶食もしくは母乳または人工乳を経管栄養で注入する。

5．家族への支援

予期しない突然の早産となった場合や，想像とは異なった出産・母子分離となることや患児が保育器に収容され，気管挿管されている状態をまのあたりにし，家族は不安を抱き，混乱する。また母親は自責の念を抱くことも少なくない。医療者は患児の状態や経過について，家族への説明を随時行うとともに，早期面会・早期接触を促し，タッチケア[*3]やカンガルーケア[図4]などを積極的に取り入れ，親子の絆を深めるように努める。

（山本房美）

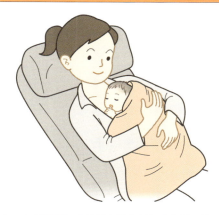

[図4] カンガルーケア

赤ちゃんが母親に直接肌と肌を触れ合わせて抱っこしてもらうケアのこと。母親の肌のぬくもり，におい，心臓の音や声を感じることにより，呼吸・循環状態の安定，体温の維持，静睡眠の増加が促進される。父親が行うこともある。モニタリング状態の観察を行い，異常の早期発見，対応ができるよう準備をして行う。

《引用文献》
1）長和俊：呼吸─呼吸窮迫症候群．Neonatal Care 24（5）：453，2011
2）仁志田博司：新生児学入門，第4版，p248，医学書院，2012
3）Greenough A, et al: Acute respiratory disease in the newborn. Rennie JM, et al eds, Textbook of neonatology, 3rd ed, p559, Edinburgh, Churchill Livingstone, 1999.
4）Victorin LH, et al: Surfactant replacement in spontaneously breathing babies with hyaline membrane disease—a pilot study. Biol Neonate 58(3): 121-126, 1990

《参考文献》
1）長和俊：呼吸窮迫症候群．周産期医学 40（増刊）：646-649，2010
2）長和俊：新生児呼吸管理─なるほどＱ＆Ａ．Neonatal Care 2010 春季増刊号．メディカ出版，2010
3）関口和人：呼吸障害が認められ，人工呼吸管理を要した早産児の画像所見は？ Neonatal Care 26（7），2013
4）岩崎志穂：NICU 最前線 たとえでかんたん新生児呼吸器疾患とそのケア 2 呼吸窮迫症候群．Neonatal Care 22(12)：1238-1243，2009
5）新生児医療連絡会編：NICU マニュアル，第4版．金原出版，2007
6）磯貝康子，赤崎久美子：呼吸窮迫症候群（RDS）．こどもケア3(2)，2008
7）黒柳裕一，金子一成：異常のサインを見逃すな！ 小児・新生児 呼吸器疾患看護のポイント ①呼吸器窮迫症候群．こどもケア 6（2）：3-8，2011
8）大川直子：NICU での看護．こどもケア 9（2），2014
9）川本豊：新生児呼吸窮迫症候群（RDS）．こどもケア 9（2），2014

> **MEMO 親子のきずなを深めるケア**
>
> ＊1　ミニマルハンドリング：赤ちゃんの受けるストレスを最小限にできるよう環境を整えること。
> ＊2　ディベロップメンタルケア：赤ちゃんの成長・発達を促すために，赤ちゃんの反応に合わせてケアを行っていくことや，処置や過剰な光刺激・音刺激などによる外的ストレスをできる限り減らしながらケアしていくこと（ポジショニングやホールディングなど）。
> ＊3　タッチケア：赤ちゃんと親の心と身体が触れ合うことにより親子の絆を深めること。

3. 消化器系疾患

3 鎖肛

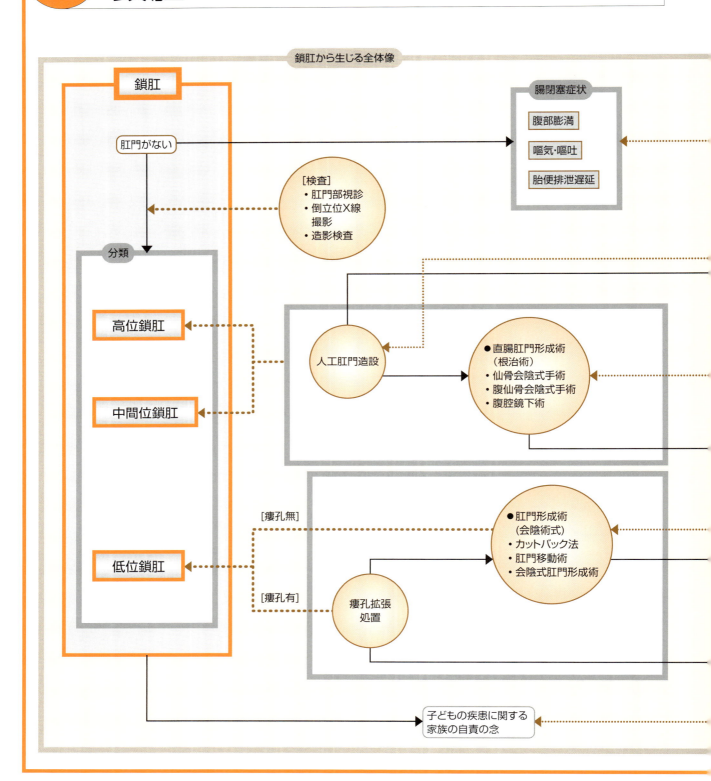

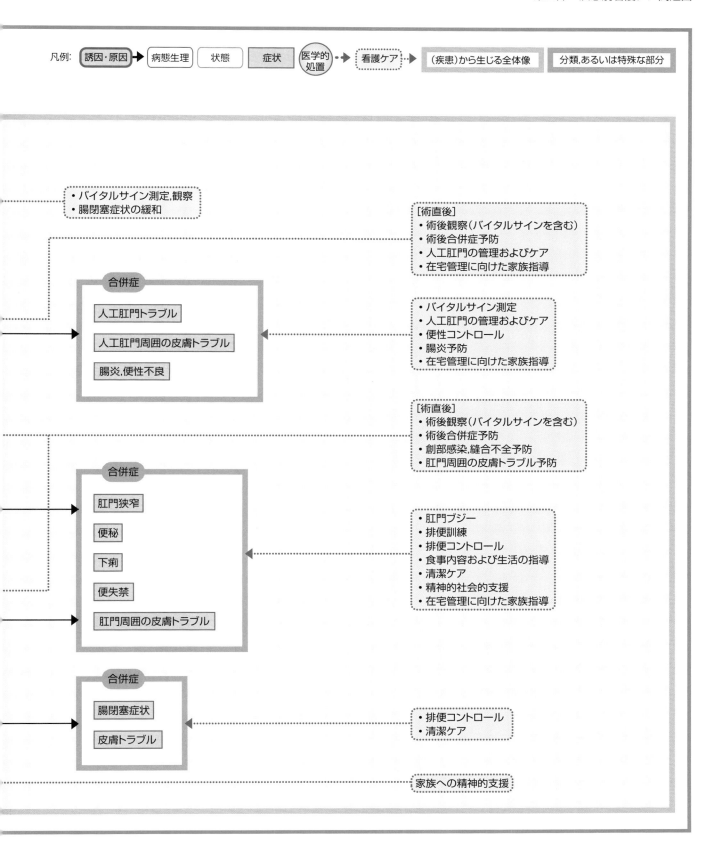

3．消化器系疾患

3 鎖肛

I　鎖肛の基礎知識

1．定義と概要

　鎖肛とは，直腸肛門の発生異常により，正常の肛門が形成されない先天性の直腸肛門奇形の総称で，瘻孔のある会陰部，直腸，肛門の奇形も含まれる。

　出生約5,000対1の割合で発症する先天性疾患で，男女比は3：2で，男児にやや多い。

　直腸肛門周囲の骨盤底筋群は，肛門括約筋（内肛門括約筋・外肛門括約筋），肛門挙筋群からなる。内肛門括約筋は不随意筋であるが，外肛門括約筋・肛門挙筋群は，随意筋である。肛門挙筋群のうち，腸骨尾骨筋と恥骨尾骨筋は，恥骨中央と尾骨を結ぶ線（恥骨the pubisのPと尾骨the coccyxのCよりPC線という）の高さで，ハンモック上となり，恥骨直腸筋は馬蹄形となって，直腸を後方より前方に引いているため，直腸から肛門は屈曲した形状となる。

　内肛門括約筋には直腸壁の伸展によって弛緩するという直腸肛門反射がある。恥骨直腸筋は，通常の状態では収縮して便をとどめ，排便時には弛緩して，便を排泄する働きをもっている。恥骨直腸筋の下には，肛門管を取り囲む形で外肛門括約筋があり，排便をこらえる時には収縮し，便を排泄する時には弛緩する。以上の筋群が排便機能において重要な働きをなす。

　鎖肛の場合，肛門が形成されないのみならず，骨盤底筋群の発生も影響を受け，高位型などの病型によっては，筋群が未発達である。病型と筋群の発達状況によって，手術後の排便コントロール状況は影響を受けるため，QOLを考慮した上での治療が大切である。

2．病態生理

1）メカニズム

　鎖肛は，直腸・肛門や泌尿器の発生過程を理解すると，わかりやすい。横行結腸より肛門側の消化管は，後腸から発生する。胎生4週ごろ，後腸の最肛門部側は，尿膜と共通の総排泄腔を形成し，総排泄膜は，羊水と境界している。この総排泄腔は，7週までに，尿直腸中隔により尿生殖洞と直腸肛門の2つに分けられていくが，女児では，この尿直腸中隔の間を子宮・膣となるミュラー管が下降してくる。総排泄腔の末端は，前方が膀胱および尿道，後方が肛門となるが，その過程において，側方より生殖膜が増殖進展し，会陰隆起が起こり，会陰が形成される。尿膜は，胎生7週ごろに孔が開き，尿道口となり，総排泄膜は，胎生9週ごろに孔が開き，肛門となる。

　胎生4〜12週ごろの総排泄腔の分離過程における異常により，さまざまな病型の鎖肛が生じる。尿直腸中隔の発育が不十分であると，男児では，直腸と膀胱や尿道が交通する病型が生じ，女児では，尿道，膣，直腸が交通する病型が生じる。肛門膜の開口が不十分であると，瘻孔のない鎖肛や肛門狭窄の病型が生じる。また，生殖膜と会陰隆起の発育が不十分であると，肛門皮膚瘻，膣瘻などの病型が生じる［図1］。

2）分類

　直腸盲端と恥骨直腸筋の位置関係によって，❶高位型，❷中間位型，❸低位型に分類される。

　すなわち，直腸盲端が恥骨直腸筋より高い位置にあるものを高位型，直腸盲端が恥骨直腸筋を超えていないものを中間位型，直腸盲端が恥骨直腸筋を超えているが，肛門が形成されていないか，膣前提，会陰，肛門部に瘻孔を形成する場合を低位型という［図2］。

　発生内訳では，高位型が約30％，中間位型が約10％，低位型が約60％である。もっとも多いのは男児の肛門皮膚瘻，次いで直腸尿道瘻，女児の肛門膣前庭瘻である。いずれの場合も出生前診断は困難であり，出生後の会陰部の観察によって発見されることが多い。

3．症状

　正常の肛門がないことで，生後すぐに視覚的に発見される。

　瘻孔のある場合は，胎便が尿や膣から排泄されるため出生直後には発見しにくく，腹部膨満や嘔吐などの腸閉塞症状により，発見されることもある。また，会陰に

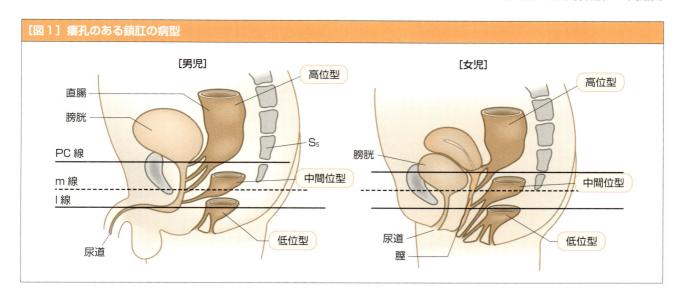

[図1] 瘻孔のある鎖肛の病型

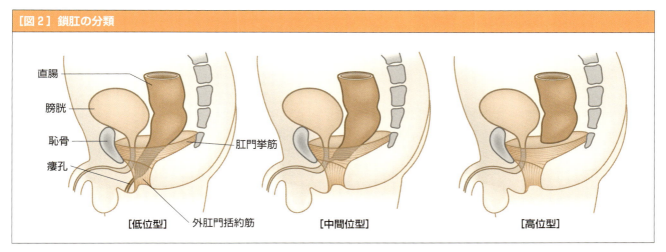

[図2] 鎖肛の分類

瘻孔がある場合では，乳児期以降に便秘などで発見されることもある。

4．検査・診断

肛門部視診，倒立位 X 線撮影，造影検査によって診断される。肛門部視診で瘻孔がある場合は，瘻孔造影により直腸肛門の下端の位置を確認し，病型を診断する。瘻孔がない場合は，倒立位 X 線撮影を行い，直腸盲端の位置関係によって病型を大別し，詳細な病型は，尿道造影，結腸造影にて確定する。

① **倒立位 X 線撮影**

肛門窩や会陰部に瘻孔がみられない場合は，生後 12 時間以降（直腸盲端部に空気が到達した時点）に，Wangensteen-Rice 倒立位 X 線撮影を行う [図3]。

撮影画像から，恥骨中央と尾骨を結ぶ線を PC 線，PC 線と平行で坐骨下端（the ischium）を通る線を I 線，PC 線と I 線の中間の線を m 線として，直腸盲端が m 線より口側（空気が m 線より上）にあれば高位型，m 線と I 線の間にあれば中間位型，I 線より肛門側（空気が I 線より下）にあれば低位型とする。

② **造影検査**

直腸肛門の下端の長さや瘻孔の長さを評価するための瘻孔造影や，尿路の奇形や瘻孔の有無を診断するための膀胱尿道造影，結腸造影が行われる。

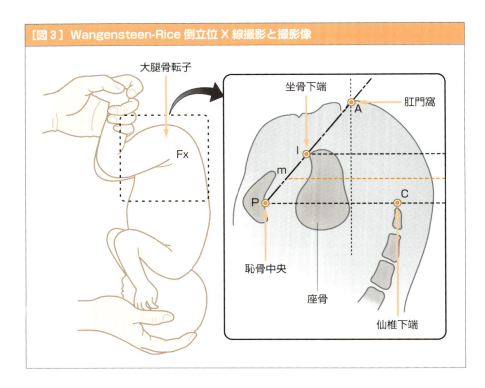

[図3] Wangensteen-Rice 倒立位 X 線撮影と撮影像

5．治療

　治療は外科的手術であるが，その方法は，病型によって異なる。いずれの術式においても，できるだけ正常な直腸肛門の構造および機能に近づけることが重要である。術後は，排便機能に応じて，肛門訓練や浣腸，坐薬などの長期的な排便コントロール管理が必要となる。

1）低位型

　低位型では，会陰術式（カットバック法，肛門移動術，会陰式肛門形成術）が行われる。新生児期に手術されることが多いが，瘻孔のある場合は，排便を促すなどの保存的療法を行い，乳児期以降に手術を行うこともある。

① カットバック法

　瘻孔開口部から肛門窩に向けて，皮膚，皮下組織，外肛門括約筋の一部を切開し，直腸粘膜と肛門皮膚の切開縁を縫合し，肛門を形成する。

② 肛門移動術（ポッツ手術）

　瘻孔をくりぬき，直腸下端まで剝離し，切開した肛門窩をくぐらせ，直腸下端と肛門窩皮膚を縫合し，肛門を形成する。

③ 会陰式肛門形成術

　瘻孔のない低位型の場合に，肛門窩を切開し，直腸盲端を剝離しながら肛門窩まで引き下ろし，肛門皮膚に縫合する。内視鏡下で行われることもある。

2）中間位型および高位型

　新生児期には，横行結腸またはS状結腸に人工肛門を造設し，生後3カ月以降に，病型に応じた手術（仙骨会陰式手術，腹仙骨会陰式手術，腹腔鏡下術）が行われる。人工肛門の閉鎖は，直腸肛門形成術後に行う。

① 仙骨会陰式手術

　後方矢状切開直腸肛門形成術（Pena 手術）や仙骨会陰式直腸肛門形成術がある。いずれも仙骨下端から会陰まで切開を加えるが，その後，前者は骨盤底筋群すべてを縦切開し，瘻孔があれば処理したのちに直腸盲端を肛門窩に引き下ろし，切開した筋群を縫合する方法で，後者は，瘻孔があれば処理したのちに，骨盤底筋群を切開することなく，直腸盲端を恥骨直腸筋前方から係蹄内を肛門窩に向かって貫通させる方法である。

② 腹仙骨会陰式手術

　仙骨下端から会陰まで切開を加え，直腸筋筒内で瘻孔があれば処理したのち，恥骨直腸筋と直腸壁の間を剝離することなく管通路を作成する。開腹し，直腸頭側を剝離し，直腸を会陰に貫通させる。

6．主な合併症

他の消化管疾患（食道閉鎖や十二指腸閉鎖），心疾患，泌尿器・生殖器疾患，四肢の奇形を合併することが多く，鎖肛では50％にみられる。高位型の場合，60～80％に合併症がみられる。

II　鎖肛の看護ケアとその根拠

1．観察ポイント

鎖肛は，出生直後から会陰部の観察を十分に行い，早期発見に努める。特に，腹部症状や胎便排泄状況を確認し，瘻孔の有無，合併奇形の有無も含め，早期に発見することが大切である。

鎖肛は，病型によって出生後の早い時期に根治術を行う場合や，排便をコントロールしながら乳児期に根治術を行う場合，姑息的に人工肛門を造設し，成長を待って根治術を行う場合がある。そのため，各時期に応じた観察ポイントを述べる。

1）術前の観察ポイント
① 腸閉塞症状の早期発見
鎖肛は，瘻孔のない場合は出生直後に肛門がないことにより発見され，診断されるが，瘻孔のある場合には，出生数日後に胎便排泄遅延や腹部膨満，嘔吐などで発見される。また，乳児期以降では，便秘などの症状で発見されることもある。そのため，出生直後から会陰部の観察を十分に行い，排便量や腹部膨満などの腸閉塞症状を観察することが重要である。

② 合併症の有無
高位鎖肛の場合は，他の消化器疾患や心疾患などを合併する割合も高いので，合併症の有無についても，出生直後から合わせて観察を行うことが大切である。

③ 処置に伴う観察
診断後から絶食となり，胃管が挿入される。腹部膨満や嘔吐など腸閉塞症状に伴う症状や，呼吸障害や低酸素状態の有無，胃管からの排液の観察，脱水症状や電解質バランスなどを観察する。静脈内持続点滴も開始されるため，刺入部の観察や自然落下などから点滴漏れなどのトラブルがないか観察する。

④ 皮膚の観察
新生児では皮膚が弱いため，点滴のシーネ固定部や刺入部，胃管固定部などのテープトラブルの有無についても観察する必要がある。

⑤ 両親の精神状態の観察
出生後すぐに鎖肛と診断された場合は，両親ともに大きな衝撃を受ける。両親の精神状態を観察し，両親の精神状態に合わせた支援が大切である。

2）人工肛門造設中の観察ポイント
鎖肛の中間位型，高位型の場合は，出生後姑息的に人工肛門を造設し，乳児期以降に肛門形成術を行う。

① 術後合併症症状の観察
人工肛門造設術後は，全身麻酔による術後合併症症状の観察として，肺合併症症状の有無，イレウス症状の有無を観察する。また術後合併症として，創部感染，縫合不全の有無を観察する。特に人工肛門造設術の場合，創部は便で汚染する機会が多いため，感染徴候の観察をしっかりと行う。

新生児期の手術は，呼吸，循環などいずれの機能も未熟であり，合併症のリスクが高いため，観察を十分に行い，異常の早期発見に努めることが大切である。

② 術後人工肛門の観察
また，手術後の人工肛門は，浮腫により傷つきやすく，出血やびらんなどを起こしやすいため，人工肛門の粘膜色，出血，陥没，浮腫などを観察し，異常の早期発見も重要である。

人工肛門管理中には，引き続き人工肛門の粘膜色，浮腫などの観察を行うとともに，排便の量や性状，腹部膨満などについて観察する。また，人工肛門周囲の皮膚の状態の観察を行い，皮膚トラブルを予防することが大切である。

③ 両親の精神状態の観察
出生後，一時的であるとはいえ，人工肛門を造設することとなり両親は大きなショックを受け，人工肛門に対し否定的な感情を示す場合がある。両親の人工肛門に対する受け止め方を観察し，否定的な場合は一次的であることを説明し，親の気持ちを受け止め肯定的に捉えられるよう支援することが重要である。両親の受け止めに応じた対応が重要となる。

3）肛門形成術後の観察ポイント
全身麻酔の合併症は，人工肛門造設術後と同様であり，肺合併症症状やイレウス症状の有無を観察する。

① 肛門形成術の合併症の早期発見

肛門形成術に関する合併症として，排便障害や消化吸収不全，創部感染，縫合不全，新肛門周囲の皮膚障害が起こる可能性がある。そのため，腹部膨満や腸蠕動音などを観察するとともに，便量，性状，回数などを確認する。

形成された肛門周囲の皮膚の発赤，腫脹，出血，直腸脱を観察し，皮膚障害の早期発見に努める。

② ブジーに関する観察・援助

形成された新肛門の狭窄を予防するため，ヘガール鉗子を挿入し，拡張ブジーを行う。ブジー後は，出血の有無や排便状況を観察する。

③ 排便コントロールに向けての観察

食事摂取が可能となったら，便の量や性状により，消化吸収状況や排便障害の有無，便の失禁状況などを観察し，適切な排便コントロール法について検討することが大切である。

2．術前の看護の目標と看護ケア

鎖肛は，前述のとおり，病型によって手術時期や手術方法が異なる。しかしながら，いずれの場合であっても，治療によって正常な直腸・肛門の構造に近づけ，正常な排便機能を獲得できるよう援助することが重要となる。以下に，各治療時期に応じて看護の目標とケアを述べる。

1）看護の目標
❶腸閉塞症状よる全身状態の低下の改善
❷家族，特に両親への心理的サポート（疾患受容を促す援助）

2）看護ケア
① 手術に向けた体調管理への援助

診断後は，腸閉塞症状による全身状態の低下が考えられるため，絶飲食，胃管管理，瘻孔があれば瘻孔からの浣腸やガス抜き，点滴管理などを確実に行い，腹部イレウス状態の安定化を図り，呼吸障害や低酸素状態，脱水や電解質異常を起こさないように，患児が万全の体調で手術に臨めるよう援助する。

静脈内持続点滴管理中は，刺入部や自然落下などを観察し，点滴漏れなどの異常の早期発見に努める。

新生児では，皮膚が弱いためシーネ固定部や刺入部，胃管固定部などのテープトラブルを起こさないよう，毎日の清拭，テープ交換をするなど，清潔保持に努め，皮膚トラブルを予防する。

② 保存的療法に向けた管理

また，保存的療法を行う場合は，瘻孔の部位や程度を確認し，浣腸やガス抜きなどを行い，腹部膨満などの腸閉塞症状を予防し，また，排便ごとに瘻孔部位を洗浄するなど，会陰部を清潔に保ち，皮膚トラブルを起こさないよう援助する。

③ 両親への心理的サポート

鎖肛は，排便機能障害をきたす先天的な疾患であるため，両親の受ける心理的ショックはとても大きいことが予測される。特に，出生後すぐに鎖肛と診断された場合は，母親は出産直後であるため，病気や手術の説明は父親のみに行われることが多い。

父親の精神的負担を考慮し，気持ちが表出できるよう共感的な態度で接することが重要である。また，母親への説明を父親に一任するのではなく，父親をサポートしながら，母親への説明方法，内容，タイミングを一緒に考え，母親の心理的ショックを和らげ，疾患を受容できるように援助することが大切である。

3．人工肛門造設術後および人工肛門管理中の目標と看護ケア

1）看護の目標
❶術後合併症（肺合併症やイレウス，創部感染や縫合不全など）の予防と早期発見
❷人工肛門の異常および合併症の予防と早期発見
❸肛門粘膜および人工肛門周囲の皮膚トラブルの予防
❹人工肛門の管理方法に関する両親への指導
❺両親の心理的ショックの軽減

2）看護ケア

鎖肛の中間位型，高位型の場合は，出生後姑息的に人工肛門を造設し，乳児期以降に，肛門形成術を行う。

① 術後合併症の予防

人工肛門造設術後は，肺合併症やイレウス，創部感染，縫合不全などの術後合併症の発症を予防しなければならない。特に，人工肛門造設術の場合，創部は便で汚染する機会が多く，清潔の保持に努める。

また，手術後の人工肛門は，浮腫により傷つきやすく，出血やびらんなどを起こしやすいため，創部の安静に努めるとともに，異常の早期発見に努め，早期人工肛門合併症の発症を防ぐよう援助する。

② 人工肛門装具の管理

人工肛門管理中には，肛門粘膜の安静，清潔に努め，感染やびらんなどを起こさないように援助する。また，人工肛門周囲の皮膚トラブルを予防するために，人工肛門装具からの漏れがないように装具管理を行い，便量や性状を観察し，便がゆるい場合は食事内容を検討する。

さらに，皮膚を清潔に保つとともに，人工肛門装具の貼り換え時に機械的刺激を最小限にとどめることが重要である。

③ 両親への援助

一時的であるとはいえ，子どもの人工肛門造設は，両親にとって大きな心理的ショックとなる。両親の思いを傾聴して共感的態度で接するとともに，人工肛門は一時的であることを説明し，正しい理解を促すことも大切である。

また，人工肛門の管理は主に両親が行うこととなるため，両親に人工肛門の管理方法を指導し，正しい看護技術が獲得できるよう援助し，両親が退院後不安なく管理できるようかかわっていくことが大切である。

4．肛門形成術後の目標と看護ケア

1）看護の目標

❶術後合併症（排便障害や消化吸収不全，創部感染，縫合不全，肛門周囲の皮膚障害など）の予防
❷肛門狭窄の予防
❸患児に適した排便方法の指導
❹病気受容のための患児と家族への精神的援助

2）看護ケア

① 術後合併症の予防

術後は，人工肛門造設術後と同様，合併症を起こさないように援助することが大切である。特に，肛門形成手術に関する合併症として，排便障害や消化吸収不全，創部感染，縫合不全，新肛門周囲の皮膚障害が起こる可能性がある。

そのため，腸の蠕動を確認しながら徐々に経口摂取をすすめ，異常の早期発見に努めるとともに，便の性状や量・回数などを確認し，排便障害を起こさないように援助する。

② 皮膚トラブルの予防

形成された肛門周囲の皮膚は，肛門機能が不十分のため便漏れなどにより皮膚トラブルを起こすことがある。排便状況を確認し，排便ごとにオムツ交換，殿部洗浄を行うなど清潔保持に努める。

③ ブジーに関する援助

また，形成された新肛門の狭窄を予防するために拡張ブジーが行われるが，痛みを伴うため，固定をしっかりと行い，事故防止に努める。ブジー後は患児の頑張りをほめ，ストレス緩和に努める。

④ 排便コントロールの指導

長期的には，高位型ほど排便コントロールは難しくなる。規則正しい生活を送り，浣腸や坐薬などを含め患児に適した排便方法を指導し，日常生活を送れるように援助する。また，食事内容についても，便秘や下痢を起こさないように指導する。

便漏れがあると患児のQOLに大きく影響を及ぼすため，1人ひとりの排便状況，生活パターンに合った排便コントロール方法を選択・指導していくことが重要である。

⑤ 患児・親へのかかわり

また両親，特に母親は，患児の排便障害に対し自責の念をもつことが予測される。母親の気持ちに寄り添い，長期にわたる支援が重要である。患児への病状説明についても，段階を追って行うことが大切である。

説明時期や内容など，医療者が両親とともに考え，患児が疾患を正しく受け止め，前向きに生きていけるように，長期にわたり援助していくことが重要である。

（服部淳子）

《参考文献》
1）畑江芳郎，小林良二，西基監：小児科，第3版．海馬書房，2012
2）遠藤文夫総編：小児科，診断・治療指針―最新ガイドライン準拠．中山書店，2012
3）高松英夫，福澤正洋，上野滋編：標準小児外科学，第6版．医学書院，2012

3. 消化器系疾患

4 胆道閉鎖症

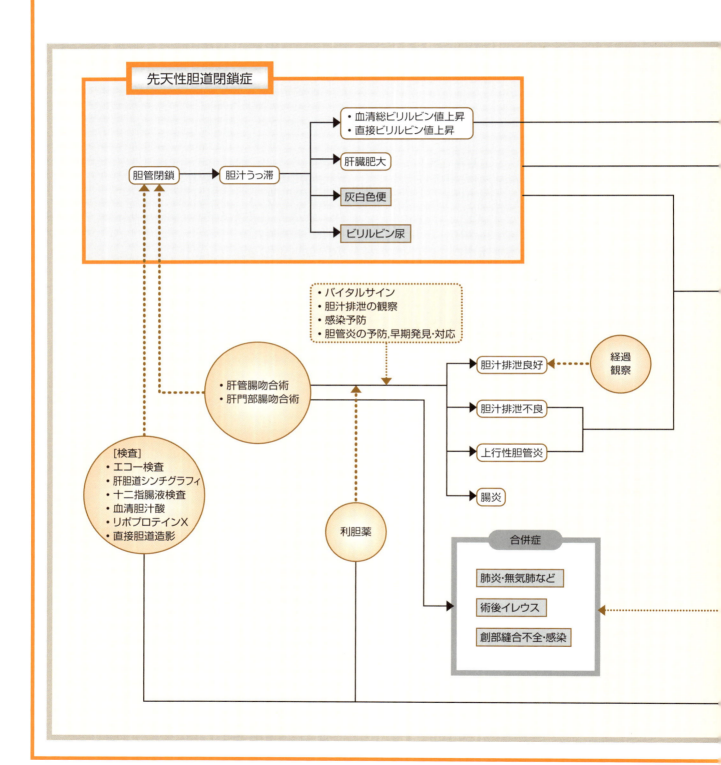

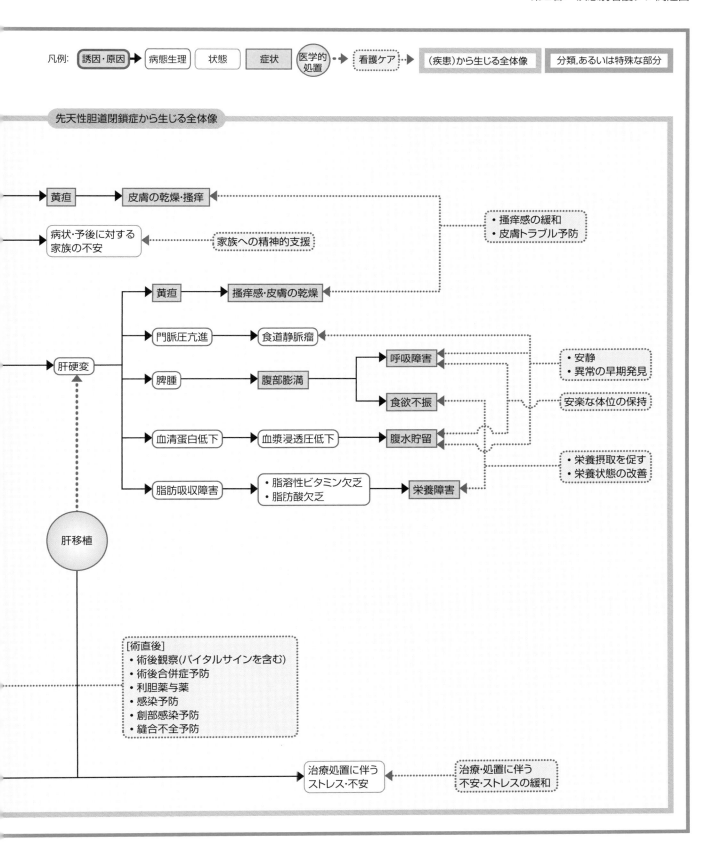

3．消化器系疾患

4 胆道閉鎖症

I 胆道閉鎖症の基礎知識

1．定義と概要

　胆道閉鎖症は，先天的に胆道が閉鎖しているために，肝臓でつくられた胆汁が肝臓内にうっ滞し，時間の経過とともに胆汁性肝硬変を引き起こす疾患である。
　発症頻度は10,000〜12,000人に1名の割合でみられ，遺伝性はなく，男女比は約3：5で女児に多い。

2．病態生理

1）メカニズム

　胆道閉鎖症は，一度形成された肝外胆管が何らかの原因（炎症）によって破壊された結果との説が有力であるが，いまだ解明には至っていない。
　胆道の閉鎖により，肝臓でつくられた胆汁が肝臓内にうっ滞するため，肝臓は胆汁性肝線維化を示し，肝内胆汁うっ滞，グリソン鞘（肝小葉と肝小葉の間に存在する疎性結合組織）の線維性拡大，巨細胞化を伴う肝実質細胞障害がみられる。胆汁のうっ滞が持続すると，時間の経過とともに，胆汁性肝硬変の状態となる。

2）分類

　胆道閉鎖症は，吻合可能型と吻合不可能型に大別されるが，基本的分類として，胆管の閉塞部位によってⅠ〜Ⅲの3型に分類される［図1］。
　Ⅰ型は総胆管閉塞型で，閉塞部位が総胆管にあり，全体の約12％を占める。Ⅱ型は肝管閉塞型で，閉塞部位が肝管にあり，全体の約2％を占める。Ⅲ型は肝門部閉塞型で，肝門部で閉塞がみられ，全体の約86％を占め，もっとも多い。
　次いで，下部胆管分類では，閉塞部以下の胆管の形態によって，❶総胆管開存，❷総胆管索状閉鎖，❸下部胆管欠損，❹特殊型の4つに分類される。
　さらに，肝門部胆管分類では，肝門部胆管の形態によって，❶拡張胆管，❷微小肝管，❸ bile lake，❹索状肝管，❺無形性の5つに分類される。この肝門部胆管分類は，手術法の選択において，もっとも重要であるといわれている。

3．症状

　主な症状は，黄疸，肝腫大，灰白色便である。黄疸は，新生児黄疸に引き続いてみられ，持続し，増強していく。また，閉塞性黄疸によりビタミンKの吸収が阻害されるため，ビタミンK依存性の凝固因子が減少し，頭蓋内出血を起こすことがある。肝臓は，時間の経過と

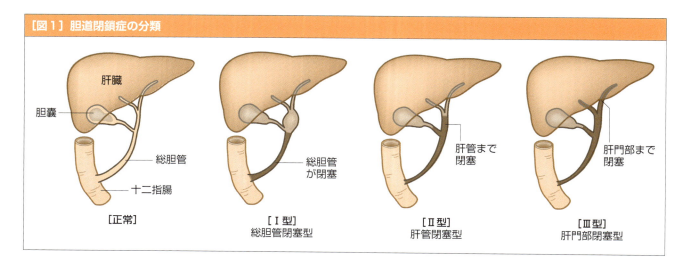

【図1】胆道閉鎖症の分類

ともに，胆汁のうっ滞によって大きく，固くなり，肝線維化が進行する。さらに肝線維化が進行すると脾腫を起こし，腹部膨満がみられる。

胆汁排泄の障害により，便色は薄く，淡黄色〜灰白色となる。尿は，ビリルビンの排泄により，濃褐色（ビリルビン尿）となる。しかし，胎便には異常がみられない場合が多い。

胆道閉鎖症の診断が遅れても，生後2〜3カ月までは比較的順調に成長するが，4カ月を過ぎるころから，栄養障害や肝硬変による貧血，低蛋白症，腹水貯留，脂溶性ビタミン欠乏症の併発によって，診断されることが多い。肝臓が非可逆的障害を受ける前に発見し，手術することが重要で，生後2カ月までに手術することが望ましいとされている。

4．検査・診断

黄疸，淡黄色便，濃褐色尿，肝腫大がみられる場合は胆道閉鎖症を疑い，画像診断や各種検査値から確定診断を行う。乳児期に閉塞性黄疸を呈する疾患との鑑別が重要であるが，新生児肝炎などの原因不明の肝内性疾患や代謝異常症の一部との鑑別も難しい。

① **尿検査・便検査**
尿中ビリルビン陽性，ウロビリノーゲン陰性，便中ビリルビン陰性
② **血液検査**
一般肝機能検査（血清直接ビリルビン，トランスアミナーゼ，アルカリフォスファターゼ，γ-GTP）の異常値（上昇），血清胆汁酸の上昇，血清中リポプロテイン-X陽性など
③ **腹部エコー検査**
胆嚢内腔の有無や肝外胆管形態を調べる。
④ **肝胆道シンチグラフィー**
アイソトープの腸管排泄の有無を調べる。
⑤ **十二指腸チューブを用いた十二指腸液検査**
十二指腸チューブを留置し，十二指腸内の胆汁の有無を調べる。
⑥ **直接胆道造影法**
以上の検査で，胆道閉鎖症が否定できなければ，確定診断のために開腹による直接胆道造影を行う。

5．治療

胆道閉鎖症は，日齢とともに肝内胆汁うっ滞が進行し，肝硬変が進むため，できるだけ早期に発見し手術を行うことが重要である。術前準備としては，ビタミンK欠乏による出血を予防するため，ビタミンKの与薬を行う。手術によって十分な量の胆汁を体内から排泄し，術後の合併症を抑えることができれば，正常な成長・発達の過程をたどることができる。

術後の合併症は胆管炎がもっとも多く，胆管炎による肝門部再閉塞を起こすと肝硬変が進み，門脈圧亢進から食道静脈瘤や脾腫を併発することがある。術後は，胆管炎を起こさないように管理することが重要である。食道静脈瘤には，内視鏡的硬化療法・結紮術が行われるが，コントロールできない場合は肝移植適応となる。脾腫により脾臓機能亢進症となる場合は，部分的脾動脈塞栓術が行われる。

術後の長期生存は可能となったが，成人後の妊娠や分娩を機に症状の悪化がみられる事例も多く，大きな問題となってきている。

根治術を行っても黄疸が消失しない場合は，肝移植が行われる。移植しなければ，肝不全，食道静脈瘤破裂，感染症などで死に至る。

近年の治療成績は向上し，手術後1年での黄疸消失率は約60％で，肝移植を含めると生存率は90％以上となっているが，長期的に晩期合併症を併発することも多く，5年生存率は75〜85％程度である。

1）手術療法
① **肝管腸吻合術**
吻合可能型（胆道閉鎖症の約10％，一部の形を除く総胆管閉塞）では，肝外閉塞胆管を切除し，肝管と消化管（主に空腸）を吻合する。肝管が極度に細い場合や，肝門部胆管に狭窄がある場合は，肝門部腸吻合術が行われる。
② **肝門部腸吻合術（葛西法）[図2]**
吻合不可能型（胆道閉鎖症の約90％，主に肝管閉塞と肝門部閉塞）では，閉塞索状胆管を切除後，肝門部の結合織切離面に消化管（空腸）を吻合し，切離面に存在する微小胆管から流出する胆汁を吻合した腸管内に流出させる。十分量の胆汁排泄のためには，肝門部の索状胆管の切離部位が重要で，必ず微小胆管の存在する部位で切離しなければならない。

術直後は胆汁の流出量が少ないため，胆管炎が起こりやすい。これを防止するために，一時的に胆汁を外瘻として体外に誘導する方法（外胆瘻造設術）やRoux-en-Y脚腸管を腸に用いた逆流防止弁を形成する方法があるが，いずれの場合も完全に胆管炎を防止できないため，

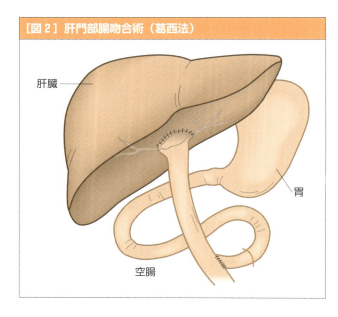

[図2] 肝門部腸吻合術（葛西法）

近年では，Roux-en-Y吻合の空置脚をやや長くする方法が一般的である。

2) 術後管理

術後は胆汁量を増加させるため，利胆薬（ウルソデオキシコール酸，副腎皮質ステロイドなど）を与薬する。また，上行性胆管炎予防のため，抗菌薬与薬を行う。術後の栄養管理としては，脂肪の吸収が阻害されるため，脂肪製剤の与薬や経腸栄養剤の補給，脂溶性ビタミンやミネラルの補充療法が行われる。

6．主な合併症

合併奇形の頻度は約10％程度で，脾臓の異常，心大血管の奇形などがみられる。しかし，多脾症候群の50％は胆道閉鎖症を合併しているため，関連が示唆されている。

II 胆道閉鎖症の看護ケアとその根拠

1．観察ポイント

1) 手術前の観察ポイント

胆道閉鎖症は，肝障害から肝硬変になると予後不良であるため，できるだけ早期（60日以内）に異常を発見し，診断，手術することが重要である。そのため，黄疸の有無，便の色などに注意し，観察を行う。

また，診断後，できるだけよい全身状態で手術に臨めるよう，感染徴候や栄養状態に注意し，観察を行う。

2) 手術後の観察ポイント

① 肺合併症，イレウス症状，上行性胆管炎

全身麻酔の影響による肺合併症やイレウス症状に注意して観察する。特に消化管の手術であるため，イレウス症状には十分に注意する。

また術後は，胆汁の排泄量が不十分であると，腸内細菌が逆流し，上行性胆管炎を引き起こすため，胆汁排泄の状態を黄疸の有無，便色，血清ビリルビン値などから観察を正確に行い，異常の早期発見に努める。特に，術後は利胆目的で副腎皮質ステロイドも与薬されるため，易感染状態となる。感染徴候には十分に注意する。

長期的には，胆管炎を繰り返すことで肝機能が悪化し，肝硬変に進行するため，上行性胆管炎の予防がとても重要である。

② 腹部膨満，腹水

胆汁の排泄が不十分であると肝機能は悪化し，肝硬変が進行し，黄疸や門脈圧亢進，肝臓肥大，脾腫を伴い，腹部膨満となる。肝硬変になると，血清蛋白低下による血漿浸透圧低下により腹水を生じることがある。腹部膨満や腹水の状況を観察し，体重測定や腹囲測定を行う。また，腹部膨満に伴う食欲不振や嘔吐の有無，呼吸状態の観察が重要である。

③ 皮膚状態

遷延する黄疸は，皮膚の掻痒感を伴うため，皮膚が本来もっているバリア機能が破綻し，皮膚統合性障害のリスクがある。皮膚の乾燥や掻痒感，湿疹，湿潤の有無についても観察する。

④ 家族の精神状態

治療後の状態によっては，肝硬変が進み，肝移植適応になるケースや重症化する場合もある。家族の精神状態を観察し，状況に応じた精神的な支援が大切である。

2．術前の目標と看護ケア

1) 看護の目標

❶栄養状態の改善などによる万全な体調管理
❷手術に関する家族の不安の軽減

2）看護ケア

① 栄養状態改善，感染予防などによる万全な体調管理

できるだけ万全の状態で手術に臨めるよう，栄養状態の改善，感染予防などを行う。腹部膨満などにより哺乳が十分できない場合は，少量ずつ授乳回数を増やすなどして，対応する。また，掻痒感がある場合は，皮膚を掻破しないよう注意する。

② 手術に関する家族の不安の軽減

生後間もない時期の手術であり，侵襲の大きい手術であるため，家族の不安や心配は大きいことが予測される。家族の気持ちを傾聴し，不安や心配事を表出できるよう努める。発見が遅れた場合，家族は自責の念を強く抱くことがあるため，家族が自身を責めることのないよう，情緒的支援を行うことが重要である。

3．術後の目標と看護ケア

1）看護の目標

❶ 上行性胆管炎による肝機能悪化の予防と，異常の早期発見
❷ 疾病，予後に関する家族の不安の軽減および，適切な養育のための家族への支援

2）看護ケア

① 上行性胆管炎による肝機能悪化の予防と，異常の早期発見

胆汁の排泄を促し，肝機能悪化の予防と異常の早期発見に努める。

黄染や便色，尿色などにより，胆汁の排泄状況を確認し，利胆薬（副腎皮質ステロイド，ウルソ®顆粒）を確実に内服できるように援助する。確実な内服が重要になるため，家族に対し与薬方法の指導を行い，確実に内服できるようにする。

腹部膨満に伴い，呼吸状態の悪化や食欲不振などを起こすことがあるため，体重測定や腹囲測定などを行い，腹部膨満や腹水の状態を観察するとともに，異常の早期発見，対処に努める。

上行性胆管炎の予防として，清潔保持，感染徴候の早期発見に努める。また，抗菌薬の内服を確実に行うことも重要である。特に，利胆薬として副腎皮質ステロイドを内服している場合は，易感染状態であるため，感染予防はとても重要となる。口腔ケア，入浴，排泄後の陰殿部洗浄などを，適宜行う。

また，上行性胆管炎による下痢や，嘔吐，肝機能低下による吸収障害により，栄養状態の悪化，脱水をきたすことがあるので，異常の早期発見に努める。また，脂溶性ビタミンは吸収されず欠乏しやすいため，脂溶性ビタミンの予防内服を行い，栄養状態の改善に努める。

② 疾病予後に関する家族の不安を軽減し，家族が適切に養育できるよう支援

治療成績は向上しているとはいえ，長期的な治療・管理が必要であり，生命を脅かす重篤な疾患である。家族，特に両親が疾患を正しく理解し，過度な期待や悲嘆をすることなく，疾患を受け止めることができるよう援助することが重要である。

また，確実な内服や清潔援助など，上行性胆管炎を予防し，利胆を促すことが重要であるため，家族，特に両親が，治療を正しく理解し，患児に必要な管理，援助を適切に行うことができるよう支援していくことが大切である。

さらに，先天性疾患であることに対し，また，将来や予後に対して不安を抱くことも多いため，継続的な情緒的支援が大切である。

（服部淳子）

《参考文献》
1）畑江芳郎，小林良二，西基監：小児科，第3版．海馬書房，2012
2）遠藤文夫総編：小児科，診断・治療指針―最新ガイドライン準拠．中山書店，2012
3）高松英夫，福澤正洋，上野滋編：標準小児外科学，第6版．医学書院，2012

3．消化器系疾患

5 口唇口蓋裂

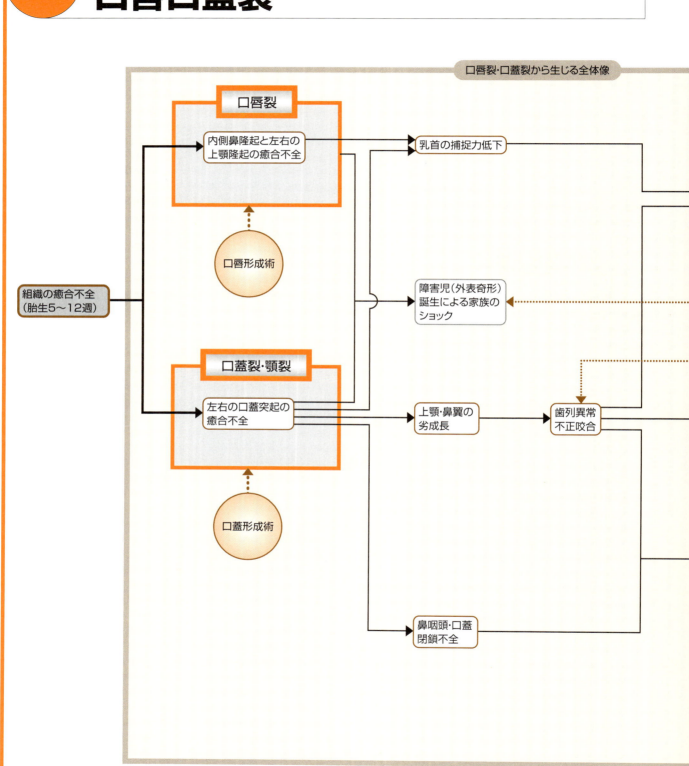

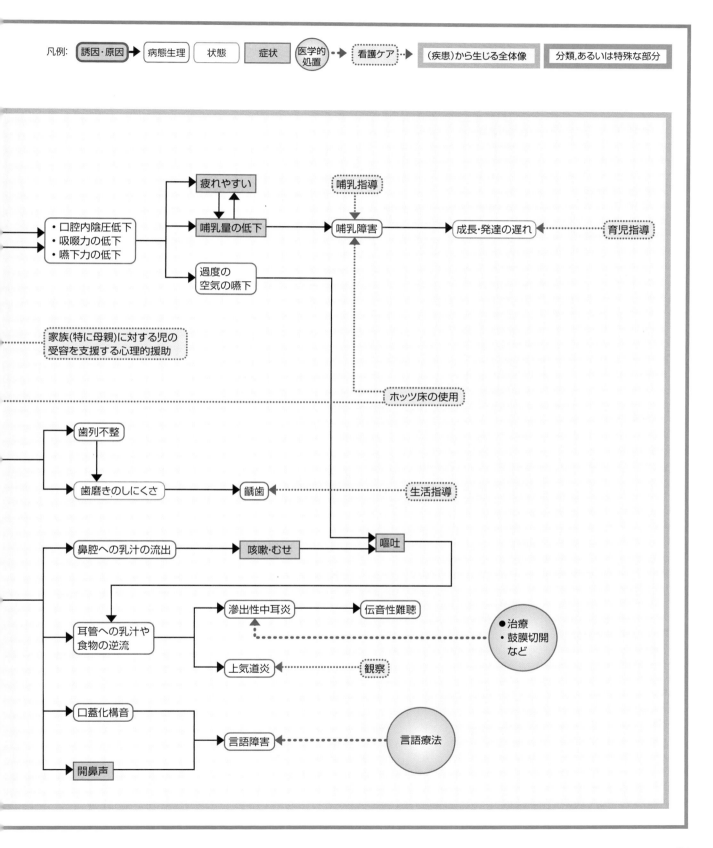

3．消化器系疾患

5 口唇口蓋裂

I　口唇口蓋裂の基礎知識

1．定義と概要

1）口唇裂
　口唇裂とは，上唇が生まれつき裂けている状態のことをいう。

　人間の顔は，いくつもの隆起が癒合することによって形成される。上口唇と鼻は，妊娠第5～7週目ごろに内側鼻隆起とその外側にある左右の上顎隆起が癒合して形成される。しかし，何らかの理由により上口唇の部分が癒合せず，上唇に亀裂（割れ目）が残ったものが口唇裂といわれる。

2）口蓋裂
　口蓋裂とは，口蓋（うわあご）が生まれつき裂けている状態のことをいう。

　口蓋は，妊娠第7～12週目ごろに，左右の口蓋突起が中央部分で癒合することにより形成される。しかし，何らかの理由により，口蓋の部分がうまく癒合できず，口の中の上顎に亀裂が残った状態を口蓋裂という。

3）顎裂
　顎裂とは，歯が生えてくる土台となる骨（上顎骨歯槽部）に割れ目がある状態をいう。そのため，歯並びが悪い，歯の数が正常数生えてこないなどが起こる。

　顎裂は単独で出現することはなく，口唇裂や口蓋裂に伴って発生するが，口唇裂との同時発生が多く，口蓋裂のみの場合に同時発生する例はほとんどみられない。

　日本人では口唇裂や口蓋裂の小児が，約500人に1人の頻度で生まれるといわれており，顎顔面領域に生じる先天性の疾患のなかで比較的頻度の高い疾患である。男児に多く（女児の約2倍），ほとんどが，片側性で左側に多い。

2．病態生理

1）メカニズム
　口唇裂や口蓋裂が起こる原因は，現在のところ明らかではない。遺伝的要因と環境要因が関係していると考えられている。

2）分類 [図1，2]
　口唇裂・口蓋裂は，それぞれの割れ目の部分や状態により，分類される。

① 口唇裂の分類

　口唇裂は，❶亀裂の部分が片側か両側か，❷亀裂の程度により完全か不完全か，などに分けられる。このいずれの場合にも顎裂が同時発生する可能性がある。

② 口蓋裂の分類

　口蓋裂は，破裂の部位や状態により，完全口蓋裂と不完全口蓋裂（硬軟口蓋裂，軟口蓋裂，粘膜下口蓋裂，口蓋垂裂など）に分けられる。

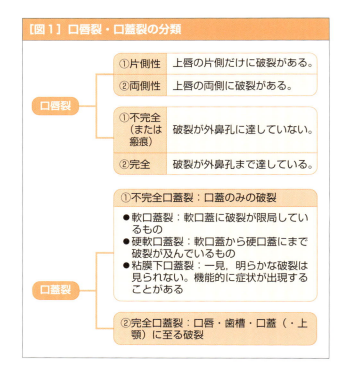

[図1] 口唇裂・口蓋裂の分類

口唇裂
- ①片側性：上唇の片側だけに破裂がある。
- ②両側性：上唇の両側に破裂がある。
- ①不完全（または瘢痕）：破裂が外鼻孔に達していない。
- ②完全：破裂が外鼻孔まで達している。

口蓋裂
- ①不完全口蓋裂：口蓋のみの破裂
  - 軟口蓋裂：軟口蓋に破裂が限局しているもの
  - 硬軟口蓋裂：軟口蓋から硬口蓋にまで破裂が及んでいるもの
  - 粘膜下口蓋裂：一見，明らかな破裂は見られない。機能的に症状が出現することがある
- ②完全口蓋裂：口唇・歯槽・口蓋（・上顎）に至る破裂

[図2] 唇顎裂と口蓋裂の分類モデル

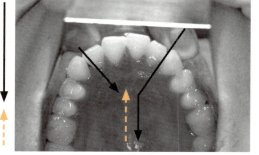

口唇裂
唇顎裂
唇顎口蓋裂
口蓋裂

唇顎裂は，黒の矢印の方へ向かうほど，破裂の程度が大きくなる。顎裂は，必ず側切歯と犬歯の間に裂が生じる。
口蓋裂は点線の矢印の方に向かうにつれて，口蓋垂裂，粘膜下口蓋裂，軟口蓋裂，口蓋裂（硬軟口蓋裂）となることが多い。

[図3] ホッツ床

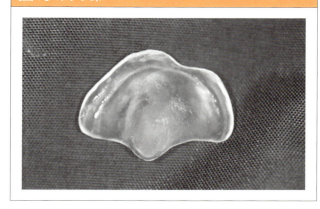

3．症状

1）哺乳障害

完全口唇裂や口蓋裂では，口蓋の器質的欠損などにより，口腔内の陰圧を形成することができない，もしくは陰圧が弱いことにより，吸啜力が低下し，哺乳障害が起こる。

また，上唇歯槽部および口蓋と舌との間での乳首を圧迫する力が低下することによっても哺乳障害が起こる。そのため，早期からホッツ床 [図3] を使用して，「哺乳の介助」と「上顎の顎堤矯正」を行うことが多い。

2）滲出性中耳炎

口蓋裂の患児は，中耳と咽頭をつなぐ耳管の機能の異常を有することが多く，中耳腔に滲出液が貯留する滲出性中耳炎を起こしやすくなる。放置すると，しばしば伝音性難聴を生じる。口蓋裂の患児の難聴は，言語治療を行うに当たって重大な影響を及ぼすため，定期的な耳鼻科の診察と治療が必要となる。

3）言語障害

口蓋裂の患児は，術後も筋肉が必ずしも十分に機能しない場合，あるいは瘻孔形成があるなどの場合，鼻咽頭閉鎖機能不全から開鼻声や口蓋化構音を生じやすい。そのため，耳鼻咽喉科などにおいて，口蓋裂手術後の鼻咽腔閉鎖機能の検査（鼻から細いファイバースコープを入れたり，発生時の息の流れを検査する）を行い，その上で，言語聴覚士（ST）が構音（いわゆる発音）や共鳴（咽頭から口腔，鼻腔までの共鳴腔を変化させて音声に特徴を与える）の評価と訓練を行う。

以上については，椅子に座ってやり取りができるようになる3歳頃より評価開始となる。構音の発達には，発音器官（口唇，舌，軟口蓋など）の発達や言語面（言葉の理解力や表出力など）の発達が関係しており，言語発達面の簡易検査や精査を行う場合もある。

4．検査・診断

視診・顔面計測，口腔内検査，頭部X線・CT検査，聴力検査，鼻腔内内視鏡検査，口腔内の気流・気圧検査などが行われる。

また，手術前には，手術に必要な検査（血液・尿・心電図・胸部X線など）を行う。

5．治療

1）口唇裂の手術

手術は，一般には生後3カ月頃で体重6kgを目安に全身麻酔下で行われる。

口唇裂の手術の目的は，対称的な口唇と外鼻の形態を形成することで，自然な口唇形態と鼻の形をつくり，かつ食事や正常発声のため口輪筋の連続性をつくることである。現在は，ミラード法に三角弁法の技法を加えた方法を行っているところが多い。

2）口蓋裂の手術 [図4]

口蓋裂の手術は，言葉を覚え始める1歳半～2歳ごろに，全身麻酔下で口蓋形成術を行うことが一般的である。

硬口蓋から軟口蓋（二次口蓋部）を一度に形成する方法

[図4] 両側唇顎口蓋裂の手術後

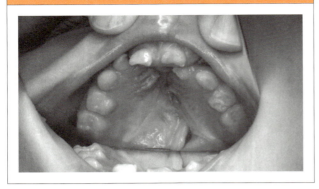

と，軟口蓋と硬口蓋を分けて形成する段階口蓋形成法があり，選択される手術方法は裂溝の程度や医師の方針によって異なる。

　手術の目的は，口と鼻を遮断させ，左右に別れた軟口蓋の筋肉を再建し，正常な鼻咽腔閉鎖機能を獲得し，正常な言語を獲得することである。術式は，粘膜-粘膜骨膜複合弁法（プッシュバック法：push back）が多く行われている。

3）顎裂の手術

　顎裂の手術は，顎裂部に骨欠損があり，永久歯の萌出や咬合形成に影響があると判断されるすべての患児を対象とする。

　犬歯萌出前の9〜12歳頃に，顎裂部分に患児自身の他の部位の骨（腸骨が多い）を移植することで，上顎の歯槽骨の再建を行う。これにより，自分の歯による安定した咬み合わせを獲得することが可能となる。

Ⅱ　口唇口蓋裂の看護ケアとその根拠

1．観察ポイント

1）出生後から手術前の観察ポイント

① 患部の部位・程度の把握
- 口唇裂の場合
  - 口唇裂の大きさや程度により，吸啜力や呼吸への影響が異なるため亀裂の状態の把握が必要である
  - 患部の皮膚の状態（発赤・損傷などの有無）は，術後の創部の回復に影響を与えるため，患部の皮膚の状態も観察する
- 口蓋裂の場合
  - 口腔内の状態（発赤・損傷などの有無）の観察を行う
  - 齲歯や歯肉炎の有無の確認をする
- 顎裂の場合
  - 術野となる上顎骨歯槽部の出血，発赤，腫脹の有無を確認する

② 哺乳状況あるいは食事摂取状況の把握
- 吸啜力（口蓋裂では咀嚼力を含む），嚥下力（疲労度）の程度を観察する
- 哺乳中（口蓋裂では食事中を含む）の呼吸状態（頻呼吸・顔色・チアノーゼなど）を観察する
- 排気の有無と程度，哺乳量（口蓋裂では食事量を含む）・哺乳時間（口蓋裂では食事摂取時間を含む）を把握し，患児に必要なエネルギー量の確保の有無と哺乳時間の延長の有無を確認する
- 嘔吐の有無を観察する
- 鼻腔からの乳汁（口蓋裂では食物を含む）の流出状況を観察する

③ 全身状態の把握
- 患児の機嫌の観察を行うが，言葉で訴えられないことを考慮する
- 体重増加の状態を観察し，必要体重増加量が確保されていることを確認する
- 排尿・排便回数の把握と観察を行い，排泄の状況を確認する
- 皮膚の状態を観察し，発育状態を把握する
- 上気道感染徴候の有無を確認する
- 先天性心疾患，ピエール・ロバン症候群（Pierre Robin syndrome）や四肢の異常などの合併症の確認を行う

④ 滲出性中耳炎の症状の有無（＊口蓋裂の場合）
　伝音性難聴を予防するため，患児が耳を触るなどの行動をとっていないかを確認する。

⑤ 母親（家族）の授乳の手技
- 正しくホッツ床を取り扱えているか確認する
- 口唇・口蓋裂の部位に合わせて乳首の位置を選択できているか確認する

⑥ 家族の心理状態とサポート体制の把握
- 家族の手術についての受容の程度（顎裂は患児を含む）を確認する
- 受診時の家族の反応を確認する

2）手術直前の観察ポイント
①全身状態，特に上気道感染症（口蓋裂では特に中耳炎）の有無の確認を行う
②患部の状態，特に術野となる部位（口蓋裂・顎裂では口腔内）の観察を行う
③家族の手術に対する理解度と心理面に関して把握する

3）手術後の観察ポイント
① 呼吸状態・肺合併症の有無
　口唇裂の手術後は，創部からの分泌物などで鼻閉しやすいことを考慮して，観察する。
　口蓋裂の手術後は，口腔内の違和感や疼痛からうまく嚥下できず，誤嚥しやすくなるため，必要時に吸引を行う。吸引時に創部を損傷しないように気をつける。また，咽頭部の炎症を抑えるため吸入が行われることが多い。効果的に行われるように工夫をする。

② 創部の観察と安静
　口唇裂の手術後，患児は泣くことでしか表現できないため，できるだけ不快感を早期に除去し，創部の安静を図ることが必要である。
　口蓋裂の手術後は，創部が口腔内となるため，意図的に観察し，出血・臭気に気をつける。患児が創部を触らないように抑制筒を使用して肘関節が曲がらないようにするなど，安静が守られていることを確認する。

③ 腹部症状の観察
　全身麻酔からの覚醒状況を把握し，できるだけ早期から水分摂取ができるようにするために，腹部の聴診や嘔気・嘔吐の有無などを観察する。

④ 哺乳状況・食事摂取量および漏出の有無の観察
　体重の増加や排泄状況を観察しながら，必要なエネルギー量が摂取できているか観察する。
　経口摂取時に鼻腔への漏出の程度を把握し，創部の治癒の程度と比較する。

⑤ 排泄状況の把握（＊口蓋裂の場合）
　食事は一定期間流動食となるため，下痢を起こしやすい。排便の回数や便の性状を把握し，対処する必要がある。また，オムツ使用中の場合は，皮膚の状態の観察も重要である。

⑥ 患児のストレスの状態の把握
　患児の機嫌，睡眠，遊びの状況の観察をする。

2．看護の目標

1）出生時から手術前の看護の目標
❶母親（家族）が患児の疾患を受容できるようにするための援助
❷順調な体重増加につながるような育児に関する指導
❸齲歯を予防するための口腔内の清潔管理に関する指導

2）手術後の看護の目標
❶呼吸器合併症の予防
❷創部およびその他の術後の異常の早期発見
❸創部の清潔と安静を保つための家族への指導
❹必要なカロリー摂取のための哺乳や食事への援助と指導
❺皮膚トラブルの予防と指導
❻患児のストレス緩和と制限内での遊びへの援助（＊口蓋裂・顎裂の場合）
❼患児の学習継続への援助（＊顎裂の場合）

3）退院時の看護の目標
❶創部の状態，哺乳状態または食事摂取状態などの観察に関する指導
❷創部の清潔保持と創部の安静・保護の方法や注意点についての指導
❸家族の理解度の把握および今後の経過や治療についての見通しの説明

3．出生時から手術前における看護ケア

① 手術に向けた栄養指導
- 母親（家族）へ授乳時の抱き方や乳首の選択・調整方法などを指導し，必要なカロリー摂取ができるようにする
- ホッツ床や矯正器具の洗浄の方法や保管方法などの指導を行い，正しく取り扱えるようにする

② 感染予防への指導
- 齲歯を発生させないために，正しいブラッシング方法の指導やジュースやキャラメルなど齲歯の発生リスクの高い食べ物を控えるなどの指導を行い，手術や矯正に影響が出ないようにする
- 上気道感染や滲出性中耳炎を起こしやすいことを説明，患児が耳を気にするような仕草などを見かけたらすぐに受診するよう指導し，早急な対応ができるようにする

③ 患児・家族への心理的援助
- 家族が患児の疾患を受容できているのかを把握し、母親が、母親以外の家族の協力を得られる状況であるかを確認する。協力を得られないような場合は、母親が孤立しないように介入する
- 患児が自分の疾患（手術）をどのように受け止めているのかを把握し、患児が治療や手術の必要性を理解して前向きに臨めるように、患児の年齢に合わせた説明をする（＊顎裂の場合）

4．手術後の看護ケア

① 合併症の早期発見のための援助

肺合併症を起こさないように観察を行い、必要時吸引や吸入などの処置を行う。

術後は創部からの分泌物などで、鼻閉しやすいことを考慮して観察する。

② 安静と異常の早期発見のための援助

創部の観察を行い、安静と異常の早期発見に努める。

患児は泣くことでしか表現できないため、できるだけ不快感を早期に除去し創部の安静を図ることが必要である。

また、患児が乳幼児の場合、自分で創部を触らないように抑制筒を使用する際には、確実に装着されているか確認する（＊口唇裂・口蓋裂のみの場合）。

③ 創部の清潔保持のための援助

創部の清潔が保持できるように、白湯やお茶を飲ませる。年長児では含嗽やブラッシングを行い［図5］、清潔保持に努める（＊口蓋裂・顎裂の場合）。

④ 必要カロリー摂取のための援助

必要なカロリーが摂取できているかについて、哺乳状態や経管栄養による注入量、体重の変化、排泄状態などを観察し、常にカロリー計算を行いながら調整する。

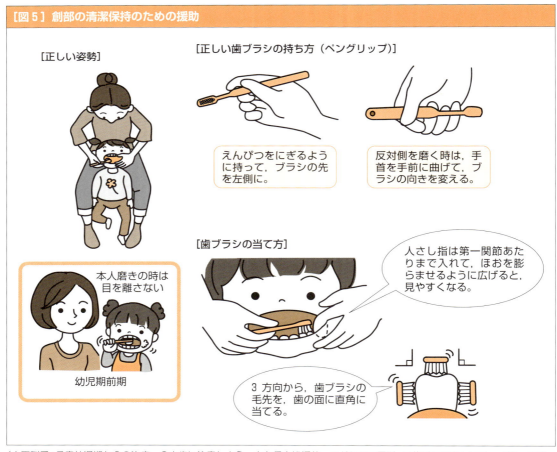

［図5］創部の清潔保持のための援助

（小田訓子：7章幼児期からの治療　2虫歯に注意しよう．大久保文雄編著，こどもの口唇裂・口蓋裂の治療とケア，p70，メディカ出版，2014より）

⑤ 患児のストレス軽減のためのかかわり

　患児のストレスを緩和できるように，乳幼児は手術後早期から抱っこができるように援助・指導する。また，創部の安静・清潔の保持のための経管栄養中に，他者が経口より摂取している場面に遭遇することはストレスを助長するため，遭遇しないように配慮する（＊口蓋裂・顎裂の場合）。

　年長児においても，顔面の腫脹や創痛の痛みで開口できず，意志の疎通が困難となることを理解し，意図的に患児とかかわる（＊顎裂の場合）。

　患児の状況が落ちついてきたら，肘関節を抑制筒で抑制されていても遊べる工夫をすることや，ベッド上で仰臥していてもできる学習方法などの工夫をし，成長・発達に合わせた環境を整える。抑制筒を使用している場合でも，見守れる時間をつくって外し，安全で自由に遊べる環境を準備することが重要である（＊口蓋裂の場合）。

⑥ 家族へのかかわり

　家族の不安には早急に対処し，また，家族の疲労を考慮して休息時間を確保するなどの配慮をする。

5. 退院時の看護ケア

① **創部管理教育**
- 家族が創部の観察ポイントをわかるように指導し，緊急時の対応を指導する
- 創部の管理の方法についての家族（顎裂の場合は患児を含む）の理解度を確認する
- 家族（顎裂の場合は患児を含む）が今後の生活のなかで注意することを理解しているかを確認する

② **栄養摂取に対しての指導**
- 哺乳状況について確認し，必要時，具体的方法について指導する

③ **家族の受け取めについての確認**
- 家族に対して今後の経過や治療についての見通しの説明を行い，家族の反応を確認する

（村木由加里）

《参考文献》
1) 森口隆彦・他編：口唇裂口蓋裂の総合治療．克誠堂出版，1995
2) 高戸毅監：口唇口蓋裂のチーム医療．金原出版，2005
3) 鈴木宏志・他編：標準小児外科学．第3版，医学書院，1998
4) 桑野タイ子・他編：新看護観察のキーポイントシリーズ，小児Ⅱ．中央法規，2011

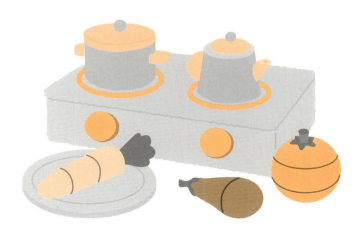

4. 呼吸器系疾患・感染症

6 肺炎

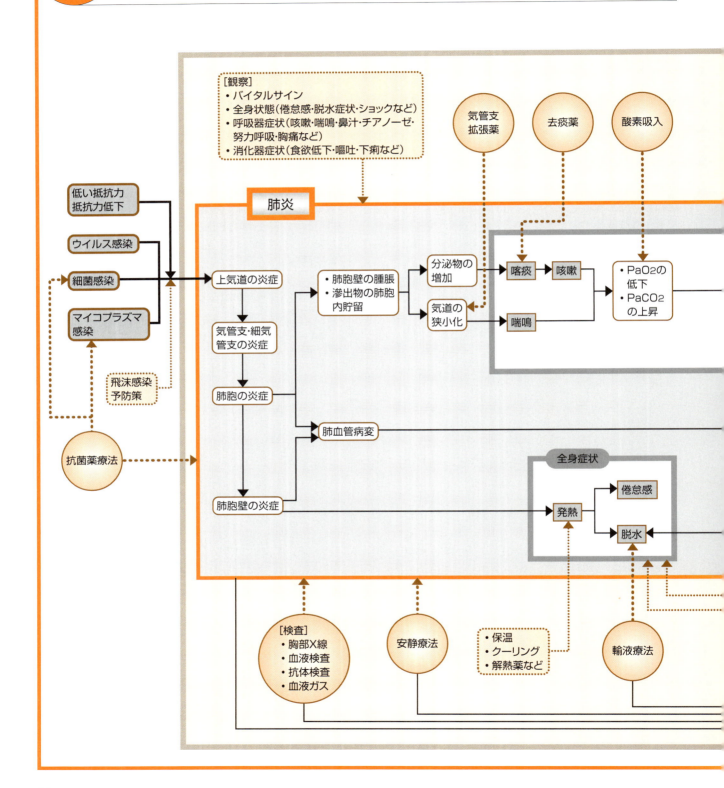

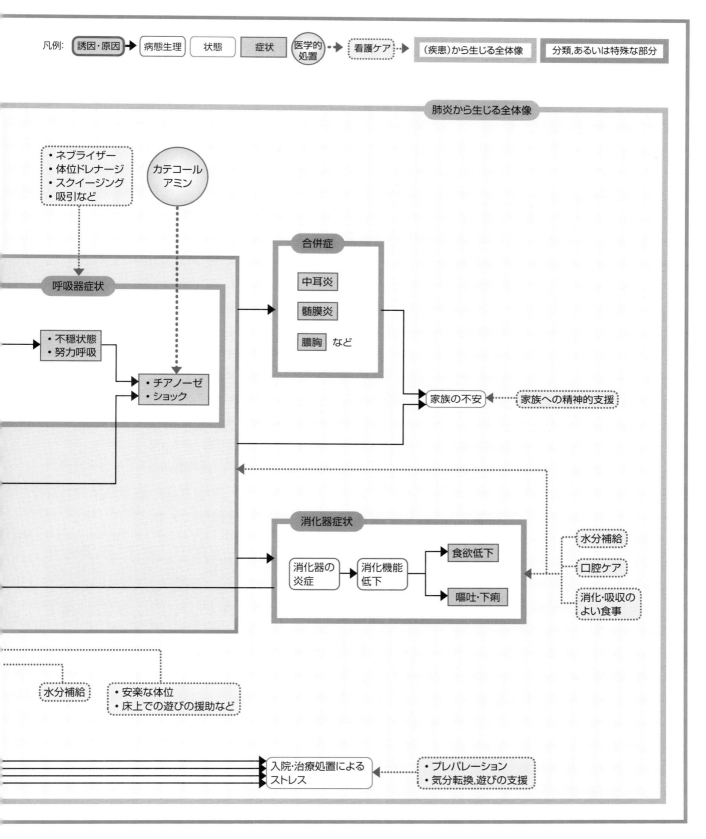

4．呼吸器系疾患・感染症

6 肺炎

I　肺炎の基礎知識

1．定義と概要

　肺炎は，肺実質の炎症と定義される[1]。

　小児呼吸器感染症診療ガイドライン 2011 によれば，「発熱，鼻汁，咽頭痛，咳嗽などの急性呼吸器感染症状を伴い，胸部 X 線像や CT などの画像検査において肺に急性に新たな浸潤影が認められるものを肺炎という」[2]とされている。

　肺炎は小児各期において発症するが，肺炎の原因病原体は，小児の年齢ごとに特徴がある［表1］。

　年齢別に病原微生物が占める割合は，3歳以下では細菌性肺炎の頻度は高いものの，［ウイルス性＞細菌性＞肺炎マイコプラズマ性］であり，4～6歳では［細菌性＞ウイルス性≧肺炎マイコプラズマ性］，7歳以上では［肺炎マイコプラズマ性＞ウイルス性≒細菌性］とされている[3]。

2．病態生理

1）メカニズム

　病原体が肺実質表面に付着し上皮細胞を破壊し，肺実質に侵入することで感染が成立する。病原体は細菌（マイコプラズマを含む），またはウイルスである場合がほとんどである。感染を受けた部位には，局所の防御反応として炎症反応がみられる。また，肺の血流循環の障害，細気管支壁の異常収縮，分泌異常，線毛運動障害などにより，肺の本来の機能である正常なガス交換が妨げられる[1]。

2）分類

　肺炎の分類は起炎微生物による病因分類（細菌性・ウイルス性・肺炎マイコプラズマ性など）と，大葉性肺炎・区域性肺炎などの形態発生的分類がある[4]。

3．症状

　高熱，多呼吸，努力呼吸（陥没呼吸，鼻翼呼吸，肩呼吸，呻吟），喘鳴，湿性咳嗽，不機嫌，食欲低下などの臨床症状がみられる。

　乳幼児の場合は喀痰の自力排出が困難であり，分泌物による気道の狭窄や閉塞が起こりやすい。

[表1] 小児肺炎の原因微生物の年齢分布

微生物の種類 \ 年齢	出生直後から生後 20 日頃	生後 3 週～3 カ月頃	生後 4 カ月～4 歳頃	5～15 歳頃
細菌	・B 群連鎖球菌 ・グラム陰性腸内細菌 ・リステリア菌	・トラコーマ・クラミジア ・肺炎球菌 ・百日咳菌 ・黄色ブドウ球菌	・肺炎球菌 ・インフルエンザ菌 ・結核菌	・肺炎クラミジア ・肺炎球菌 ・結核菌
ウイルス	・サイトメガロウイルス	・RS ウイルス ・パラインフルエンザウイルス 3 型	・RS ウイルス ・パラインフルエンザウイルス 3 型 ・インフルエンザウイルス ・アデノウイルス ・ライノウイルス	
マイコプラズマ			・肺炎マイコプラズマ	・肺炎マイコプラズマ

4. 検査・診断

1) 検査

① 胸部X線撮影

胸部X線所見では、さまざまな浸潤陰影がみられる。

② 血液検査

血液検査所見では、肺の炎症を反映するCRP・LDHの上昇、血沈亢進が認められる。細菌性肺炎での末梢血の白血球数は著明に増加し、核の左方移動を伴う。肺実質の障害により肺胞気の拡散障害があると、低酸素血症を生じる。

③ 原因菌を同定するための検査

喀痰培養・鼻咽頭培養・血液培養・胸水培養などによる原因菌の同定検査が行われる。

2) 診断

肺炎の診断は症状と身体所見によって、気道のどの部分に病変があるのかを推定して行われる［図1］。

また、小児の肺炎の身体所見・検査所見による重症度判定では、全身状態、チアノーゼの有無、呼吸数、努力呼吸の有無、胸部X線像の陰影、胸水の有無、酸素飽和度（SpO_2）、循環不全の有無、人工呼吸管理の必要性をもとに、総合的に判断される[5]。

5. 治療

通常、初期治療の段階では肺炎の原因である病原体を特定できないが、患児の年齢や流行などを考慮し、抗菌薬による治療が行われる。

乳幼児でクラミジア肺炎が疑われる場合や、学童期の小児でマイコプラズマ肺炎が疑われる場合はマクロライド系抗菌薬が使用される。テトラサイクリン系抗菌薬はマイコプラズマ肺炎に有効であるが、副作用として歯牙の黄変があるため、他剤が無効の場合に限り使用される。

抗菌薬による治療が奏功すると通常2日以内に解熱傾向がみられるが、初期治療で十分な効果が得られない場合、抗菌薬の種類が変更される。抗菌薬療法以外の治療としては、酸素療法、体位ドレナージ、気管支拡張薬や鎮咳去痰薬の与薬（内服・吸入・貼付）、補液、人工換気療法などが行われる。

6. 主な合併症

肺炎の主な合併症は、中耳炎、副鼻腔炎、髄膜炎、敗血症、無気肺である。

マイコプラズマ肺炎では、心筋炎、心膜炎、胸膜炎（胸水貯留）などを合併することもある。

II 肺炎の看護ケアとその根拠

1. 観察ポイント

1) 急性期の観察ポイント

急性期には、主に発熱と呼吸器症状が急激に出現し、悪化することが多い。

① 発熱

発熱については、熱型を観察するとともに、悪寒戦慄、全身倦怠感、頭痛などの随伴症状を観察する。

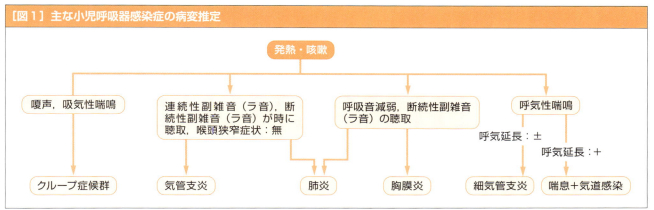

[図1] 主な小児呼吸器感染症の病変推定

（小児呼吸器感染症診療ガイドライン作成委員会：小児呼吸器感染症診療ガイドライン2011．p29，協和企画，2011より）

② 呼吸状態

呼吸状態では，呼吸の数・深さ・リズム，咳嗽・喘鳴などの症状の有無，陥没呼吸・肩呼吸・鼻翼呼吸などの努力呼吸の有無，顔色・口唇のチアノーゼの有無を観察し，酸素飽和度（SpO_2）を確認する。

また，胸部聴診により呼吸器の減弱や副雑音（ラ音）の有無と種類，聴取される部位を確認する。喀痰の性状や量も観察する。

③ 全身状態

急性期には，さまざまな全身症状もあらわれる。小児は予備力が少ないため，脱水や呼吸困難，消化器症状などの症状が起きやすい。

年少児は自ら症状を訴えることが難しいことから，乳児では機嫌・啼泣の強さ・哺乳力，幼児では機嫌・活気・食欲などを観察する。その他，下痢・嘔吐などの消化器症状，脱水症状，発熱時のけいれんの有無についても観察する。

2）回復期の観察ポイント
① 回復経過と再燃徴候の確認

急性期症状が消失しても，完全に回復するまでは呼吸音や咳嗽・喀痰の状態などを観察して回復経過を確認するとともに，再燃の徴候の有無を確認する。

② 中耳炎，髄膜炎，胸膜炎などの合併症の症状観察

合併症の徴候についても，中耳炎の症状である耳痛・耳漏の有無，髄膜炎症状である発熱のほか，頭痛・嘔吐などの髄膜刺激症状の有無，胸膜炎については発熱・胸痛・咳嗽・呼吸状態の悪化などの有無を観察する。

2．看護の目標

❶非効果的気道浄化およびガス交換障害に関連した呼吸障害の改善
❷発熱・咳嗽などの身体症状による苦痛の緩和
❸症状，治療・処置などにより混乱する日常生活の調整
❹突然の発病・入院に動揺する子どもと家族への援助
❺二次感染・合併症の予防

3．非効果的気道浄化およびガス交換障害に関連した呼吸障害の改善

1）気道内分泌物の除去

肺炎の急性期には，気道の炎症性変化により，気道内分泌物の増加や粘膜の腫脹が生じる。小児では分泌物の効果的な喀出が困難な場合があるため，気道内に貯留した分泌物が気道内の空気の流れを妨げることになる。

そこで，気道内に貯留した分泌物を除去するため，ネブライザーによる吸入や，状態によっては体位ドレナージ，スクイージング，バイブレーションなどの体位排痰法によって痰の喀出を促す。

また，気道内に貯留した分泌物の粘稠度を下げて喀出を促すため，室内を加湿し，含嗽や水分摂取を促して気道の湿潤を保つ。

幼児期以降の小児には咳をさせて自力排痰を促し，自力排痰が困難な年少児には，必要に応じて口腔や鼻腔の吸引を行う。吸引は苦痛の大きい処置なので，実施する際は患児と家族に事前に説明を行い，タイミングを考慮した上で最小限の抑制で行うようにする。

2）呼吸困難時の体位の確保

呼吸困難のある場合，肩枕や安楽枕を利用したりギャッチアップすることで上半身を挙上し，呼吸しやすい体位をとらせる［図2］。衣服は呼吸運動を抑制しないようにゆるめ，衣類や寝具は軽いものを選ぶ。横隔膜運動を妨げないようにするために，飲食は一回量を少量にすることで，腹部膨満を起こさせないように注意する。

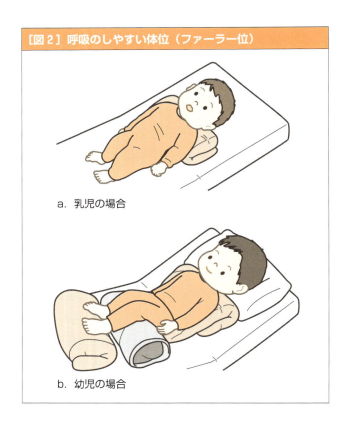

[図2] 呼吸のしやすい体位（ファーラー位）

a. 乳児の場合

b. 幼児の場合

また，パルスオキシメーターで酸素飽和度（SpO_2）をモニタリングし，必要時に酸素療法を行う。

乳幼児は症状を言葉により表現することが困難なため，泣くことで苦しさなどを訴える場合があるが，泣くことにより呼吸状態はますます悪化する。発熱や呼吸器症状のあるときは，体力の消耗を最小限にし，苦痛を増強させないためにも安静臥床を保ち，患児が泣かないですむように症状および苦痛を緩和する必要がある。

呼吸障害のある児にとって，精神的安静が保たれないことは呼吸状態を悪化させる要因となるため，不安の軽減にも努める必要がある。

4．発熱・咳嗽などの身体症状による苦痛の緩和

急性症状の強い時期には，生命の安全や合併症予防が最優先とされる。呼吸困難を伴うような重篤な状態では，注意深い観察を継続的に行う必要がある。

発熱時には，静かな環境を整えて心身の安静を保てるようにする。また，発熱に伴って全身の倦怠感が生じるため，安楽な体位をとれるように工夫する。室温と湿度，寝衣や寝具を調整し，患児が嫌がらなければ，必要に応じて冷罨法を用いる。体温上昇時には悪寒を伴うため保温する。

解熱薬は，患児の発達や病状に応じて薬の種類（坐薬・内服薬など）を選択し，医師の指示により使用する。年長児では，患児と相談して種類を選択することが望ましい。解熱薬の使用後は30分〜1時間後に体温を測定し，薬の効果を確認する。

さまざまな急性期症状に随伴する息苦しさ・体熱感・倦怠感・腹痛などの身体的苦痛は，患児の体力を消耗し，食事・睡眠・遊びなど小児にとって重要な日常生活に支障をおよぼす。

5．症状，治療・処置などにより混乱する日常生活の調整

1）発病の前の生活習慣や患児の発達段階に合わせた生活援助

肺炎の急性期にはさまざまな症状に加えて，治療処置や入院による制約のために活動が制限されたり，日常生活行動の自立度が低下することが多い。急性期には安静保持が優先されるため，一時的に依存度が高まったり，生活動作を普段とは違う形で行うことが強いられる。

このような変化は小児の生活習慣獲得の過程に混乱をきたす可能性が少なくないことから，可能なかぎり，発病の前の生活習慣や患児の発達段階に合わせた生活援助を行う必要がある。

2）急性期における食事の援助

発熱や呼吸困難などの急性期症状は，食欲を低下させ，哺乳や経口摂取を困難にさせることがある。このような場合には，無理に食事摂取を強いることはせず，患児の好むものを少量ずつ与える。

発熱や呼吸数・分泌物の増加により水分喪失が増えることから，脱水を予防するためにも水分摂取を促すことが望ましい。

ただし，経口摂取が困難な場合には，輸液により水分補給や電解質補正が行われる。

咳嗽により嘔吐（咳あげ）【図3】が誘発される場合もあることから，経口摂取をすすめるときは少量ずつゆっくり食べるように援助し，吐物による窒息に注意する。

3）急性期における清潔保持の援助

発熱・呼吸困難がある場合は，発汗が多いのに入浴できないので，清拭により身体の清潔を保つ【図4】。発汗が多い場合や吸入を持続的にしている場合は，頻回に寝衣の交換を行う。

オムツを使用している患児や下痢をしている場合には，殿部浴や陰部洗浄も合わせて行う。口腔内の清潔を保つため，含嗽のできる患児には含嗽を促し，できない場合は湿らせた綿棒やガーゼを使って口腔内を拭く。

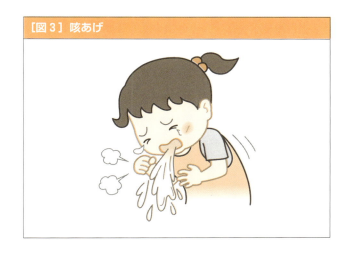

[図3] 咳あげ

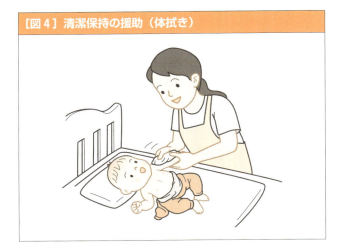

[図4] 清潔保持の援助（体拭き）

4）急性期における睡眠・休息の援助

咳嗽や倦怠感により睡眠が障害される場合は，環境調整やケア時間の調整を行って患児が休息をとれるように配慮する。

5）安静保持のための援助

小児は自覚症状が軽減すると，すぐに安静保持が難しくなる。しかし，一時的に症状が改善しても，活動負荷により再度症状が悪化する可能性があることから，安静にできるような遊びを工夫する。

6．突然の発病・入院に動揺する子どもと家族への援助

生活経験が乏しく，認知能力が発達途上にある小児にとって，突然の入院は，未知の経験であるとともに，自分のおかれている状況や入院の必要性などを理解することが難しいことから，不安や精神的混乱が大きい。患児の発する不安や精神的混乱による情緒反応や身体症状などを注意深く観察する必要がある。

患児が初めて経験すること（特に身体的侵襲を伴う治療処置）の前には，プレパレーションを実施したり，療養環境を入院前の状況に近づける工夫をすることなどにより，患児の入院適応を促す援助が重要である。

また，わが子が入院することは，母親をはじめとする家族にとっても一大事であり，精神的動揺は大きい。子どもの病状や治療方針，それに伴う苦痛や環境の変化などに不安を感じたり，子どもが発病し入院したことについて罪責感を抱く場合がある。このような精神状態にある家族が，安心して看病できるように支援する必要がある。

子どもが入院することで，家族の生活パターンや役割は変化する。母親が子どもの入院に付き添うことで，父親は家事や残された子どもの世話を一人で任される場合もある。母親が病院で付き添いをしている間，きょうだいは一時的に親戚宅などで生活することになる場合もある。入院している患児の闘病生活を支える家族が，退院まで安定した状態で患児を支えられるように，家族全体の状況にも配慮する必要がある。

7．二次感染・合併症の予防

急性期症状がおさまると，子どもは活気を取り戻して安静を保持することが難しくなる。家族も活気を取り戻したわが子の様子に安心し，気持ちが緩むことが多い。しかし，病状は完全に回復したわけではなく，免疫力も低下していることから，二次感染や合併症に対する注意が必要である。

二次感染や合併症の徴候を観察するとともに，安静を保持し，身体の清潔を保ったり，栄養状態を改善することにより二次感染や合併症の予防に努める。

（柴邦代）

《引用文献》
1）本間哲：肺炎．鈴木葉子・他編，北村聖総編，臨床病態学，小児編．p178，ヌーヴェルヒロカワ，2012
2）小児呼吸器感染症診療ガイドライン作成委員会：小児呼吸器感染症診療ガイドライン2011．p29，協和企画，2011
3）前掲2），p32
4）奈良間美保・他：系統看護学講座 専門分野Ⅱ，小児臨床看護各論，第13版．p179，医学書院，2015
5）前掲2），p36

《参考文献》
1）小児呼吸器感染症診療ガイドライン作成委員会：小児呼吸器感染症診療ガイドライン2011．pp29-49，協和企画，2011
2）鈴木葉子，本間哲編，北村聖総編：臨床病態学，小児編．pp178-181，ヌーヴェルヒロカワ，2012
3）鴨下重彦，柳澤正義監：こどもの病気の地図帳．pp64-65，講談社，2002
4）鈴木惠子：呼吸器疾患をもつ子どもの観察．桑野タイ子・本間明子編，新看護観察のキーポイントシリーズ 小児Ⅱ．pp46-78，中央法規出版，2011
5）奈良間美保・他：系統看護学講座 専門分野Ⅱ，小児臨床看護各論，第12版．pp179-181，医学書院，2011
6）中野綾美編：ナーシンググラフィカ小児看護学② 小児看護技術，第2版．メディカ出版，2013
7）五十嵐隆編：小児科診療ガイドライン―最新の診療指針，第2版．p52，総合医学社，2011

NOTE

4．呼吸器系疾患・感染症

7 麻疹

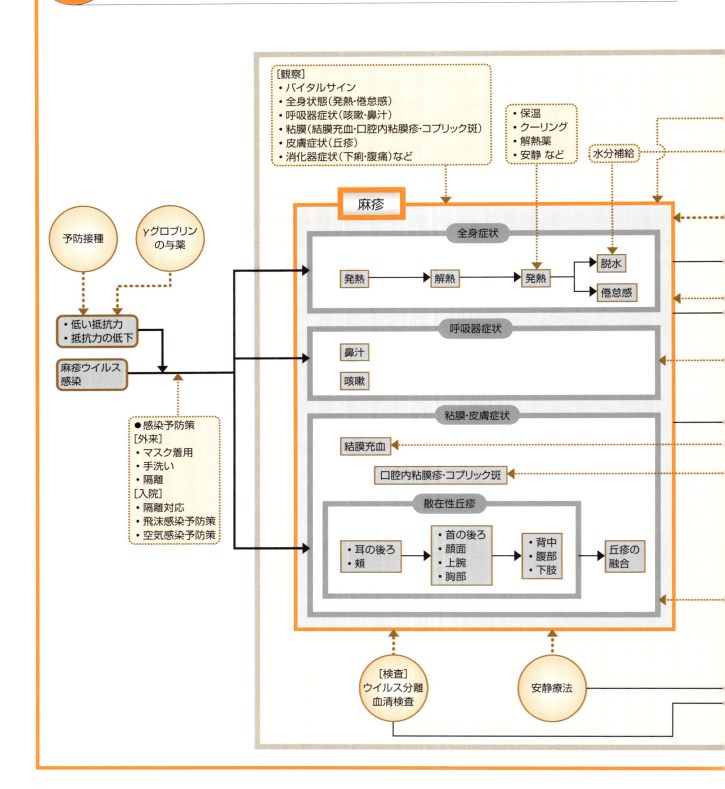

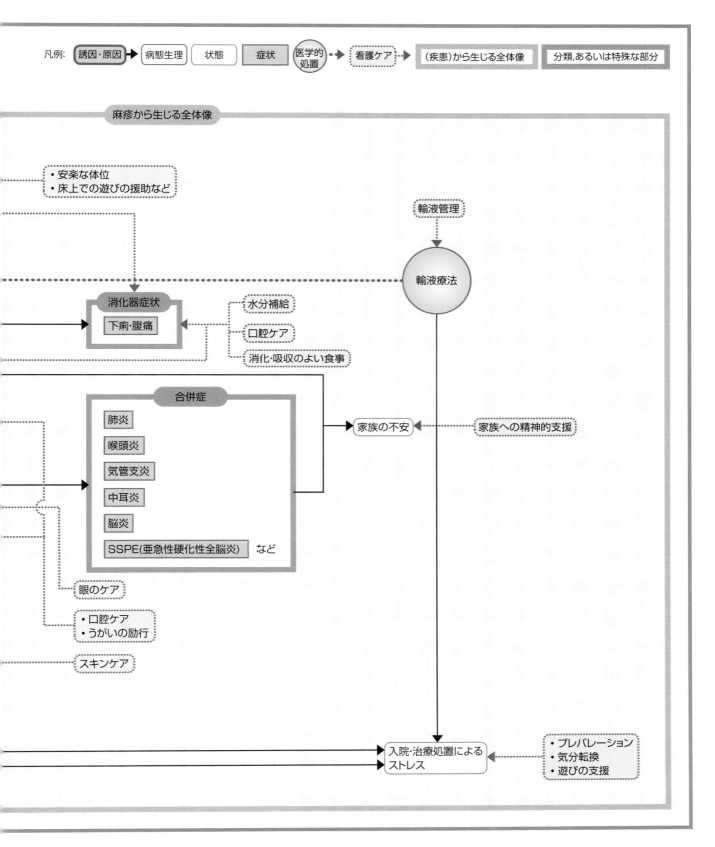

4．呼吸器系疾患・感染症

7 麻疹

I　麻疹の基礎知識

1．定義と概要

麻疹（measles）は，パラミクソウイルス科に属する麻疹ウイルスの感染による疾患である[1]。一般には「はしか」とよばれており，感染力が極めて強い。

生後6カ月未満の早期乳児は通常母親からの移行抗体で防御されていると考えられている。しかし，母親が抗体をもたない場合は発症を予防できず，また，抗体価を有していてもその値が十分ではない場合も発症を防止できないことがある[2]。

2．病態生理

気道や鼻腔の粘膜上皮にウイルスが付着して感染を起こした後にリンパ節で増殖し，全身の網内系リンパ組織に広がる。病原体との接触後10～12日の潜伏期間を経て，上気道炎症状と結膜炎症状で発症する。

麻疹の感染経路は，空気感染・飛沫感染・接触感染などさまざまである。また，麻疹の非定型例には，重症出血性麻疹，内向性麻疹，軽症の修飾麻疹などがある[3]。

3．症状

典型例では，カタル期・発疹期・回復期の経過をとる［図1］。

1）カタル期

発症初期のカタル症状を示す時期（前駆期ともいわれる）である。

カタル期は38℃以上の発熱が2～4日間続き，それと並行して鼻汁・咳などの上気道炎症状や眼脂などの結膜症状を伴う。発熱は一度解熱するが，再び上昇して数日間持続する。カタル期の発疹出現より1～2日前（いったん解熱する時期）に頬粘膜の臼歯があたる部分に，赤いふちどりに囲まれた約1mmの白色の斑点（コプリック斑）［図2］が見られる。これを見つけることは，診断に際して極めて重要である。

コプリック斑に続いて発疹が広がり，その他，下痢や腹痛などの消化器症状を伴うことも多い。

2）発疹期

半日程度の解熱後，再発熱とともに，麻疹特有な発疹が耳後部・頸部から出現する時期である［図3］。発疹はその後，顔面・体幹・四肢へと広がり，3～4日で全身に及ぶが，当初の小斑状丘疹は次第に大きくなり融合する。この間，39℃前後の発熱が持続し，また，強い咳嗽や倦怠感，脱水を伴うことが多い。

3）回復期

回復期では，全身に及んだ皮疹は出現した順に消退し，褐色の色素沈着を残す。発熱や咳嗽などの症状は発疹期を過ぎるとほぼ消失する。

4．検査・診断

多くの場合，特有の臨床症状と周辺の流行状況で診断が可能である。周囲の流行が確認できない場合には，確定診断のために病原体診断（ウイルス検出や抗体検査）が実施される。

① ウイルス分離

ウイルス分離はウイルス感染症診断のもっとも基本的な方法であり，咽頭ぬぐい液，末梢血，結膜ぬぐい液，尿などから分離が可能である。

② 血清検査

急性期の血清を用いた酵素抗体（EIA）法による麻疹特異的IgM抗体の検出は，診断に有効とされている。また，急性期と回復期（発疹2～4週）のペア血清を用いた抗体価の同時測定も有効な方法の1つである。これらは，4倍以上の上昇が認められる場合に有意と判断される。

血清学的診断のための検査としては，このほかに赤血球凝集抑制（HI）試験，中和（NT）試験，受身赤血球凝集（PHA）試験，補体結合（CF）試験などがある。

[図1] 麻疹の主要症状の経過

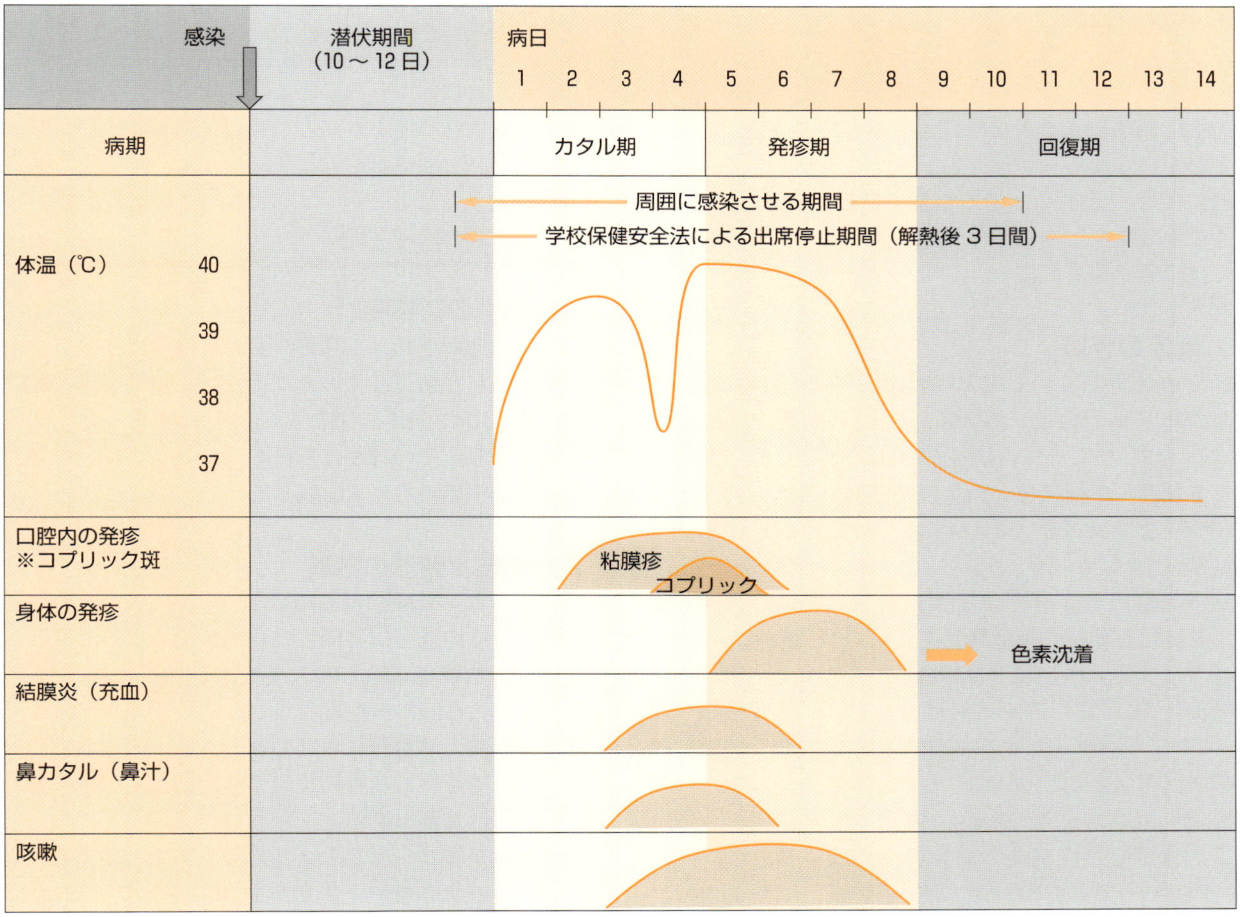

	感染	潜伏期間 （10〜12日）	病日													
			1	2	3	4	5	6	7	8	9	10	11	12	13	14
病期			カタル期				発疹期				回復期					

周囲に感染させる期間
学校保健安全法による出席停止期間（解熱後3日間）

- 体温（℃）：40／39／38／37
- 口腔内の発疹 ※コプリック斑：粘膜疹、コプリック
- 身体の発疹：→ 色素沈着
- 結膜炎（充血）
- 鼻カタル（鼻汁）
- 咳嗽

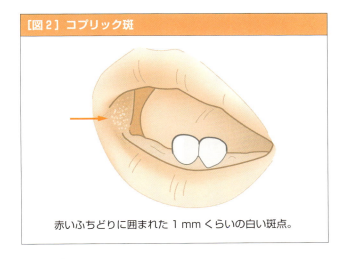

[図2] コプリック斑

赤いふちどりに囲まれた1mmくらいの白い斑点。

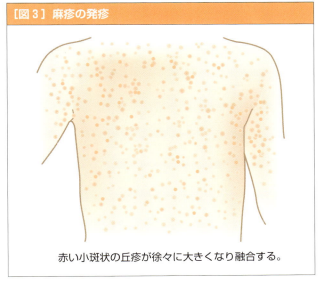

[図3] 麻疹の発疹

赤い小斑状の丘疹が徐々に大きくなり融合する。

5．治療および予防

1）対症的治療
　麻疹に対する特異的な療法はないため，対症療法を行う。通常の経過の麻疹では，発熱がみられる間は安静臥床の上，発熱やカタル症状に対して解熱薬や鎮咳去痰薬などが用いられる。
　経口摂取が低下している場合は経静脈輸液が行われ，肺炎や中耳炎などの細菌感染症の合併が考えられる場合には抗菌薬が使われる。

2）麻疹の予防
　麻疹の予防では，1歳児（第1期）と小学校入学前1年間の幼児期（第2期）の2回，麻疹・風疹混合（measles-rubella：MR）ワクチンの接種が行われる。なお，2008年から5年間，1回接種者の免疫強化の目的で，中学1年（第3期）と高校3年（第4期）時での接種が期間限定で実施された。
　麻疹未罹患者が麻疹患者と接触した場合，発症の阻止，軽症化を期待して麻疹ワクチンの緊急接種，あるいはγグロブリンの与薬が行われる場合がある。麻疹患者と接触後72時間以内であれば麻疹ワクチンが接種される（ただし，家族内や施設内感染で麻疹患者が発生した場合，発疹出現時点には感染後すでに3～5日を経過している場合があるため，予防できないことがある）。
　重症化の危険性が高い対象者（母親が未罹患で移行免疫抗体が期待できないなどの乳児，妊婦，免疫不全者など）には，麻疹患者接触後6日以内であれば，γグロブリン（15～50 mg/kg）の与薬が行われる。

6．合併症

　麻疹の合併症としては，麻疹罹患による免疫力の低下に伴い，中耳炎，喉頭炎，肺炎などの感染症がある。特に肺炎・脳炎を合併した場合は重篤化しやすい。肺炎はもっとも多い合併症で，麻疹ウイルス自体によるものと二次性細菌感染によるものがある。喉頭炎・気管支炎・中耳炎なども頻度が高い。
　まれな合併症として，麻疹罹患後数年（平均7～8年）経って発症する，亜急性硬化性全脳炎（subacute sclerosign panencephalitis：SSPE）がある。

II　麻疹の看護ケアとその根拠

　麻疹は比較的なじみのある疾患であり，入院治療を行うことはまれであるが，本書では入院治療を行う場合の看護について述べる。

1．観察ポイント

1）麻疹の初期症状
　麻疹の初期症状は，発熱・鼻汁・咳嗽のように他の呼吸器感染症と類似していることから，麻疹特有の症状であり診断につながる口腔内の発疹（コプリック斑）の有無を観察する。そのほかに，眼の症状として眼脂や結膜炎による羞明感の有無を確認する。

2）発熱・発疹の観察
　麻疹では，発症のはじめに38～39℃の発熱が2～4日続き，その後，口腔内には皮膚の発疹より1～2日先行して，粘膜疹（軟口蓋に皮膚の発疹に似た斑点）が出現するので，こちらの観察も行う。
　半日程度の解熱後に再発熱とともに，麻疹特有のコプリック斑や身体の発疹が出現するため，熱の推移を観察することは重要である。
　身体の発疹は，はじめは耳の後ろや頬のあたりに点状ないし小豆大の独立した鮮紅色の丘疹として出現する。その後，急速に，首の後ろや顔面，上腕，胸部にも出現し，続いて背中，腹部，下肢へと広がるにつれて，融合して網目状になり，色調も暗赤色へと変化していく。このような発疹の経過を念頭に，発疹の色調や部位，形状を観察する。

3）随伴症状の観察
　発熱やカタル症状と同時に，消化管粘膜にも炎症を起こすことがあり，消化器症状として嘔吐や下痢の有無を確認する。発熱や消化器の炎症により食欲低下が起こる場合があり，経口摂取量が減少すると脱水のリスクも高まる。食事摂取量や水分出納バランスに注意し，脱水症状の有無についても観察する。

4）合併症症状の観察
　中耳炎では耳痛や耳漏の有無，咽頭炎では咽頭痛の有無を観察する。

脳炎の発生は，麻疹そのものの重症度と関係なく，発疹の出現後2〜6日に発症し，発生頻度は1,000人に1人程度とされている[4]。高熱のほかに，頭痛・嘔吐・意識障害・けいれんの有無などを観察する。髄膜炎を疑う場合，項部硬直の有無も併せて確認する。

　肺炎は，麻疹ウイルスによるものとその他の病原体の二次感染によるものがある。肺炎症状である発熱や咳嗽は麻疹そのものの症状でもあるが，その重症化傾向に注意して呼吸状態（呼吸数・リズム・深さ）の異常や呼吸困難の有無の観察を丹念に行う。脳炎と肺炎は，生命にかかわる合併症として，特に注意深い観察が必要である。

2．看護の目標

❶症状の観察と苦痛の緩和
❷隔離による活動制限に伴う苦痛の緩和および気分転換
❸感染防止
❹合併症の予防
❺家族への支援

3．苦痛の緩和と生活援助

1）症状による苦痛の緩和

① 患児の身体的苦痛の緩和

　麻疹の急性期にはカタル症状や発熱などに随伴する息苦しさ・体熱感・倦怠感などの身体的苦痛が大きい。これらの苦痛は患児の体力を消耗し，食事・睡眠・遊びなどの患児にとって重要な日常生活にも支障を及ぼす。そこで，体力の消耗を最小限にするために，患児の安静臥床を保ち，心身の安静を図る。

　具体的には，[図4]に示すように，発熱や鼻汁，鼻閉，咳嗽などの症状を緩和する対症看護を行い，患児の身体的症状の緩和に努める。患児の安楽（体位の工夫，臥床してできる遊びの援助）を図り，快適な環境（室温・湿度，寝衣や寝具）を整える。乳幼児は苦痛を言葉により表現することが困難なため，泣くことで苦しさや不安などを訴える場合がある。そして，泣くことにより鼻汁・咳嗽などのカタル症状に伴う苦痛はますます増強することから，患児が泣かないですむためにも，身体的苦痛の緩和が重要となる。

② 患児への服薬支援

　解熱薬は，患児の発達や病状に応じて薬の種類（坐薬・内服薬など）を選択し，医師の指示により使用する。年長児では，患児と相談して剤形，種類を選択すること

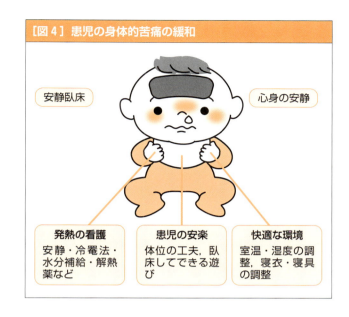

[図4] 患児の身体的苦痛の緩和

が望ましい。解熱薬の使用後は，30分〜1時間後に体温を測定し，薬の効果を確認する。

2）食事や水分摂取への援助

　発熱や咳嗽などの急性期症状は，食欲を低下させ，哺乳や経口摂取を困難にさせることがある。このような場合には，無理に食事摂取を強いることはせず，患児の好むものを少量ずつ与える。発熱や呼吸数・分泌物の増加により水分喪失が増えることから，脱水を予防するためにも水分摂取を促すことが望ましい。ただし，経口摂取が困難な場合には，輸液により水分補給や電解質補正が行われる。

　咳嗽により嘔吐（咳あげ）が誘発される場合もあることから，摂取をすすめるときは少量ずつゆっくり食べるように援助し，吐物による窒息に注意する。

3）清潔への援助

　発熱・発疹のある状態では，発汗が多い上に皮膚が傷つきやすくなっていることから，清拭により身体の清潔を保つ。また，清拭時は摩擦により皮膚を傷つけることのないように，柔らかい布でやさしく押さえるようにして拭く。

　カタル期には眼脂が多く，鼻汁などによって顔面が汚染することが多いので，こまめに拭き取り清潔を保つ。

　オムツを使用していたり，下痢をしている患児では，殿部浴や陰部洗浄もあわせて行う。

　発汗が多い場合は頻回に寝衣の交換を行う。

また，麻疹の発疹は口腔内にも生じることから，口腔内の清潔を保つため，含嗽のできる患児には含嗽を促し，できない場合は湿らせた綿棒やガーゼを使って口腔内を拭く。

4．感染の拡大防止

感染症に罹患した患児の看護では，感染予防策の実施が重要となる。感染予防策としては，すべての患者に適用されるスタンダードプリコーション（標準予防策）に加え，感染児のもつ病原体ごとの感染経路に対応した予防策を実施することになる。

① 感染予防策実施時期

感染予防策の必要な時期を判断する上では，潜伏期間や患児自身が感染源になりうる期間を考慮することが重要である。

麻疹の場合，潜伏期間は10～12日，発症した人が周囲に感染させる期間は，発熱や咳嗽などの症状が出現する1日前（発疹出現の3～5日前）から発疹出現後4～5日目くらいまでとされており，学校保健安全法に基づく麻疹の出席停止期間は「解熱した後3日を経過するまで」[5]とされている [図1 参照]。

② 個室隔離の実施

麻疹の場合，接触感染や飛沫感染だけでなく，空気感染に対する感染予防策も必要であることから，麻疹を発症している，あるいは，疑われる小児は，個室隔離とされる。

隔離用の病室は，陰圧で室内の空気が清浄化される設備を整えていることが望ましく，医療者や付き添う家族など患児と接触する者はマスク・ガウンを着用する。

患児に使用したリネンやタオル類を病室から持ち出す際にはビニール袋に入れて封をし，麻疹ウイルスによる汚染物として取り扱う。

③ 個室隔離中の患児への援助

個室隔離にあたり，患児には隔離が必要な理由や隔離解除の見通し，隔離中に守って欲しいことなどについて理解力に合った説明を行い，患児の不安や孤独感の軽減に努める。また，家族にも十分な説明を行い，患児の孤独感や疎外感の緩和に協力してもらうとともに，家族自身の不安や疎外感にも配慮する必要がある。隔離中であっても遊びや学習ができる環境を保障する [表1]。

[表1] 個室隔離中の患児への援助

患児への援助	具体例
患児への説明	● 隔離が必要な理由 例：「びょうきがみんなにうつらないように，おねつがさがるまで，おへやのなかにいようね」 ● 隔離解除の見通し 例：「おねつがさがって，バイキンが○○ちゃんのからだからでなくなったら，せんせいがおへやからでてもいいよっていうからね」 ● 隔離中に守ってほしいこと 例：「ないしょでおへやからでないでね」
患児の不安や孤独感の軽減	● 家族による付き添い ● 家族による患児の孤独感・疎外感軽減への協力 ● 看護者や保育士による頻繁な訪室 ● 遊びや学習の支援
家族への感染予防策の指導	● マスク・ガウンの着用 ● 手洗いの励行 ● 患児に使用したタオル・寝具などを病室外に持ち出す方法

5．隔離による活動制限に伴う苦痛の緩和

隔離状態での入院では，外部との交流が遮断されることで，患児は通常の入院初期以上の不安を経験する。面会や付き添いによって，可能な限り家族には患児のそばにいてもらい，患児が少しでも安心して過ごせるように環境を調整する。家族がそばにいられない場合は，看護師や保育士がそばに付き添ったり，頻繁に訪室して，患児の不安軽減に努める。

入院生活や治療処置だけでなく，隔離された状態は患児がこれまで経験したことのないもので，活動制限だけでなく，情報の遮断，家族などの親しい人との別離などを伴っていることから，患児にとって受け入れがたい苦痛である。

活動制限によるストレスを軽減するために，ディストラクションを通して患児の精神的苦痛の緩和に努めることが必要である。入院中であっても患児には遊びや学習が保障される必要がある。他児との接触制限や活動制限により遊びや学習についても制約が生じる可能性があるため，隔離された環境のなかでも遊んだり学習したりできるような支援を行うことで，患児の回復への意欲やエネルギーを引き出すことが重要である。

6. 合併症の予防

急性期症状が治まると，患児は活気を取り戻して安静を保持することが難しくなる。家族も活気を取り戻したわが子の様子に安心し，気持ちが緩むことが多い。しかし，免疫力や体力は低下していることから，二次感染や合併症に対する注意が必要である。

二次感染や合併症の徴候を観察するとともに，安静を保持し，身体の清潔を保ったり，栄養状態を改善することにより二次感染や合併症の予防に努める。

患児や家族には，二次感染や合併症の危険性，予防するために留意すべき点について理解できるように説明し，一日も早く退院し，入院前の生活に戻るためにとるべき行動を確認する。

7. 家族への支援

① 家族への精神的支援

麻疹は比較的なじみのある疾患であり，入院治療を行うことはまれであることから，わが子が麻疹の重症化により入院治療となり，隔離を必要とする状況になることは，家族にとって衝撃的な事態であり，精神的動揺は大きい。

患児の病状や治療方針，それに伴う苦痛や環境の変化などに不安を感じたり，患児が発病し入院したことについて罪責感を抱く場合がある。

このような精神状態にある家族が落ち着いて看病できるように，家族の言動に目を向け，支援していく必要がある。

② 家族への感染予防指導

麻疹による入院では隔離を必要とすることから，家族が付き添いをする場合が多い。その際には，付き添いをする家族にも院内感染予防行動の徹底が求められることから，必要性や具体的な方法を指導し，確実に実施できていることを確認する。

きょうだいをはじめ，家族が麻疹の抗体をもっていない可能性もあることから，入院時には家族の既往歴や予防接種歴について確認し，きょうだいが麻疹の抗体をもっていない場合は，きょうだいも発症する可能性があることを家族に伝え，可能な限り感染を予防する方法について指導する。

(柴邦代)

《引用文献》
1）横田俊一郎：麻疹／風疹．五十嵐隆編，小児科診療ガイドライン—最新の診療指針，第2版．p75，総合医学社，2011
2）小児呼吸器感染症診療ガイドライン作成委員会：小児呼吸器感染症診療ガイドライン2011．pp77-79，協和企画，2011
3）前掲2），p77
4）遠藤文夫編：最新ガイドライン準拠，小児科診断・治療指針．p436，中山書店，2012
5）国立感染症研究所・感染症情報センター：麻疹．http://idsc.nih.go.jp/disease/measles/（2014年8月20日アクセス）

《参考文献》
1）五十嵐隆編：小児科診療ガイドライン—最新の診療指針，第2版．総合医学社，2011
2）小児呼吸器感染症診療ガイドライン作成委員会：小児呼吸器感染症診療ガイドライン2011．協和企画，2011
3）鈴木葉子，本間哲編，北村聖総編：臨床病態学，小児編．ヌーヴェルヒロカワ，2012
4）奈良間美保・他：系統看護学講座 専門分野Ⅱ，小児看護学概論・小児臨床看護総論，第12版．医学書院，2012
5）奈良間美保・他：系統看護学講座 専門分野Ⅱ，小児臨床看護各論，第12版．医学書院，2011
6）松尾宣武，濱中喜代編：新体系 看護学全書 小児看護学②健康障害を持つ小児の看護，第5版．メヂカルフレンド社，2013
7）鴨下重彦，柳澤正義監：こどもの病気の地図帳．講談社，2002

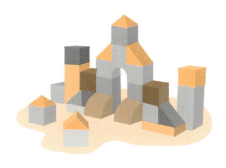

5. 循環器系疾患

8 心室中隔欠損症 (VSD)

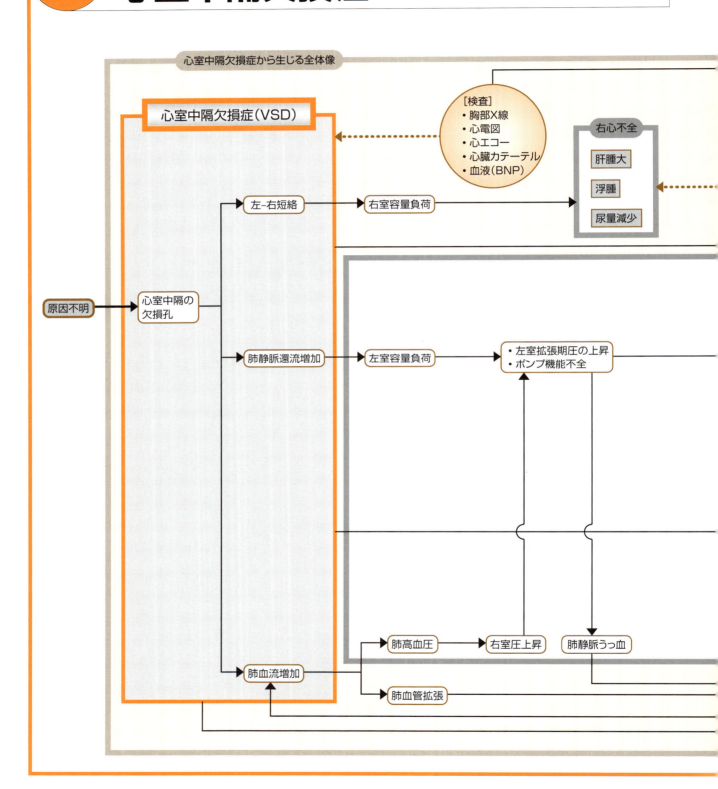

第Ⅱ部　疾患別看護ケア関連図

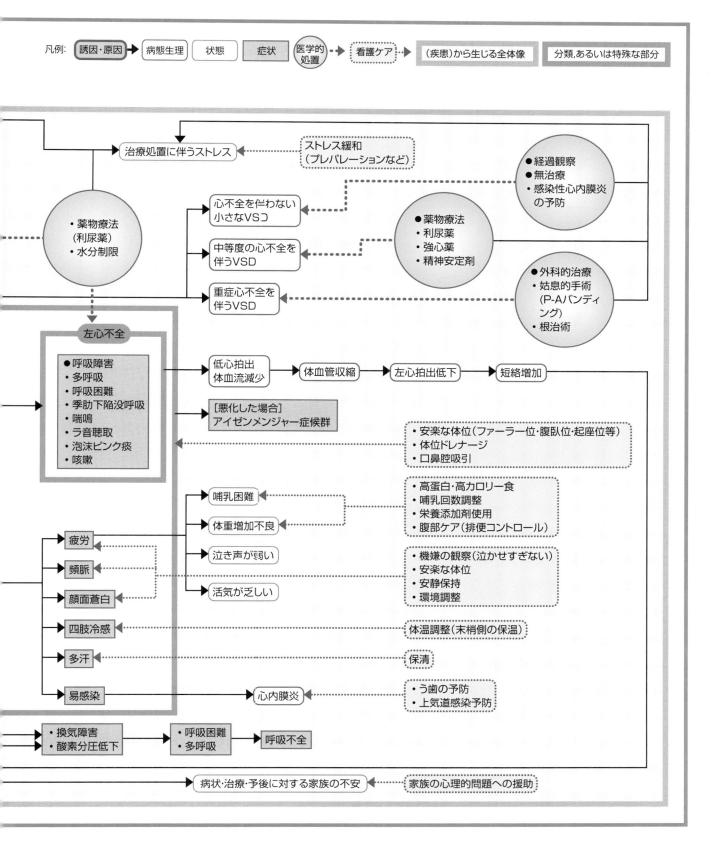

5．循環器系疾患

8 心室中隔欠損症 (VSD)

I 心室中隔欠損症の基礎知識

1．定義と概要

　心室中隔欠損症（ventricular septal defect：VSD）は，左右心室間の隔壁である心室中隔に欠損孔を有する先天性心疾患である．もっとも多くみられる先天性心疾患で，約60％を占めるとの報告がある[1]．
　心室中隔の3つの構成部分（漏斗部中隔，洞部筋性中隔，膜様部中隔）の融合線上に欠損孔がある単純穿孔型と，漏斗部中隔と洞部筋性中隔の"空間的ずれ"により欠損孔を生じる整列異常型がある．トリソミー症候群のほか，ダウン症候群や22q11.2欠失症候群などの染色体異常患者に好発するが，ほとんどの例では染色体異常を伴わず，その発生原因は不明である．
　乳幼児期に高頻度で，自然閉鎖例も多く，特に新生児スクリーニングで発見された小さな筋性部欠損は，そのほとんどが1歳までに閉鎖する．
　発症の性差は，女性がわずかに多い（女6：男4）．

2．病態生理

1）メカニズム[1]
　血行動態は欠損孔の大きさと肺血管抵抗および体血管抵抗の状態に依存する．欠損孔の大きさが大動脈弁口と同等もしくは乳児では径10 mmほどのものを**大欠損**，その半分程度を**中欠損**，径2～3 mmのものを**小欠損**と概ねよんでいる．
　大欠損例では右室圧と左室圧がほぼ等圧の肺高血圧を合併する．肺血管抵抗が低いほど欠損孔を通る左-右短絡量は多く，肺血流増加，左室容量負荷を招き，肺うっ血による呼吸障害を呈する．右室圧負荷から右室機能障害を生ずると，体静脈のうっ血をきたし，肝臓および消化管のうっ血を伴い消化吸収障害がみられる．肺血管抵抗が上昇するにつれ左-右短絡量は減少し，さらに著明に上昇すると両方向性短絡，右-左短絡となる．この状態が継続すれば低酸素血症に起因する種々の問題を生じ

うる"アイゼンメンジャー（Eisenmenger）症候群"に至る［図1］．
　中欠損例では，肺血流は概ね正常の1.5～2倍程度で左室容量負荷をきたすが，肺動脈圧・右室圧は正常か軽度上昇するのみである．
　小欠損例では，短絡量はごくわずかで，心負荷を認めない．

2）分類[1]
　欠損孔は心室中隔のいずれの部位にも生じ，欠損孔が複数存在する場合もある．欠損孔の部位により各種の分類があり，Kirklin分類が最も一般的である．その他にSotoらの分類，東京女子医大分類などがある．

3．症状

1）大欠損
　生後早期は無症状で経過することが多いが，次第に肺血管抵抗が低下し，欠損孔を通る左-右短絡量は増加する．生後1～3カ月頃には，多呼吸，陥没呼吸，哺乳力低下，不機嫌，活気のなさ，多汗，四肢末梢冷感など，肺血流量増加および体血流量低下に伴う心不全症状が出現する．
　しばしば肺炎や気管支炎などの呼吸器感染症を繰り返し，重症例では喘鳴，無気肺，肺気腫などの肺合併症が加わり胸郭の変形をきたすことがある．急性肺水腫を思わせるような呼吸困難発作をきたし死亡する例もある．

2）中欠損
　ほとんど無症状の軽症例から，呼吸器感染を繰り返す例，心不全を呈する例までさまざまである．

3）小欠損
　ほかに合併症がなければ無症状である．乳児期あるいは幼児期早期には自然閉鎖も期待できる．小欠損でも残存すれば，感染性心内膜炎のリスクとなる．

4．主な検査と診断

　診断は，内科診察時に示唆され，胸部X線および心電

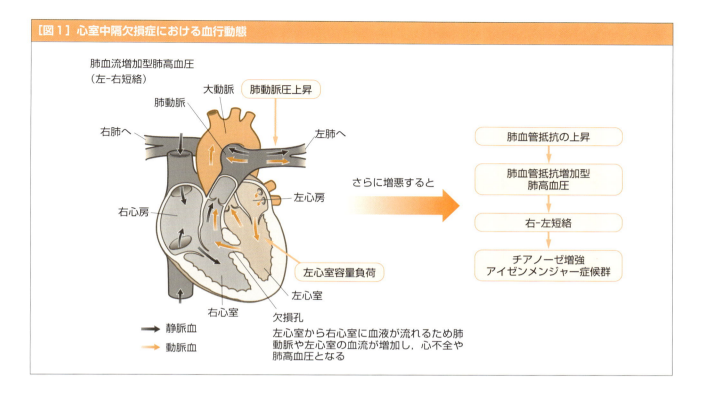

[図1] 心室中隔欠損症における血行動態

① 胸部X線

図で裏づけされ、心エコー検査によって確定される。手術を考慮する場合は、心臓カテーテル検査を行うことが多い。

① 胸部X線

肺血流増加に伴い、肺血管陰影は増強し心陰影は拡大する。主肺動脈の突出と同時に左房および左室の拡大を認める。重症例では、拡張した肺動脈が気道を圧迫し、無気肺と肺気腫が混在した像を呈する。小欠損例では異常を認めない。

② 心電図

中等度から大欠損例で左-右短絡量が多いと、左室肥大、左房負荷所見を呈する。肺高血圧を合併すると右室肥大もしくは両室肥大の所見を呈する。小欠損例では異常は認めない。

③ 心エコー

欠損孔の部位や大きさ、肺高血圧の有無など、重要な解剖学的および血行動態学的情報を得ることができる。左-右短絡量が多いと、左心房および左心室は拡大し、時に僧帽弁閉鎖不全を認める。大動脈弁の逸脱や逆流を認める例もある。

④ 心臓カテーテル検査

肺体血流比や肺血管抵抗、左室容積測定などの血行動態評価を行う。肺血管抵抗が高い例では酸素負荷を行い、肺血管病変の可逆性も評価する。

⑤ 血液検査

心不全の評価としてBNP (type B natriuretic peptides, B型ナトリウム利尿ペプチド) 値は有用である。

5. 治療と合併症対策

重症心不全例から無症状、自然閉鎖例まで、臨床像は多岐にわたるため、重症度により管理・治療方針は異なる [図2]。

1) 内科的治療

心不全の対症療法として、利尿薬、アンジオテンシン変換酵素阻害薬、強心薬などによる薬物療法を行う。肺血管抵抗を低下させる酸素・薬剤の与薬は、心不全を増悪させるため原則禁忌である。呼吸器感染症対策は重要で、特にRSウイルス感染の重症化予防を目的とした抗RSウイルス抗体のパリビズマブ接種が推奨される。

無症状例では治療や日常生活上の制限は不要であるが、感染性心内膜炎のリスクを伴う。日ごろから口腔内ケアや皮膚ケアを心掛ける必要があり、歯科処置の際には予防的な抗菌薬与薬が検討される。

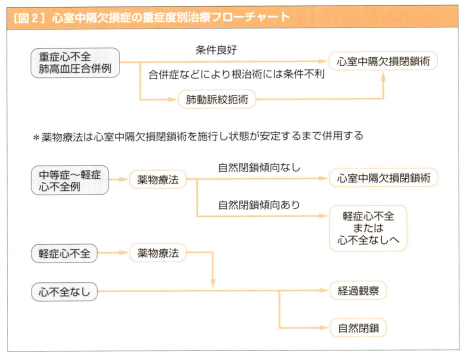

[図2] 心室中隔欠損症の重症度別治療フローチャート

(加藤太一：心室中隔欠損症．石黒彩子，浅野みどり編，発達段階からみた小児看護過程・病態関連図，第2版，p202，医学書院，2012より)

2）外科的治療

心不全例，肺高血圧合併例，肺体血流比1.5〜2.0以上の左室容量負荷を有する例，呼吸器感染症を反復する例，大動脈弁逸脱・閉鎖不全合併例では手術を行う。

手術は心室中隔欠損閉鎖術を第一とするが，高度の肺高血圧合併乳児例では，肺動脈絞扼術を先行させる場合もある。アイゼンメンジャー症候群例は手術禁忌である。

II 心室中隔欠損症の看護ケアとその根拠

1. 観察ポイント

左-右短絡による肺血流の増加および左心系の容量負荷が主たる病態となり，欠損孔の程度により心不全の程度が異なる。このため，病態による心不全の変化を考慮した多角的な観察が必要となる。

① 心不全の徴候

不機嫌，不眠，活気の低下，多汗，四肢冷感，呼吸困難，哺乳・食事量低下，尿量減少，浮腫などを観察する。また，心不全による心負荷が加わることで体重増加不良に陥りやすい。

欠損孔の大きさや部位により長期的な経過は異なり，肺血管抵抗の程度によっても症状に変化がみられる。肺血管閉塞性病変が高度に進行すると右-左短絡を生じるアイゼンメンジャー症候群に陥り，手術適応にならなくなる。よって，肺高血圧症を合併している場合は早期の手術適応になる。このような病態による変化に注目した細かい観察が重要である。

② 感染徴候

肺うっ血による気道分泌物の増加は，呼吸器感染症を引き起こしやすく，また，小欠損が残る場合は感染性心内膜炎のリスクが生涯にわたって続くことから，これらの感染徴候に注意する。また，齲歯の有無，口腔内汚染の程度，上気道感染の有無についても注意深く観察する。

③ 患児の成長・発達と親の養育態度

患児の成長・発達状況（身長，体重，運動，言語，認知，セルフケア能力など），両親の患児へのかかわり方について観察する。疾患に対する両親の罪悪感や不安感から，患児に対して過保護な養育態度や管理的な養育態度を取

りがちになることもある。

④ 患児・家族の心理・社会的側面

患児・家族（特に両親）のそれぞれの疾患・治療についての捉え方，思い，染色体異常の有無，他の奇形・疾患の合併の有無を確認する。

先天性心疾患は生命を脅かす危険性が高い。よって家族，特に母親の自責の念は強く，治療に関しての不安は大きい。家族・患児が疾患・治療をどのように認識しているかを確認する必要がある。

2．看護の目標

1）手術待機中・術前
❶心不全のコントロールによる安楽の確保
❷呼吸状態悪化の予防，早期発見および早期対処
❸感染性心内膜炎などの感染予防
❹必要な栄養の摂取に関する援助
❺治療処置に伴うストレス軽減
❻家族の不安軽減

2）手術後
❶術後の循環器系合併症の予防
❷気管分泌物増加に伴う肺合併症の予防
❸家族が患児の成長・発達に合わせた適切な養育を行うための支援

3．手術待機中・術前の看護ケア

1）心不全のコントロールによる安楽の確保

心不全の悪化予防では，肺血流増加による心不全症状のコントロールがポイントとなる。

① 患児の機嫌の良否の観察

乳幼児は全身倦怠感を訴えられない。心拍出量が不十分で，身体活動に見合う酸素需要に応じることができない場合，全身倦怠感を伴う。

乳幼児は言語発達が未熟なため全身倦怠感を「機嫌の悪さ」「ゴロゴロする」「活気が乏しい」「周りに関心，興味を示すことが少ない」など身体状況で示すことがあるため，細やかな観察が必要となる。

また，「不機嫌に長時間泣かせない」「激しく泣かせない」ことの必要性を家族へ説明し，その対処方法を指導する。

② 適切な薬剤管理

強心薬の服薬中に低カリウム血症に陥ると，ジギタリス中毒になりやすい。フロセミド（ラシックス®）内服中は低カリウム血症になりやすいため，スピロノラクトン（アルダクトンA®）やカリウム製剤を併用することが多い。

③ 末梢の保温

末梢が冷えると末梢血管が収縮し，心臓の後負荷が増大する。末梢を温めることで体血管抵抗を下げ，心臓の後負荷を軽減させる。一方で，血圧低下に注意が必要である。

④ 排便へのケア

排便時の怒責が心臓の負担を増加させる。循環不全や水分制限，多汗，活動量低下などで便秘になりやすいため，排便コントロールが重要である。

⑤ 安楽な体位工夫

ファーラー位，起座位を取ることは，下肢の血流を一時的にプールさせ，心臓に戻る血流を制御することで呼吸困難を緩和させることとなる。

2）呼吸状態悪化の予防，早期発見および早期対処

呼吸状態の悪化は心不全症状の一部である。

① 酸素吸入は原則行わない

酸素吸入は原則禁忌である。酸素は肺血管抵抗を低下させ，さらに肺血流が増加しうっ血を増長させることとなり，呼吸困難が悪化する可能性があるためである。

② 安楽な体位の保持

起座位，ファーラー位は，心臓に戻る血流の制御（1）-⑤「安楽な体位工夫」参照）のほか，横隔膜を下げガス交換をしやすくさせる。また，腹臥位は換気血流比の不均等を改善し，体位ドレナージなどを促し，体内への酸素の取り込みの改善を図る。

③ 栄養方法の検討

哺乳労作は呼吸困難，心悸亢進を悪化させる可能性があることから，注意を要する。哺乳時の負担が大きく呼吸状態の悪化がみられるときは，1回哺乳量の制限や経口哺乳時間の制限，または経管栄養についても検討する。

3）感染性心内膜炎などの感染予防

肺血流増加，気道分泌物増加により呼吸器感染症を起こしやすい。口腔内汚染や齲歯により心内膜炎を併発する可能性がある（感染性心内膜炎の43%がVSDを併発している[1]）。心不全を悪化させないためにも感染予防は重要である。

① 感染症児と接しないよう配慮する

乳幼児は免疫を獲得していく時期であり，感染制御機

能が未熟なため易感染状態にある。したがって，風邪などが流行している時期は，可能な限り，人ごみを避けるように指導する。

② 気道内分泌物の除去

気道に貯留する分泌物を培地として気道感染が引き起こされる。感染による炎症により分泌物増加，粘膜腫脹による気道抵抗増加で呼吸仕事量が増加し心臓への負担がさらに増加する。そこで，体位ドレナージ・スクイージング・吸引などを行い，分泌物の除去を図る。

③ 口腔内保清

感染性心内膜炎は，血液中に細菌が侵入することで感染巣をつくり発症する。抜歯などの歯科処置，齲歯などが認められるとリスクは高くなる。

④ 保清

同疾患児は一般的に多汗であることから，清拭などにより皮膚の清潔を保ち，清潔に心がける。

4）必要な栄養の摂取に関する援助

① 食事

哺乳，食事そのものの労作が，心悸亢進，呼吸困難の悪化につながっている恐れがあり，食事の様子を把握することは，食事が進まない原因を探る一助となる。

② 栄養バランスの重要性の指導

体重増加を目的とした食事指導は親への精神的負担を増大させる。患児が食べたいときに高蛋白，高カロリーの食事を数回に分けて摂取することも必要なことを指導する。

5）治療・処置に伴うストレス軽減

① 制約の多い生活によるストレス

患児（特に重症例）は，検査，薬物療法，手術などの医療処置を幼い頃から繰り返し体験する。また，心臓に負荷がかからないようにするため日常生活において特別な注意が必要であり，さまざまな制約のなかで生活する。手術後においても，合併症などにより心臓に何らかの問題を残したままの生活を余儀なくされるため，療養行動（通院・薬物療法・生活上の制限など）が必要な場合がある。

患児にとって，これらは大きなストレスであり，さらに，このようなストレスに継続的にさらされることになる。このような状況は，年少児では不機嫌や啼泣につながり，心負荷を増強することになるばかりか，患児の健全な成長・発達の妨げとなる。

② 治療・処置に伴うストレス

採血，心臓カテーテル検査，手術などの身体的侵襲を伴う検査・処置などはもとより，心電図，心エコー検査などの非侵襲的検査・処置であっても，患児の理解度や受け止めによってはストレスとなる可能性があるため，プレパレーションなどによる援助を積極的に行い，ストレス軽減を図る必要がある。

③ 親のかかわり方に伴うストレス

生命にかかわる心臓疾患であることによる不安から，家族（特に母親）は過剰な管理的養育に偏る可能性がある。日常生活における必要以上の制約は，患児にとってストレスとなる。

家族が責められていると感じることのないよう家族の心情を受け止め養育態度を観察し，患児の主体性を大切にできる遊びなどを家族とともに考え支援していく必要がある。また，家族が正しく理解できるまで，わかりやすい言葉で繰り返し説明し，疾患についての理解を促し，行き過ぎた管理が行われないよう家族を支援していく。

6）家族の不安軽減

① 家族への病名と治療の説明

心臓病は生命の危機を伴うものであり，親の精神的ショックは計り知れない。特に，診断時の説明は聞きなれない医療用語にとまどい，十分理解されないまま治療が進むことがある。したがって，家族への説明は，わかりやすい言葉［表1］で家族が理解できるまで繰り返し行う必要がある。

② 手術の説明

心臓の手術については，生命と直結する治療であるため，その必要性，内容について正しく理解できるまで説明を要する。正しく理解されていても不安は大きく，家族全体を視野に入れた家族支援が必要となってくる。

4．手術後の看護ケア

術後の循環器系の合併症は術前状態にも影響される

[表1] 家族への説明時，理解されやすい用語への変換（例）

心臓	血液を送るポンプの役割
心室中隔	心臓を仕切る壁
心室中隔欠損	心臓を仕切る壁に一部穴が開いている
動脈血	赤い血，酸素が沢山ある血液
静脈血	青い血，酸素が少ない血液

が，手術により循環動態が変化することから，循環器系の合併症を起こす可能性がある。同時に，麻酔や挿管による影響や，肺うっ血の残存による気管分泌物増加に伴う肺合併症にも注意を要する。また，術後は，患児の健全な成長・発達を目標とした家族への援助が必要となる。

1）術後の循環器系合併症の予防

① 不整脈の有無の確認

欠損孔の位置によっては刺激伝導系の走行に近い場所で手術操作が行われるため，房室ブロックを起こす可能性があることを考慮し，心電図の調律と波形に留意して観察する。

② 低心拍出量症候群（LOS）の可能性

LOS（low cardiac output syndrome）とは，生命維持に必要な最小限の心拍出量が確保されない状態をさす。人工心肺使用後再開時の心収縮力の低下，肺高血圧発作などによりLOSとなる可能性があることを念頭に，十分なモニタリングを行う。

③ 肺高血圧症発作の予防

肺高血圧症を合併している場合，刺激によって肺動脈が容易に収縮し，肺高血圧発作により生命の危機に陥る可能性がある。手術当日は鎮静を行い，人工呼吸器による管理を行う。

なお気管内吸引は，低酸素血症と交感神経刺激から，肺高血圧発作の誘発因子となる可能性があるため，注意して行う必要がある。

④ ドレーン管理

ドレーンの自己抜去や閉塞などの事故がないように管理し，排液量・性状などを観察する。

⑤ 貧血の早期発見

無輸血手術の場合，貧血の有無を確認する。

⑥ 薬剤管理

指示された薬剤を確実に与薬する。

⑦ 末梢の保温

末梢の保温，体温管理を行う。

⑧ 安静保持

啼泣は酸素消費量を増加させ，循環動態への負荷を増加させる。患児が激しく啼泣したり，長時間泣いたりすることのないよう，おしゃぶりや抱っこであやすことで対応する。家族に抱っこしてもらう場合，安全に抱っこできるように指導することで，親子ともに精神的に安定するように支援する。これにより，患児の循環動態も安定する。

2）麻酔や挿管，肺うっ血の残存による気管分泌物増加に伴う肺合併症の予防

① 呼吸状態の管理

呼吸状態（呼吸音・呼吸数・努力呼吸の有無や程度）および分泌物の量・性状を観察し，気管分泌物貯留の有無を判断する。

② 無気肺の予防

疼痛は有効な咳嗽反射を抑制することから，疼痛の程度を観察し，鎮痛薬の使用による疼痛管理を行う。また，循環動態の変化に注意しながら，体位ドレナージや呼吸理学療法を行う。

▶幼児以上の年齢であれば，術前から痰の喀出方法について指導を行い，深呼吸や咳ばらいの練習を遊びを取り入れて行っておくことが望ましい。

③ 腹部膨満による呼吸状態悪化の予防・無気肺の予防

腹部膨満は呼吸状態に影響を及ぼすことから，胃管からの空気抜きによって空気の飲み込みによる胃部膨満を解消したり，ガス抜き・排便介助・腹部マッサージによって腸管ガスによる腹部膨満を防ぐ。

④ 換気不全の予防

ドレーンからの排液が不十分になり，血液や滲出液が体内に貯留すると，肺の拡張を妨げ，換気不全をきたす可能性があることから，ドレーンの排液量や性状に注意して観察するとともに，ドレーン管理を確実に行う。

3）家族が患児の成長・発達に合わせた適切な養育を行うための支援

基本的生活習慣の自立度に遅れがみられる場合，親の患児に対する自責の念からくる罪悪感や不安が，患児への過干渉となって現れてくることがある。家族（特に母親）が責められていると感じないよう，家族の思いを大切にしながら，患児のセルフケア能力の向上に向けた援助をしていく必要がある。また，患児と家族が主体的に治療やケアに取り組めるように援助する。

（小林佳代子）

《引用文献》
1）加藤太一：心室中隔欠損症．石黒彩子，浅野みどり編，発達段階からみた小児看護過程＋病態関連図．第2版．pp199-217．医学書院．2012

《参考文献》
1）石黒彩子，浅野みどり編：発達段階からみた小児看護過程＋病態関連図．第2版．医学書院．2012
2）中澤誠編：新目でみる循環器病シリーズ13．先天性心疾患．メジカルビュー社．2005
3）中澤誠編：周生期の心臓病．南江堂．1995
4）高橋長裕：図解先天性心疾患．血行動態の理解と外科治療．第2版．医学書院．2007

5．循環器系疾患

9 ファロー四徴症

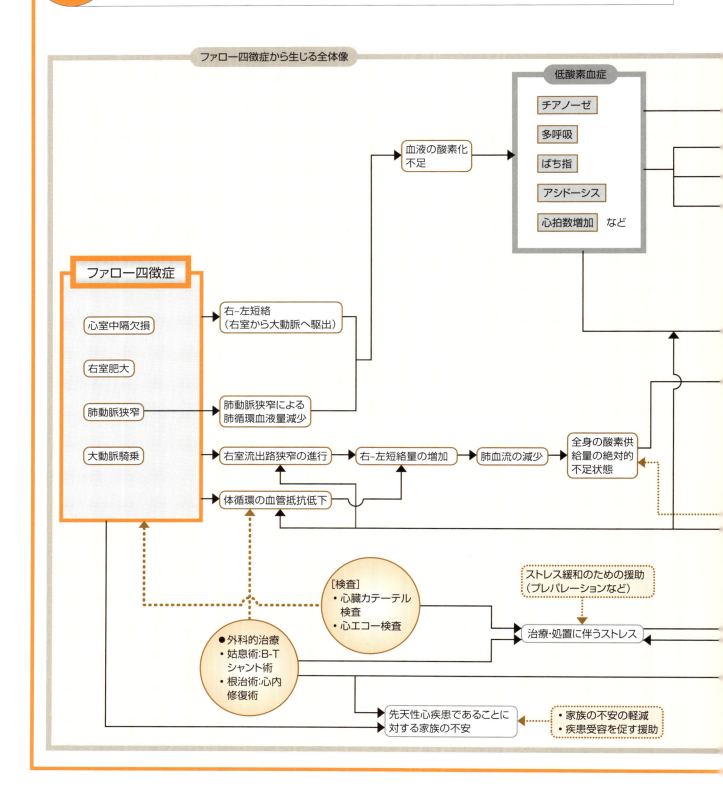

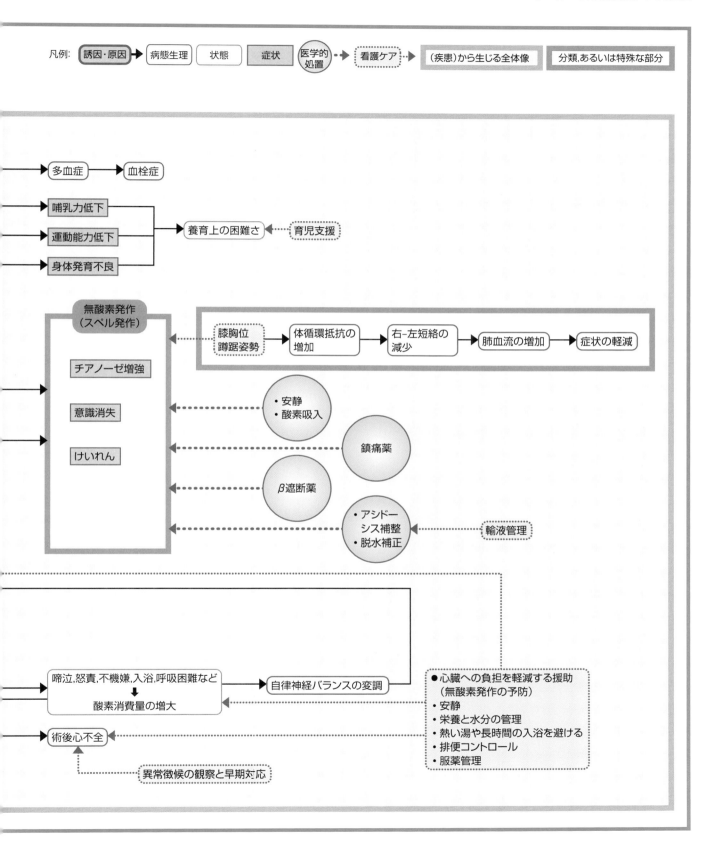

5．循環器系疾患

9 ファロー四徴症

I ファロー四徴症の基礎知識

1．定義と概要

ファロー（Fallot）四徴症とは，フランス人医師Fallotが1888年に初めて報告した，代表的なチアノーゼ性先天性心疾患である。

心室中隔欠損，大動脈騎乗，右室流出路狭窄（肺動脈狭窄），右室肥大の4つの特徴を呈し，約15％で染色体22q11.2欠失症候群に合併して生じる[1]。未手術での自然歴では，1歳までに25％が，3歳までに40％が，10歳までに70％が死亡するとされる[1]。

2．病態生理

心臓の発生初期に，心室中隔の漏斗部中隔が前方に偏移することにより，洞部筋性中隔との間に"空間的ずれ"が生じ心室中隔欠損を形成する。また，この漏斗部中隔の前方偏位により右室流出路および前方血管である肺動脈は狭窄し，後方血管である大動脈は心室中隔に騎乗する。右室流出路（肺動脈弁下），肺動脈弁，弁上の狭窄の程度や形態はさまざまであるが，肺動脈は概して全体的に細く低形成である。大きな心室中隔欠損があるため，通常，右室圧は左室圧・体血圧と等圧で右室肥大を呈する［図1］。

右室流出路狭窄の程度により，心室中隔の欠損部分での短絡の方向，短絡量が決まる。軽度の狭窄では肺血流は低下せず，通常の心室中隔欠損症とほぼ同様で，左-右短絡を生じるためチアノーゼは出現しない。肺血流がむしろ増加して心不全をきたすこともある。狭窄が重度になるほど肺血流は減少し，右室に流入した静脈血は大動脈へ流れ，右-左短絡となり全身チアノーゼが出現する。

チアノーゼの増強には，肺動脈側の要因と大動脈側の要因がある。前者は啼泣時など交感神経緊張から右室漏斗部の筋性狭窄をきたすことにより，後者は運動，発熱，入浴などで体血管抵抗が低下し，肺血流の減少および心室中隔欠損での右-左短絡増加をきたすためである。幼児期以降に見られる，自らしゃがみ込む「蹲踞（そんきょ）」の姿勢［図2］は，股動脈圧迫により血管抵抗を上げて，右-左短絡を減少させ，肺血流を増加させる自己防御的な動作である。

[図1] ファロー四徴症の血行動態図

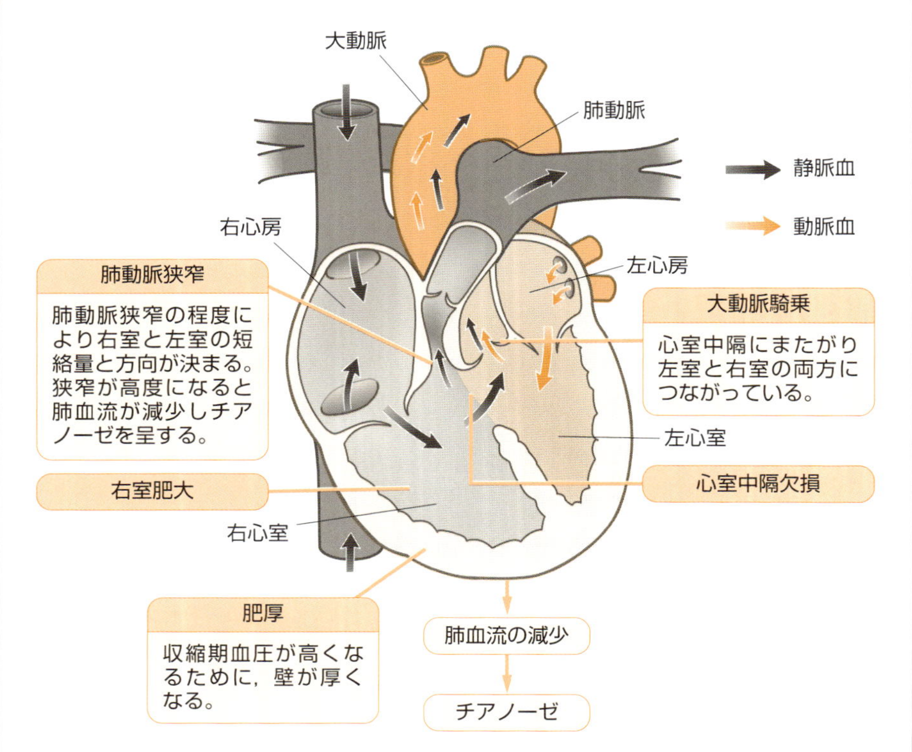

- 大動脈
- 肺動脈
- 静脈血
- 動脈血
- 右心房
- 左心房
- 肺動脈狭窄：肺動脈狭窄の程度により右室と左室の短絡量と方向が決まる。狭窄が高度になると肺血流が減少しチアノーゼを呈する。
- 大動脈騎乗：心室中隔にまたがり左室と右室の両方につながっている。
- 左心室
- 心室中隔欠損
- 右室肥大
- 右心室
- 肥厚：収縮期血圧が高くなるために，壁が厚くなる。
- 肺血流の減少
- チアノーゼ

3. 症状

1) チアノーゼ・無酸素発作

通常，新生児期あるいは乳児期に心雑音やチアノーゼの出現により診断される。しかし動脈管が開存していて肺血流が保たれている間はチアノーゼが軽度であり，右室流出路狭窄が軽度の場合には出現しないこともある。

典型例では，生後数カ月から徐々にチアノーゼが出現するが，心不全がないため体重増加はほぼ正常である。新生児期にはまれであるが，生後3～4カ月以降，発作的にチアノーゼが悪化する無酸素発作を発症しやすくなる。早朝や食後，啼泣時，排便時などに不機嫌，チアノーゼが増強し，呼吸困難に陥る。重症例では，意識消失やけいれん，低酸素性脳症，死亡に至ることもある。

患児が歩行可能な発達段階になると，息が切れて急にしゃがみこむ「蹲踞」の姿勢をとることがある [図2] が，前述したように，これは本疾患に特徴的な自己防衛反応である。

2) その他の症状

長期間チアノーゼが持続すると，指先の先端が肥厚するばち（状）指（clubbing）[図3] を認める。

心雑音は，右室流出路狭窄により胸骨左縁付近で収縮期雑音が聴取される。しかし，狭窄が高度になると，肺血流が減少するため心雑音は短く弱くなる。動脈管開存（PDA）や主要大動脈・肺動脈側副動脈のある例では，連続性雑音が聴取される。

典型例では，徐々にチアノーゼが出現するが乳児期には心不全がないため，体重増加はほぼ正常に経過する。

4. 主な検査と診断

① 胸部X線検査

心臓は正常かやや小さめであり，細い肺動脈と右室肥大のため「木靴型」といった特徴的な心陰影を示す。大動脈は太く気管を偏位させ，約25％に右側大動脈弓を認める。

② 心電図

右軸偏位，右室肥大を示す。

③ 心エコー検査

重症度や合併奇形の有無に関しても情報が得られるため必須の検査である。心室中隔欠損，大動脈騎乗，右室流出路狭窄が認められる。

④ 心臓カテーテル検査

外科手術の適応，術式決定のために行う。右室流出路狭窄の程度，肺動脈弁形態，肺動脈発育状況，左室容積，動脈分岐，冠動脈起始異常やその他合併奇形の有無などを評価する。カテーテルの心内操作によって，右室流出路狭窄の増悪から無酸素発作を起こす危険性がある。

⑤ 血液検査

チアノーゼによる酸素運搬能の低下を反映し，多血症を認めることから，赤血球数（RBC）やヘマトクリット（Ht）値に注意する。乳児では，離乳完了までの移行期に食物からの鉄分の摂取が不十分な場合があり，鉄不足による相対的貧血を起こしやすい。

5. 治療

ファロー四徴症は自然治癒を期待することはできない疾患であり，病態に応じた適切な時期に手術が必要になる。それまでの間は，無酸素発作の予防が重要になる [図4]。

1) 内科的治療

① 無酸素発作の予防

チアノーゼを呈する例にはβ遮断薬（内服）を与薬し，

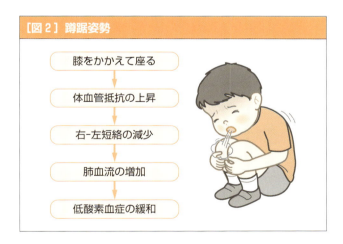

[図2] 蹲踞姿勢

膝をかかえて座る
↓
体血管抵抗の上昇
↓
右-左短絡の減少
↓
肺血流の増加
↓
低酸素血症の緩和

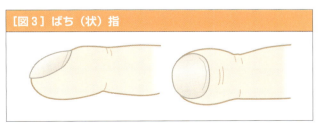

[図3] ばち（状）指

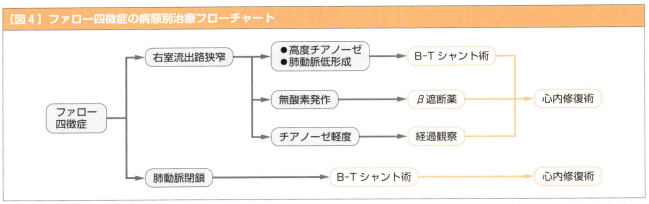

[図4] ファロー四徴症の病態別治療フローチャート

(久保田勤也：ファロー四徴症．石黒彩子・他編，発達段階からみた小児看護過程＋病態関連図，第2版，p183，医学書院，2012より一部改変)

無酸素発作を予防すると同時に，外科的治療の適応も検討する．相対的貧血に対しては鉄剤を与薬する．肺動脈閉鎖や高度の右室流出路狭窄を伴う重症例には，新生児期よりプロスタグランジン製剤を持続静注与薬し，動脈管を開存させて肺血流を維持する．動脈管依存例では，生後1カ月前後で体肺短絡術（Blalock-Taussig shunt 手術：B-T シャント術）を行う．

② **無酸素発作時の治療**
発作時には抱き上げて胸膝位をとらせ，鎮静を保つ．重度の発作に対しては，酸素吸入，β遮断薬（静注，皮下注），麻薬による鎮静，α刺激薬，アシドーシス補正，輸液による脱水補正などが行われる．

2) 外科的治療
① **体肺短絡術（B-T シャント術）[図5]**
肺血流の増加や肺動脈の発育を目的とするもので，動脈管依存例，高度チアノーゼ例，無酸素発作を呈する例で適応となる．鎖骨下動脈と肺動脈を人工血管で吻合する変法が行われることが多い．

② **心内修復術（根治術）**
根治の目的で，右室流出路狭窄を解除し，心室中隔欠損をパッチ閉鎖する．肺動脈弁形態や冠動脈起始異常の有無により，右室流出路形成術の術式は異なる．1歳前後で行うことが多い．

6．主な合併症

赤血球の増多と血液粘稠度の上昇がみられ，血栓症を起こすことがある．その他，感染性心内膜炎や無酸素発作時の低酸素性脳障害を合併することがある．

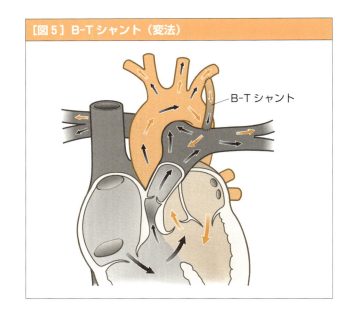

[図5] B-T シャント（変法）

II ファロー四徴症の看護ケアとその根拠

1．観察ポイント

1) 全身状態
脈拍，心雑音の有無と変化，胸部X線所見（心胸比），チアノーゼの程度，意識状態，機嫌の良否，活動低下および運動時のチアノーゼの程度，呼吸状態悪化の有無などから全身状態を把握する．

2）チアノーゼ・低酸素状態

低酸素状態はチアノーゼにより肉眼的に観察できる。チアノーゼの出現しやすい部位は，口唇，爪床，指先，耳朶など。多呼吸のほか，子ども自身が蹲踞の姿勢をとろうとするかによっても判断できる。

▶無酸素発作ではチアノーゼが増強し，発作が進行すると意識消失やけいれんの状態に至り，脳血管障害や死に至ることがあるので，緊急の対応が必要である。

3）循環不全

頻脈，脈圧，血圧，不整脈の有無に注意。心不全症状として努力呼吸の有無，不機嫌，活気の低下，哺乳力・食欲の低下，発汗，四肢冷感，尿量減少などにも注意する。

4）ばち（状）指，多血症

ばち（状）指の程度，チアノーゼの程度を観察する。多血症から血栓症を引き起こす恐れがあるため，赤血球数（RBC），ヘマトクリット値（Ht），ヘモグロビン値（Hb），pH，電解質などの検査データに注意する。

5）薬剤の効果・副作用の症状

適切な血中濃度を維持するため，原則的には，定時内服が必要である。薬剤による効果や副作用症状，家族や患児の内服に関する理解や管理方法についても注意深く観察する。主な薬剤の効果と副作用を[表1]に示した。

6）患児や家族の疾患に関する受け止めや心理的状態

治療や検査，生活制限に伴う患児自身のストレス状況について観察する。一方，家族は，先天性疾患であり，生命に直結する疾患でもあることから，さまざまな思いをもちながら受療行動を行っていることが予測される。家族の心理的・社会的状況や対処行動についても把握することが必要である。

2．看護の目標

❶無酸素発作の予防と適切な対応および合併症の予防
❷B-Tシャント術後の心臓への負担軽減および異常徴候の早期発見
❸心内修復術後の心不全徴候，不整脈の早期発見
❹治療・処置に伴うストレスの緩和
❺先天性心疾患であることに対する家族の不安軽減および疾患受容を促す援助

3．無酸素発作の予防と適切な対応および合併症の予防

元来，疾患による特徴的な血行動態により，常態的に低酸素血症状態にあるため，日頃からチアノーゼを呈しているが，活動などに伴って酸素消費量が増大すると，酸素供給量が相対的に著しく不足する状態になる。そのため，心肺状態は変化しやすく，わずかな活動によっても呼吸困難や頻脈などが出現する可能性がある。

よって，日常生活の調整とバイタルサインや行動の観察が重要である。また，低酸素性の脳障害などの合併症を予防するため，迅速かつ適切な対応が必要となる。

1）予防

① 安静

激しく泣いたり，長時間泣き続けることのないように，不機嫌になる要因をできるだけ避けるように援助する。激しい身体活動を伴わずに成長・発達を促すような遊びを工夫する。

▶発作を誘発するようなストレスの大きい処置を実施する場合や不機嫌が続くときは，必要に応じて鎮静薬の与薬も考慮する。

② 栄養と水分管理

脱水は脳塞栓などのリスクを高めるため，水分出納の管理は重要となってくる。

また，食事による酸素消費量の増大や腹部膨満による呼吸抑制を避けるため，栄養バランスを考慮しながら少量ずつ回数を分けて，過食を避けながら摂取させる必要もある。

③ 保清

患児は年少乳幼児であることが多い上に，疾患のため

[表1] 薬剤の効果・副作用

薬剤名	効果・使用目的	副作用
ジギタリス製剤	・心筋収縮力の強化 ・心拍出量の増加	徐脈，嘔気・嘔吐
β遮断薬	・心筋収縮力・興奮の抑制 ・心拍数の抑制	うっ血性心不全，徐脈，末梢性虚血
利尿薬	・利尿作用の促進	電解質異常，多尿

の発汗も多く，保清は欠かせない．しかし，入浴や清拭のための体動が負荷になることがあるため，状態に合わせた方法を工夫して行う．特に入浴時は，高めの湯温での入浴や長時間の入浴は避け，チアノーゼの増強や低酸素発作に注意する．

④ 排泄

排便時のいきみで無酸素発作を誘発する恐れがあるため，便通のコントロールは必須である．

⑤ 服薬管理

ジギタリス製剤，β遮断薬など血中濃度を維持する必要のある薬剤を与薬している場合は，内服時間を厳守し，血中濃度を一定に保つ．確実な内服を促すとともに，薬剤の効果および副作用の観察を行う[表1参照]．

2）対応

① 蹲踞姿勢

無酸素発作が起こった際は，ベッド上で仰臥位のまま膝を胸につけるような体位をとらせる[図2参照]．立位の場合は，患児に膝を抱えてしゃがみこむ蹲踞の姿勢をとらせる．年少児では看護師が患児の胸と膝をつける体位（膝胸位）にして抱く．

② 酸素吸入

医師の指示に従って，速やかに実施する．

③ 鎮静

循環血流量増加の目的で行う．

④ 補液・薬剤与薬

医師の指示により，鎮静薬，β遮断薬の静脈内予薬などを行う．

無酸素発作が起きたときのために，酸素吸入や薬剤与薬などを実施できるように準備しておく．

3）その他の合併症の予防

① 低酸素性脳障害

合併症のうち，無酸素発作によって起きる脳障害がもっとも重要であるため，上記の予防と対応が合併症の予防にもつながる．

② 脳血栓

チアノーゼ性心疾患における重要な合併症である脳血栓は，多血症による相対的貧血や脱水などで，血液の粘稠度が上昇することによって発症する危険性がある．

患児は発熱・嘔吐・下痢などの症状がある場合，脱水状態に陥りやすいことから，感染症などで食事・水分が十分にとれなくなっている場合は，水分出納のチェックを行うとともに，脳血栓の徴候（意識障害，けいれん，頭蓋内圧亢進症状など）を観察する．

脱水傾向があり，経口水分摂取が難しい場合は，直ちに医師に報告し，指示により輸液を行う必要がある．

③ その他の合併症

そのほかに，感染性心内膜炎などの合併症に対しては，医師の治療方針に基づいて，個々に合わせた生活管理を実施・指導することが大切である．

4．B-Tシャント術後の心臓への負担軽減および異常徴候の早期発見

① 心臓への負担軽減

B-Tシャント術後は，患児の安静に留意し，心臓の負担を軽減する．啼泣は酸素消費量の増大につながるため，空腹・排泄・睡眠前の不機嫌など，啼泣の原因を推測し，授乳・オムツ交換・抱っこしてあやすなどの対応を適宜行う．

② シャント機能不全の予防

B-Tシャント術後に酸素飽和度の持続的な低下傾向が認められた場合，シャントの閉塞が生じている可能性がある．シャント音（連続的雑音）の定期的な聴診を行い，特に拡張期雑音の減弱に注意する．啼泣の持続はシャント閉塞の原因となることから，患児が泣きやまない場合は，医師に報告して鎮静薬などによる対応を考慮する．

③ 心不全徴候の早期発見

シャント後に，肺への血流が過剰になると左心室への容量負荷が増大し，左心不全を起こす危険があることから，酸素飽和度の上昇・血圧低下・乏尿などの症状に注意する．これらの症状がみられた場合，肺血流の過剰による循環不全を疑い，医師に報告する．

5．心内修復術（根治術）後の心不全徴候，不整脈の早期発見

心内修復術後には，左心不全・右心不全のいずれも起こりうる．いずれの場合も，末梢冷感や乏尿，頻脈，全身浮腫の増悪などの症状がみられることから，これらの症状に注意して観察し，医師に報告する．

また，右心室への手術侵襲に伴う心室性不整脈や心房性の不整脈，房室ブロックなど，さまざまな不整脈が出現する可能性がある．心電図モニターによる監視を行い，期外収縮が頻発したり波形に変化が見られないか，注意して観察する．

6. 治療・処置に伴うストレスの緩和

① さまざまな制限によるストレス

患児は，検査，薬物療法，手術などの医療処置を幼い頃から繰り返し体験する。また，心臓に負荷がかからないようにするため日常生活において特別な注意が必要であり，さまざまな制約のなかで生活する。根治術後においても，合併症などにより心臓に何らかの問題を残したままの生活を余儀なくされ，何らかの療養行動（通院・薬物療法・生活上の制限など）が必要な場合も少なくない。

患児にとって，これらは大きなストレスであり，さらに，このようなストレスに患児は継続的にさらされることになる。このようなストレスは，年少児では不機嫌や啼泣につながり，心負荷を増強することになるばかりか，患児の健全な成長・発達の妨げとなる。

② 検査・処置によるストレス

採血，心臓カテーテル検査，手術などの身体的侵襲を伴う検査・処置などはもとより，心エコー検査などの非侵襲的検査・処置であっても，患児のストレス軽減を図るために，プレパレーション（例：人形や紙しばいなどを用いて検査，処置の説明を行う）などの援助を積極的に行う必要がある。

③ 家族の管理的かかわりによって生じるストレス

生命にかかわる心臓の疾患であることによる不安から，家族（特に母親）は過剰な管理的養育に偏る可能性がある。日常生活における必要以上の制約は，患児にとってストレスとなるため，家族の養育態度を観察し，疾患についての正しい理解を促すとともに，家族の心情を受け止めた上で，行き過ぎた管理が行われないように家族に働きかける。

④ 学校生活で生じるストレス

学童期の患児では，療養上の制約により，学校生活において友達と自分の違いを感じ，疎外感や劣等感を抱く可能性もある。このようなストレスの軽減には，周囲（友人や教師）の理解や適切なサポートが得られるように環境を調整することが必要である。

例えば臨床心理士やスクールカウンセラーによるカウンセリングを行いながら，自己の疾患の理解とさまざまな心の葛藤の整理をしていく。学校生活では，主治医によって記入された「学校管理指導表」を基に，運動許容度などが管理される。

友達とともに行動できないことで，療養行動を否定的に捉えることのないよう，不必要な運動制限を避け，通院時間なども学校生活に支障をきたさないよう調整する必要がある。これらの配慮により，ストレスの最少化に努める。

7. 先天性心疾患であることに対する家族の不安軽減および疾患受容を促す援助

先天性疾患ということから，家族は不安や罪悪感をもつことが考えられるため，精神的負担に対するサポートが必要である。また，生命の危機に関する不安を抱えながらの養育の困難さへの援助も必要である。手術時期まで順調に成長・発達ができるよう，家族の疾患への理解や受容状況を把握して精神的支援を行うとともに，養育に関する具体的な指導を行う。

疾患や病状および治療などに関する家族への説明は，医療者がどう説明したかではなく，家族が実際どのように理解したかを確認することが重要である。また，罪悪感から悲観的になったり，不安から攻撃的になったりすることもある。不適切な家族コーピングに陥る危険性があり，予防的な支援につなげる必要がある[1]。

具体的な指導の内容として，❶疾患の理解，❷チアノーゼ発作時の対処，❸服薬管理，❹水分，栄養管理，❺排便コントロールなどがあげられる。

指導方法として，デモンストレーションが有効であり，指導によって家族ができると思えることが重要である。反復練習や見守りの姿勢，具体的な説明などを駆使して家族の不安を解消するよう援助していく。例えば経管栄養の実際を栄養カテーテルの挿入からミルクの注入，終了までを家族が実施できるまでパンフレットなどを用いて行っていく。

（小林佳代子）

《引用文献》
1) 石黒彩子，浅野みどり編：発達段階からみた小児看護過程＋病態関連図，第2版．pp180-198，医学書院，2012

《参考文献》
1) 中澤誠編：新 目でみる循環器病シリーズ13，先天性心疾患．メジカルビュー社，2005
2) 中澤誠編：周生期の心臓病．南江堂，1995
3) 高橋長裕：図解 先天性心疾患，血行動態の理解と外科治療，第2版．医学書院，2007
4) 『小児内科』『小児外科』編集委員会共編：小児疾患診療のための病態生理Ⅰ，第4版．小児内科2008(40) 増刊号，東京医学社，2008
5) 石黒彩子・浅野みどり編：発達段階からみた小児看護過程＋病態関連図，第2版．医学書院，2012
6) 山本裕介，山岸正明：ファロー四徴症（TOF）．こどもケア 10(2)：21-25，2015．

6．内分泌・代謝性疾患

10 1型糖尿病

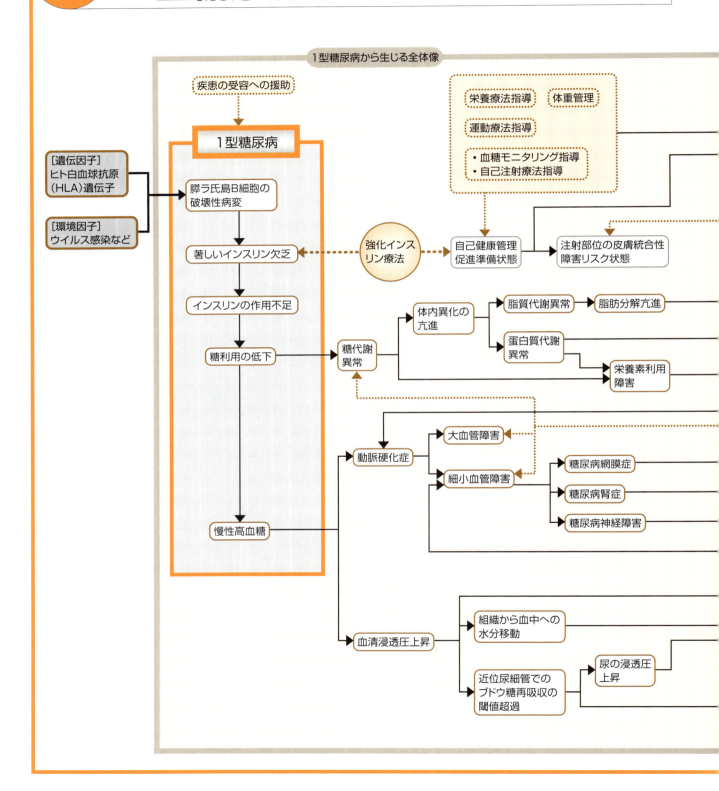

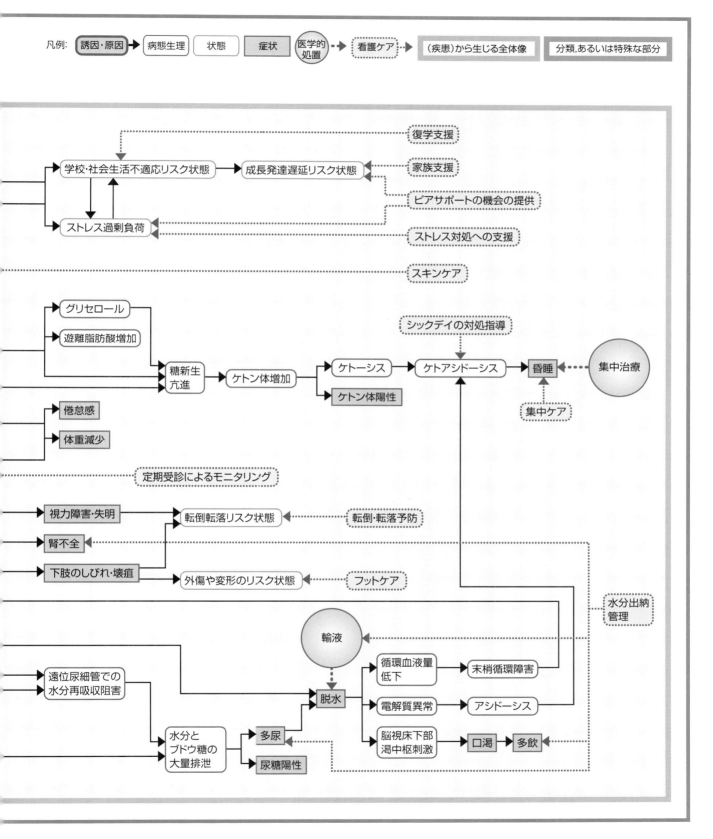

6．内分泌・代謝性疾患

10　1型糖尿病

I　1型糖尿病の基礎知識

1．定義と概要

1）糖尿病の概念
糖尿病（diabetes mellitus：DM）は，インスリン作用の不足による慢性高血糖を主徴とし，種々の特徴的な代謝異常を伴う疾患群である。

糖尿病および糖代謝異常の成因分類としては，1型糖尿病，2型糖尿病，その他の特定の機序，疾患によるもの，および妊娠糖尿病に大別されている。

2）疫学
1型糖尿病として小児慢性特定疾患治療研究事業に登録されている人数は，全国で4,203人（2010年）であり，うち6割が女児である[1]。日本での15歳未満の1型糖尿病発生率は1.4～2.2/10万人年とされる[2]。

2．病態生理

1）血糖調節のメカニズム
① 血糖調節に関与するホルモン［図1］

インスリンは，血糖を下げる唯一のホルモンであり，

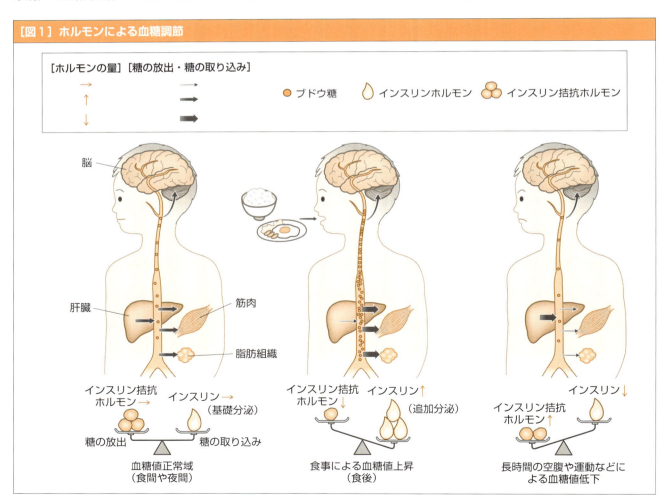

［図1］ホルモンによる血糖調節

膵臓のランゲルハンス島β細胞（膵β細胞）から分泌される。インスリンの作用は，筋肉や脂肪細胞における糖の取り込み，肝臓・筋肉でのグリコーゲンの合成を促進し，血糖値を下げることである。

インスリン拮抗ホルモン（グルカゴン，カテコールアミン，コルチゾール，成長ホルモン）は，肝臓でのグリコーゲン分解や糖新生を促進し，血糖を上昇させる作用をもつ。

② インスリンの基礎分泌と追加分泌

主に脂肪組織・筋肉・中枢神経系の代謝の維持に必要なインスリンは，通常，血糖値に関係なく分泌されており，体内では一定の血中インスリン濃度が維持されている。このインスリンを「基礎分泌」という。

食事などにより急激に糖質が取り込まれると，糖質をエネルギーとして利用するために急速なインスリン分泌が起こる。これを「追加分泌」という。インスリンの追加分泌により食後の高血糖は抑制される[3]。健常者の基礎分泌と追加分泌の模式図を［図2］に示す[1,4]。

2）1型糖尿病の病因

1型糖尿病は，複数の遺伝子群の相乗的な作用で疾患の発現が決まる，多因子遺伝疾患と考えられている[5]。宿主側の遺伝因子だけでなく，環境因子も重要であり，発症には遺伝因子と環境因子がともに関与する。環境因子としては，ウイルス，食事，化学物質などが推察されている。

3）1型糖尿病の発症機序

1型糖尿病発症には，ヒトの主要組織適合遺伝子複合体（MHC）のヒト白血球抗原（human leukocyte antigen：HLA）遺伝子が関与している。1型糖尿病感受性のHLA分子は，膵β細胞抗原〔インスリン，グルタミン酸デカルボキシラーゼ（GAD：glutamic acid decarboxylase など）〕に結合しやすく，抗原提示細胞表面のHLAclassⅡ分子に膵β細胞抗原が結合することで，抗原特異的に反応するT細胞にそのシグナルを伝え，膵β細胞に対する一連の免疫反応を引き起こす[5]と考えられている。HLA領域以外の感受性遺伝子の存在も明らかにされつつある。

環境因子による膵β細胞障害では，❶膵β細胞を直接破壊，❷膵β細胞への自己免疫の誘導，❸「❶」と「❷」の両方の機序，が考えられている[5]。

4）1型糖尿病の分類

1型糖尿病は，膵β細胞破壊の成因によって分類さ

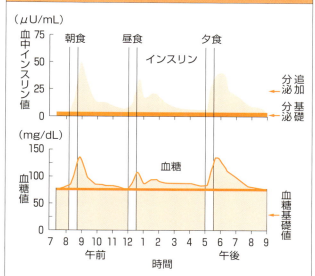

（東京女子医科大学糖尿病センター：糖尿病の治療マニュアル，第6版．p139，医歯薬出版，2012を一部改変）

れる。膵島関連自己抗体（抗GAD抗体や抗IA-2抗体など）を認め自己免疫機序が考えられるものを❶1A型（自己免疫性），また自己免疫の関与が証明できないものを❷1B型（特発性）とする[6]。

発症・進行の様式によって，急性発症1型糖尿病，緩徐進行1型糖尿病，劇症1型糖尿病と分類される。急性発症および，緩徐進行1型糖尿病は自己免疫性（1A）に，劇症1型糖尿病は特発性（1B）に含まれる［図3］。

3．症状

慢性高血糖が引き起こす代謝異常の程度によって，無症状からケトアシドーシスによる昏睡までの幅広い病態[7]から生じる症状を示す。1型糖尿病の自然経過について［図4］に示す。

1）高血糖の結果として起こる症状
多尿，口渇・多飲があげられる［図5］。

2）栄養素の利用障害と脂肪の分解，蛋白質の異化などの結果として起こる症状

体重減少，全身倦怠感，易疲労感があげられる［図6］。

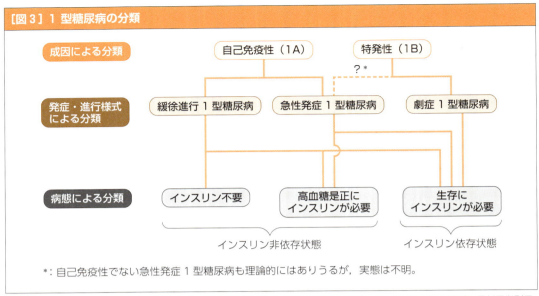

*：自己免疫性でない急性発症1型糖尿病も理論的にはありうるが，実態は不明。

(馬場谷成, 池上博司：1型糖尿病の成因・病態. 花房俊昭編, 新しい診断と治療のABC 18糖尿病, 改訂第2版, 最新医学別冊. p27, 最新医学社, 2010より)

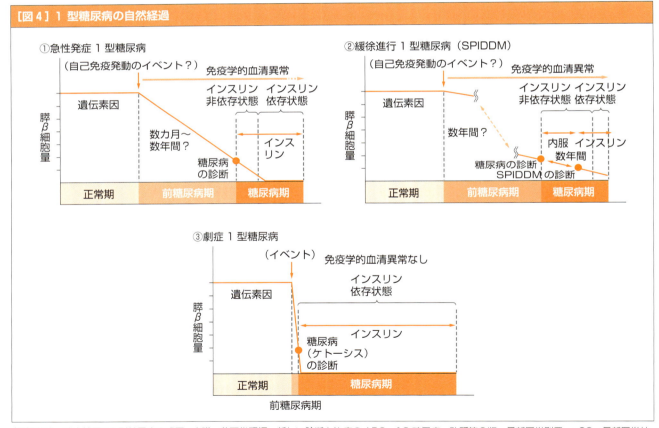

(馬場谷成, 池上博司：1型糖尿病の成因・病態. 花房俊昭編, 新しい診断と治療のABC 18糖尿病, 改訂第2版, 最新医学別冊. p29, 最新医学社, 2010より)

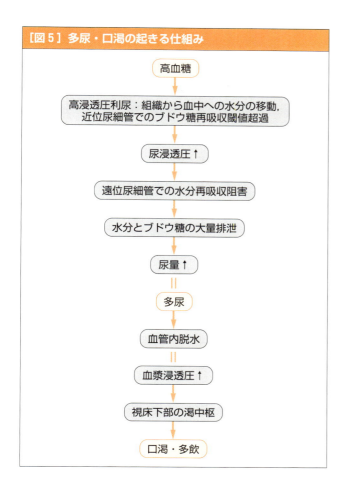

[図5] 多尿・口渇の起きる仕組み

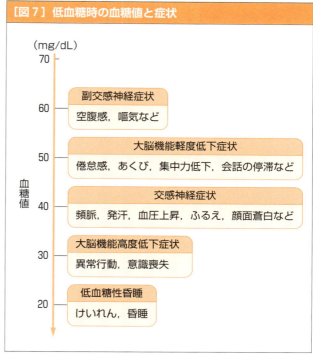

[図7] 低血糖時の血糖値と症状

（日本糖尿病学会・日本小児内分泌学会編著：小児・思春期糖尿病コンセンサスガイドライン．p164，南江堂，2015より許諾を得て転載）

断される[8]）。

- **DKA症状**
  口渇，多尿，体重減少，嘔気・嘔吐，腹痛
- **DKA徴候**
  頻脈，血圧低下，皮膚緊張の低下，呼気のアセトン臭，クスマウル大呼吸，意識レベルの低下

4）低血糖症

① 低血糖症の一般的な症状と目安となる血糖値［図7］

血糖が低下した場合に，生体は種々の症状を示す。必ず段階的に症状が現れるとは限らず，幼児では，症状が同時期に起こってくる場合もある。低血糖は生体にとって非常に危険なため，血糖の低下を阻止しようと生体内で拮抗作用が生じる。

外来性のインスリンにより血糖が一定レベル以下に低下すると，内因性インスリンの分泌が抑制され，グルカゴンとアドレナリンが分泌されてグリコーゲン分解を促進し，糖新生を活性化する。さらに低血糖が進行すると，成長ホルモンとコルチゾールが分泌されて肝臓での糖新生を促進し，末梢での糖利用を抑制して脳への糖補給を保とうとする。

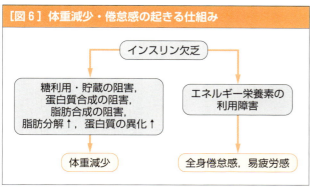

[図6] 体重減少・倦怠感の起きる仕組み

3）糖尿病昏睡：糖尿病ケトアシドーシス（DKA）

糖尿病ケトアシドーシス（DKA：diabetic ketoacidosis）は，インスリンの極度の欠乏にインスリン拮抗ホルモンの過剰が加わって生じ，高血糖（250 mg/dL以上），重炭酸の低下（15 mEq/L以下），血中，尿中のケトン体の上昇を伴うアシドーシス（pH 7.3以下）を認めればDKAと診

1型糖尿病の患者で内因性インスリン分泌が枯渇している場合は，低血糖に対するグルカゴンの分泌反応が低下して低血糖が遷延しやすい。

② 特異的な低血糖症

低血糖症[8]を発症する状況のうち，特異的なものを以下に示す。

- 無自覚低血糖症（低血糖症状を自覚せずに意識障害まで起こす低血糖症）
- インスリン抗体による低血糖症
- 肝機能障害，肝硬変合併糖尿病による低血糖
- 糖尿病自律神経障害による低血糖
- 非糖尿病治療薬によるもの
- 自分でインスリン注射量を多くして起こす低血糖（心理的な問題）

4．検査・診断

慢性高血糖を確認することが必須であるが，診断過程においては症状，臨床所見，家族歴などを参考に疾患概念に合致するか検証する作業が必要である。糖尿病の臨床診断のフローチャート[7]を［図8］に示す。

5．治療

1）治療の考え方

① 原則

強化インスリン療法を原則とする。インスリン頻回注射療法（MDI：multiple daily injection），もしくは持続皮下インスリン注入（CSII：continuous subcutaneous insulin infusion）療法により，健常者と同様なインスリンパターンを再現する。

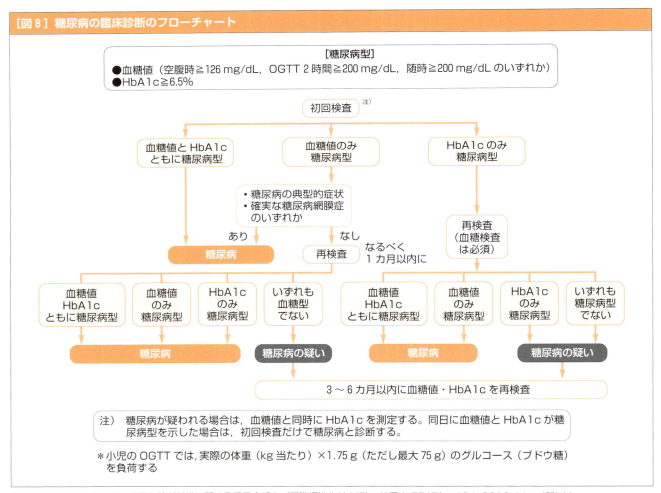

［図8］糖尿病の臨床診断のフローチャート

（日本糖尿病学会：糖尿病の分類と診断基準に関する委員会報告（国際標準化対応版）．糖尿病 55(7)：494, 2012 より一部改変）

② 目的

糖尿病の合併症の進展阻止，予防を目的とする。小児期発症の場合，糖代謝異常の是正のみでなく，健常小児と同様に成長・発達できるよう支援する。

2）1型糖尿病の薬物療法

① インスリン頻回注射法（MDI）

何種類かのインスリンを組み合わせて頻回に皮下注射し，血糖コントロールを図るものである。一般的には，（超）速効型インスリンを3〜4回各食事前に注射（bolus injection）し，加えて中間型もしくは遅効型インスリンを健常者のインスリンパターンに近づくように与薬する（basal-bolus療法）。

② 持続皮下インスリン注入（CSII）療法

（超）速効型インスリンを皮下に持続的に注入する方法で，インスリン基礎分泌に相当する基礎注入と追加分泌に相当する追加注入を行うことにより，厳格な血糖コントロールを目指す治療法である。CSII療法の適応症例，条件，長所，短所について【表1】に示す。

3）1型糖尿病の食事療法

糖尿病の食事療法の基本は，適正な総エネルギー量の食事，バランスのとれた食事，規則的な食事，合併症予防に役立つ食事，である。

小児期は成長，発育する時期であり，小児1型糖尿病における食事指導では，健全な発育を重視する栄養のバランスが重要であり，食事・カロリー制限をするものではない。

① 食品交換表

食品の選択にあたって，簡単でわかりやすく，専門的な栄養の知識がなくても食事療法ができるように工夫された食品の一覧表である。1965年に発行されて以来，日本食品成分表の改訂に合わせて改訂を重ね，2012年には『食品交換表第6版』，2007年発行の『糖尿病食事療法のための食品交換表　活用編』，『指導の手引』と併せて活用することが推奨されている。

② カーボカウント

摂取する炭水化物の量を把握し，必要なインスリンを与薬していく方法である。炭水化物量のみに着目する方

【表1】CSII療法の適応症例と条件，長所，短所

適応症例（日本）	・頻回注射法で血糖コントロールが困難な不安定型糖尿病 ・低血糖の頻発，無自覚性低血糖を繰り返す症例 ・ライフスタイルに変化が多い（不規則な勤務など）症例 ・糖尿病妊婦もしくは妊娠前血糖コントロール目的 ・暁現象が顕著（早朝の高血糖が顕著で是正が困難）な症例 ・経管栄養など一定の速度で栄養されている症例 ・脾臓全摘後の糖尿病症例	・血液疾患合併などによる出血傾向のあるインスリン注射の必要な症例 ＊小児においては，患児，家族と医療チームが一緒になって行うことが原則となる。年齢の下限はない。乳児，新生児，幼児，食行動異常の思春期児，針恐怖症の患児，易ケトーシス患児，競争競技をする患児なども適応である
条件	・厳格な血糖コントロールの重要性を理解し，治療への意欲がある ・CSIIポンプの仕組みを理解し，操作ができ，カテーテルケアができる ・清潔操作ができる ・ポンプ，カテーテルトラブル時の対策技術を有する ・常にポンプを装着するという状態に耐えられる ・最低4回以上の血糖自己測定ができ，その結果を血糖コントロールに反映させることができる	・重度の視力障害，聴力障害や重症の糖尿病合併症がない ・家族の理解と協力が得られる ・医療者側がCSIIに習熟し，サポート体制をとることができる ・糖尿病ケトアシドーシス増大の危険性，カテーテル刺入部感染の危険性を了解している ・患者および医療側が経済的負担を了解している ＊家族内に精神社会的に不安定な人，患児に情緒障害がある場合は実施を見送る
長所	・基礎インスリン与薬量を時間によって調整できる ・ボーラス方法の選択ができる（スクエア，デュアルなど） ・糖代謝の改善 ・無自覚性低血糖の改善 ・暁現象の防止 ・体重管理の改善	・糖尿病管理の意識の向上 ・慢性合併症の予防 ・生活の自由度と融通性の増大 ・血糖値の安定化によるQOLの向上 ・大規模災害時に有益
短所	・皮膚合併症（リポアトロフィー（脂肪萎縮），テープかぶれ，皮下硬結，穿刺注入部位の感染など） ・注入停止のトラブル（ポンプの故障，カニューレの抜け，インスリン凝集によるつまり，カテーテルの屈曲による注入停止状態）による持続的高血糖，DKA	・過剰注入による低血糖 ・インスリンアレルギー ・インスリン頻回注射法より割高な医療費

（文献1，p152．文献9，pp11-13，p48より作成）

法であり，炭水化物量の把握やインスリン量の計算方法を身につけることで適切な血糖管理ができるとされる。

成長や発育に見合ったバランスのよい食事を守ることが基本であることには変わりがない（コラム「カーボカウント」p112参照）。

4）1型糖尿病の運動療法

1型糖尿病の血糖コントロール改善に対する運動の有効性は，必ずしも確立されていない。運動療法は体力の保持・増進，いわゆるQOLの向上やストレス解消の観点から有用である。運動中の血糖変動に対して，インスリン量と補食の調整を行えば，随伴する合併症がない限り，ほとんどのスポーツ競技に参加可能である[8]。

5）血糖コントロールの指標

血糖自己測定や血糖モニターにより，日常生活での血糖プロフィールを知ることができる。またスライディングスケール法（注射直前の血糖値に応じてインスリン量を増減する方法）で血糖値に応じたインスリン量の調整が可能である。

① その時点での血糖値を知り，インスリン量や，補食量を決めるための指標

- **自己血糖測定**（SMBG：self-monitoring of blood glucose）

SMBGの保険適用となるのはインスリン治療中の糖尿病患者であるが，近年は2型糖尿病の非インスリン治療患者の自己管理のエンパワメントツールとしても注目されている。強化インスリン療法中は，SMBGが非常に有用である。各食前，食後2時間，睡眠前，低血糖症状出現時に測定することが望ましいとされる。近年，食後血糖の目標値を食後1〜2時間値で160 mg/dL未満とすることが推奨されている。これは追加インスリン注射後2時間値の効果をみていく考え方である[8]。

- **持続血糖モニター**（CGM：continuous glucose monitoring）

専用の穿刺具により皮下組織にセンサーを挿入して，皮下間質液中のグルコース濃度を連続して測定する方法である。センサーに含まれる酵素（glucose oxidase：ブドウ糖酸化酵素）を間質液中のグルコースと反応させて，電気信号に変換することで連続測定を行うものである。

間質液中のグルコース濃度の測定値と血糖値との間には，乖離が生じるため，SMBGを1日に1〜4回程度行い，値を入力もしくは利用することによる補正が必要である。皮下に留置して使用するため，測定穿刺部の発赤，かぶれ，感染などに注意が必要である。（日本ではCGM機器が2009年に承認され，2010年に診療報酬点数が決定した）[10]。

② 一定期間における血糖コントロールを判断するための指標

- **ヘモグロビンA1c（HbA1c）**

過去1〜2カ月の血糖コントロールを反映している。HbA1cの表記は，国際標準値のNGSP値（JDS値に0.4％加えた値が相当する）である。糖尿病患者の血糖コントロールの状態の把握には，HbA1c値，空腹時血糖値，食後2時間値などを勘案して判断する必要がある。

- **その他の指標**
  - 糖化アルブミンGA（glycated albumin）基準値11〜16％：過去2週間の平均血糖値を反映する指標
  - 1,5-アンヒドログルシトール（1,5-anhydroglucitol）基準値14.0μg/mL以上：尿糖の排泄量と相関して低下する検査指標で，糖代謝状態の悪化により低値（＝血中濃度の低下）を示す。検査時点から過去数日間の血糖コントロールの状態を反映する。

6．合併症

慢性の高血糖が長期間持続すると，細動脈に動脈硬化が起こり，細小血管障害（糖尿病網膜症，糖尿病腎症，糖尿病神経障害など）をきたす。また高血糖は，脳卒中や心筋梗塞のリスクとなる。

II　1型糖尿病の看護ケアとその根拠

1．観察ポイント

1）身体症状と血糖コントロールの状況

① 糖代謝異常に関連する身体症状

- 意識レベル（けいれん，意識障害，昏睡，異常行動）
- 機嫌，遊ぶ様子（何かいつもと違う感じ）
- 倦怠感（栄養素利用障害）
- 飲水量，哺乳量（多飲）

- 排尿回数，尿量（多尿）
- 身長，体重（体重減少：栄養素利用障害）
- 空腹感，嘔気，あくび，発汗，振戦，顔面蒼白（低血糖）

② **全身状態**
- 皮膚の状態（湿潤：低血糖，皮膚障害：テープかぶれ）
- 糖尿病合併症の有無と程度
- 既往疾患の症状
- バイタルサイン
  ・体温：高体温（感染症），低体温（ケトアシドーシス）
  ・呼吸：クスマウル大呼吸，呼気アセトン臭（ケトアシドーシス）
- 脈拍：頻脈（脱水，低血糖）
- 血圧：血圧低下（脱水，ショック），血圧上昇（低血糖）

③ **血糖コントロールを示す検査データ**
- 血液中：血糖，HbA1c，ケトン体
- 尿中：尿糖，ケトン体

2）生活状況
① **エネルギー摂取および消費に関連する生活習慣と療養法**
- 食事摂取内容・量・時間，嗜好
- 血糖コントロールのための療養方法（薬物療法，食事療法，運動療法）の理解と手技獲得の程度や具体的な生活スキル

② **生活リズム**
- 起床時間，食事時間，就寝時間
- 課外活動の内容，趣味活動の内容（活動量）
- 平日と休日の活動量の違い

3）心理・社会的状況
- 糖尿病に関するイメージや知識
- 病院受診（発症）までの経緯
- ストレス因子とストレスコーピングパターン
- 家族の状況，家族員の思い
  ▶身体症状と血糖コントロールを把握し，生活状況と照らし合わせて血糖変動の要因をアセスメントする。療養行動に関しては，生活状況だけでなく，心理・社会的状況も影響するため，子どもだけでなく家族や学校・保育園などの生活に関しても情報収集をしていく。

2．看護の目標

　糖尿病の合併症の進展阻止，予防のための血糖コントロールに関する療養生活指導だけでなく，1型糖尿病をもって成人し，自分の人生を設計し生きていけるように，患児の各発達段階において看護者としてできる支援を行う。

　1型糖尿病の患児の成長・発達や環境に応じて，血糖管理以外は，他の健常小児と同様にその子らしく生活し，成長・発達していけるように支援する。
❶血糖コントロールおよび急性合併症（ケトアシドーシス，低血糖，感染）の予防
❷発達段階や理解度に合わせた療養生活指導

3．血糖コントロールに関する看護ケア

1）糖尿病昏睡の看護ケアと予防
① **糖尿病昏睡の原因**
　昏睡がある場合ははじめに，血糖値測定により，高血糖によるものか，低血糖によるものかを鑑別する。
　簡易測定器により尿中，血中ケトン体の有無，血液ガス分析によりアシドーシスの有無をみる。1型糖尿病患児では糖尿病ケトアシドーシスを起こすことが多い。血糖値に応じて以下のようにアセスメントする。
- 血糖値正常→脳血管障害，心疾患，感染などの徴候から原因をさらに探る
- 低血糖→低血糖性昏睡→糖（グルコース）の補給
- 高血糖
  ・アシドーシスなし→高血糖性高浸透圧昏睡

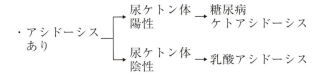

② **糖尿病昏睡時の対応**
　血糖測定ができない場合，糖の摂取（意識がない場合は口腔内粘膜に塗布）を試みる。
　▶脳のエネルギー源は糖質のみであり，低血糖であった場合の脳障害を防ぐため。

　迅速に輸液ルートを確保し，脱水の補正，血糖値補正，電解質補正のための治療を開始する。
③ **糖尿病昏睡の予防**
　日常生活での予防としては，インスリン治療の中断，感染症（特に高熱，下痢，嘔吐，食思不振を伴うもの），過度

のストレス，暴飲暴食や絶飲食といった状況を避けることがあげられる。

2）血糖コントロールのセルフモニタリングと対処

① 低血糖

症状はp101を参照。低血糖症状が出現する血糖値には個人差がある。無自覚であることも多い。低血糖を経験した場合，どのような自覚症状があったか，生活行動との関連も丁寧に振り返り，予防や早期発見に努める。幼児の場合は，何となく機嫌が悪いなども症状であり，一緒に過ごしている親が気づく症状もある。低血糖の原因を［表2］に示す。

思春期の1型糖尿病患者は，一般的に血糖コントロールが乱れやすく，HbA1c等が悪化しやすいが，同時に低血糖の頻度も成人に比べて多い。その理由を［表3］に，低血糖の対策を［表4］に示す。

② 高血糖

高血糖の症状は，p101を参照。高血糖の治療は，脱水の補正，インスリン治療，電解質（カリウム，炭酸水素ナトリウム，リン）の補充を行う。

観察ポイントおよび処置を［表5］に示す。

［表2］低血糖の原因

- 食事がとれなかったなどのエネルギー摂取の問題
- 急に運動をしたり，補食をとらずに激しい運動をしたり，エネルギー消費の問題
- インスリンの打ち間違い
- （成人年齢になってくると）アルコールの過剰摂取による問題
- 故意に過剰のインスリンを注射するなどの心理的な問題

［表3］思春期の1型糖尿病患者の血糖コントロールが乱れやすい理由

- 急速な成長でインスリン必要量が変動する
- 体重当たりインスリン必要量が最も多い時期であり，注射量が増加する（高校生頃が最も多い）
- 食事摂取や活動量が不規則になりやすい（食欲旺盛，受験，就職，部活動）
- 人間関係にも多感な時期（友人関係・異性関係・親子関係）で療養行動が不安定になりやすい
- 第二次性徴（月経が血糖に影響する場合がある）

（東京女子医科大学糖尿病センター編：糖尿病の治療マニュアル，第6版，p391-394，医歯薬出版，2012より作成）

［表4］低血糖の対策

- （予定された運動に対して）運動前の補食
- （夜間の低血糖に対して）就寝前の血糖測定と就寝前の補食
- （軽度～中程度低血糖に対して）糖質を多く含んだ食品（ジュースやタブレット）の携帯と補食
- （重症低血糖：意識がなく本人が対処できない低血糖に対して）周囲の人への対処の教育（連絡や医療機関への搬送など）やグルカゴンの常備と使用方法の指導

［表5］高血糖時の観察ポイントおよび処置

- 簡易血糖測定，簡易ケトン体測定
- 血液検査
- 血圧，脈拍数，体温，意識レベル，自覚症状
- 心電図モニター，呼吸数モニター
- 尿量測定，尿糖定性定量，尿ケトン体定性定量
- 体重測定→体重減少度の算定
- 血管確保

4．療養生活指導に関する看護ケア

1）薬物療法に関する指導

① インスリン療法の意義と必要性
患児に以下の内容について説明する。年齢や発達に応じてわかりやすい表現を工夫する。
- 人間が摂取した栄養のうち糖質をエネルギーとして使用できるように取り込むためには、インスリンというホルモンが必要であること（生きるためには適切な量のインスリンが必要であること）
- 1型糖尿病は、インスリンが欠乏することによる
- 運動や食事とインスリン、エネルギー利用の関連について
- 治療は、健常者の生理的なインスリンの分泌に近くなるように、インスリンを注射によって身体に補う方法である
- 基礎分泌と追加分泌という生理的なインスリンの分泌様式を模して与薬する

② インスリンの注射方法
- ペン型インスリン注入器、持続皮下インスリン注入（CSII）、それぞれの器具の操作方法を説明する。詳細は各発売メーカーの使用説明書に沿って行う。自己注射用に開発されている皮下注射器具としての安全性についても強調する
- 使用するインスリンの効果発現時間、作用時間などの特徴と取り扱いについて説明する。個々の血糖変動や生活に合わせて、生理的なインスリン分泌に近づくための処方であることを理解させる
- 「自己注射」に対する受容の程度（親が注射する場合では、親の受容と患児の受容を別々に判断する）をみながら、医療者のモデリング、練習用キットを使用しての練習、できるところからの参加、チェック表などで手技を明示して進み具合を視覚化する、などの工夫が考えられる
- 発達や理解に合わせて、患児が自分で行う部分を増やしていく。幼児期であっても、準備には参加できる（物品の準備や注射部位の選択など）。できた部分は、ほめて行動を強化する。患児自身の身体、患児自身の病気のための治療であることが伝わるようにする
- （血糖測定器の針も含めて）注射針など医療廃棄物の処理方法について説明する

③ 自己血糖測定（SMBG）［図9］
詳細は各発売メーカーの使用説明書に沿って行う。
- SMBGについても注射と同様に受容具合をみて、モデリング、練習用キットを使用しての練習、できる部分の参加、チェック表などでわかりやすく手技を明示して指導を行う
- 血糖値を自分で記録することにより、患児自身が血糖に興味をもつようになるため、食事や生活行動のメモをしておくこともよい。血糖値により記録表を色分けをする方法などは、幼児も記録に参加できる機会となる
- 血糖値に過敏に反応することは避ける。コントロール不良の際の罪悪感や虚偽の報告につながりかねないし、患児自身が血糖値を気にして生活することに窮屈な印象をもってしまっては逆効果である。値に一喜一憂せず、患児が自分で血糖値を記入した、自分で考えてみた、といった行為そのものをほめていく

④ スキンケア
- 注射や血糖測定時のアルコール消毒綿の清拭によって皮脂が取り除かれ、バリア機能が低下しがちであるので、保湿による皮膚バリア機能の維持が必要である
- 持続皮下インスリン注入療法の場合は、カニューレ留置のためのテープによる皮膚トラブルが生じやすい。テープ自体が製品の一部となっていることが多いため、テープの種類が限定されることから、留置部位のローテーションに合わせて、テープが貼られていない部分のスキンケアを十分に行うことで、皮膚障害を予防する

⑤ 学校との調整
学校でのSMBGやインスリン注射については、子ども、親、学校の考えはさまざまであり、緊急時の対応などの具体的方法も含め、発症初期から学校側と調整をしていく。調整を親任せにせず、医療者がかかわることで、学校側の協力を得やすい場合もあり、積極的にかかわる体制を整えておく。

⑥ 思春期における問題への対応
思春期は友人関係が重要になり"糖尿病をもつ自分"について、悩み、揺れる時期である。生活が不規則になり、療養行動も乱れがちになる。加えて思春期の成長スパートや、ホルモンバランスの変化から、血糖コントロール自体が難しくなる時期でもある。

医療者は根気よくかかわり、外来受診が継続できることを重視する。コントロール不良から主治医と疎遠にならないよう、看護職は患児の気持ちを受け止め、相談役、指導役など役割分担をしてチームでかかわる。親の言うことが聞き入れられない時期は、医療者が、日常生活を含めた相談や助言の役割を担う。同病の子どもが周

[図9] SMBGの方法

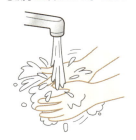
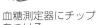

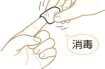
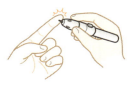
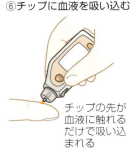
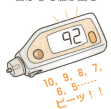
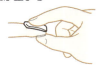

①流水と石けんで手を洗う　②器具を準備する（穿刺器具に穿刺針をつける／血糖測定器にチップをつける）　③どの指にするか決めて消毒綿で拭く　④拭いた指が乾いたら穿刺する　⑤血液を出す（血液は直径1mmくらいで十分）　⑥チップに血液を吸い込む（チップの先が血液に触れるだけで吸い込まれる）　⑦音が出るまで待つ（10秒まつとピーッと音がして値が出る）　⑧待っている間に指を拭く（消毒綿で軽くおさえれば血が止まる）　⑨血糖値を記録する（※低い値、ちょうどよい値、高い値と色分けするなど工夫するとよい）

＊アルコール綿で脂を拭くと、その部分の皮脂もとれてしまい、指先が荒れやすくなる。ハンドクリームを塗って、ケアしておく

※手帳型やスマホアプリなどもある。自分に合ったものをみつけるとよい

囲にいることは少なく、患児にとって相談できる大人が医療者になる場合もある。

1型糖尿病患者としての自立を目標に、自分で失敗も引き受ける体験を積み重ね、自分らしく生きていくことへの支援をする。

2）食事療法に関する指導

制限はないこと、患児の成長・発達を支える食事ができるように、薬物療法や運動ともつなげて、栄養摂取について考えられるよう指導する。

食事は毎日のことであり、楽しみの1つである。「こうしなければいけない」のではなく、それぞれの家庭での食習慣も活かしながら、血糖コントロールができる方法を見つけていく。教育入院中の食事を参考にしたり、栄養指導を活用したり、いずれは患児自身が食べるものを判断していく、という考えで支援する。

家族の健康にも役立つバランスのよい食事、「なんでも食べられるけど、量や時間のバランスは気にしてほしい」など前向きに捉えられるように指導する。血糖値を振り返るときにも「○○がダメだった」を強調するよりも、「今度は、こんな風にしてみよう」、「こんな日もあるよね」、と患児や家族が考えられるよう、次に活かせる振り返りをする。

3）運動療法に関する指導

特に制限はないことを伝え、患児が好きな活動ができるように支援していく。運動を行う際の留意点【表6】について指導し、工夫をすれば、好きな運動が十分できることを示す。

[表6] 血糖コントロールと運動療法に関する留意点

①注射部位は腹壁（臍の下）など，運動による吸収促進の影響を受けにくい場所を選択する（例：大腿部は，運動中インスリン吸収が早まる）
②食事後1～3時間に運動を行うようにする（低血糖防止のため）
③運動量が大きい場合は，インスリンの減量，運動前・中・後に，適宜，補食をする（ケトーシスを起こしやすい場合は，インスリンの減量はしない）
④運動終了後～10時間後にも低血糖が出現することがある（就寝前の補食が有効な場合がある）
⑤通常より血糖測定の回数を増やして，運動と血糖変動の状況に合わせたインスリン与薬パターンを決めていく（CSII療法では，運動日と非運動日など，生活パターンに合わせてベーサルインスリン量を設定しておくことができる）
⑥運動前の血糖値が100mg/dL未満の場合は，吸収のよい糖質を1～2単位摂取する
⑦低血糖症状に備えて，血糖測定器，補食を常備しておく

(押田芳治：運動療法の効果と実際．注意点．岩本安彦・他編，糖尿病最新の治療2013-2015．p116，南江堂，2013より作成)

4）シックデイへの対応に関する指導
①シックデイとは

糖尿病患者において，感染症による発熱や下痢，嘔吐などの消化器症状のみならず，外傷，手術，歯科治療，副腎皮質ステロイドの与薬など新たに加わる身体的ストレスによって，食欲不振のため食事ができなくなった状態などが起き，非日常的に血糖コントロールが困難になった状態を指す[11]。

シックデイの際には，原疾患に基づく炎症性サイトカインの分泌促進，交感神経の緊張，インスリン拮抗ホルモンの増加によりインスリン抵抗性が高まること，発熱，下痢，嘔吐による脱水や電解質の喪失により，代謝性アシドーシスを引き起こすこと，食事ができないことを理由にインスリンを中断して高血糖に至ること，または，カロリー摂取不足により低血糖に至ることなど，さまざまな病態がある。

②シックデイ対応の指導
- 主治医に連絡して指示を受ける
- 自己判断でインスリンを中止しない
- 水分摂取により脱水を防ぐ
- 口当たりがよく，消化のよいもので糖質を摂取し，絶食をしない
- 病院受診が必要な症状[表7]があればすぐに受診する

[表7] 病院受診が必要な症状

- 嘔吐または下痢が激しく，1日以上続き，食物摂取が不可能なとき
- 高血糖と尿中ケトン体陽性が，1日以上続くとき
- 高熱や感染症状が2日以上続き，改善傾向がみられないとき
- 脱水症状がひどい場合や，著しい体重減少がみられるとき
- 食事がとれず低血糖発作時および低血糖発症の可能性が高いとき（血糖80mg/dL以下）
- 胸痛や呼吸困難，意識混濁がみられたとき

5）母親（多くの場合，療養生活全般を担う）への支援
①母親の負担と患児の満足度

母親は，自責の念，今後の不安，患児を不憫に思う気持ちなどから血糖管理に過度に神経質になってしまい，患児の気持ちを受け止める余裕がなくなってしまう場合がある。

中村ら[12]による1型糖尿病の患児のQOLと血糖コントロールに関する研究では，小・中学生では患児の年齢が低いほど「親の糖尿病管理へのかかわりが多く」，親のかかわりが多いほど「親の糖尿病と疾患管理の負担は大きく」なるが，「小・中学生の患児の生活の満足度は高い」という結果が示されている。

一方，高校生以上では「親の糖尿病管理へのかかわりが多い」ことは「親の糖尿病と疾患管理の負担を大きく」するが，「青年の生活の満足度には有意な影響はみられなかった」という結果であった。また，血糖コントロールがよいことは小・中学生，高校生以上ともに「親の糖尿病と疾患管理の負担を小さく」し，「青年の生活の満足度を高く」していた。

②母親への支援

①の結果より親の役割として，患児だけではできない部分を補うという糖尿病管理が重要であると考える。母親への支援としては，看護者の方から母親が思いを出せる関係性を築き，母親の頑張りへの承認を示しながら，目標は患児が自立して療養できることであることを伝えていく。小・中学生では母親の負担感に配慮しながら患児へのかかわり方をともに考え徐々に子離れができるように支援し，青年期では，良好な血糖コントロールが生活のQOLにつながることを本人が実感できるよう，親は患児の失敗を一緒に受け止めつつ，患児自身が療養法を身につけられるよう支えていくことを目標にしていく。

③患児への支援

注射や血糖測定は，痛みを伴う処置であるが，1型糖

尿病患児には必要なことであり，乳幼児期から患児にとって必要で大切なことというスタンスでかかわり，できたことはしっかりほめ，明るい雰囲気で，患児の自己効力感，自尊心が満たされるよう家族と医療者が協力する。

親や家族が血糖測定やインスリン注射の手技を習得する際には，親や家族の頑張りや手技を，患児の前でほめることで，患児の親への信頼感を育て，親が行う医療処置に対する不安を軽減することにつながる。

6）ピア・サポート（peer support）

患児たちにとって，同じ病気のある仲間との出会いや交流から得るものはとても大きい。医療者には，同病の子どもたちと出会える機会を提供するという支援が可能である。患者会やサポートグループなどさまざまな取り組みがあり，ここでは小児糖尿病サマーキャンプを紹介する（MEMO 参照）。

（汲田明美）

《引用文献》
1）東京女子医科大学糖尿病センター編：糖尿病の治療マニュアル，第6版．p139, 152, 376, 医歯薬出版, 2012
2）Karvonen M, et al：Incidence of childhood type 1 diabetes worldwide. Diabetes Mondiale（DiaMond）Project Group. Diabetes Care 23：1516-1526, 2000
3）丸山太郎，丸山千寿子編：1型糖尿病の治療マニュアル．pp5-6, 8, 南江堂, 2010
4）日本糖尿病学会編：小児・思春期糖尿病管理の手びき，改訂第2版．p56, pp85-88, 南江堂, 2001
5）長谷田文孝・他：1型糖尿病，自己免疫疾患・アレルギー疾患（後篇）．最新医学 68（6）：205-209, 2013
6）馬場谷成，池上博司：1型糖尿病の成因・病態．花房俊昭編，新しい診断と治療の ABC，改訂第2版，最新医学別冊．pp27-29, 最新医学社, 2010
7）日本糖尿病学会：糖尿病の分類と診断基準に関する委員会報告（国際標準化対応版）．糖尿病 55（7）：485-489, 2012
8）岩本安彦，羽田勝計，門脇孝編：糖尿病最新の治療 2013-2015．p116, 187, 193, pp317-319, 南江堂, 2013
9）小林哲郎，難波光義：インスリンポンプ療法マニュアル CSII 療法導入・管理のための手引き．pp11-13, p48, 南江堂, 2009
10）西村理明：CGM 持続血糖モニターが切り開く世界，改訂版．序, p10, 医薬ジャーナル社, 2011
11）日本糖尿病学会編：糖尿病学用語集，第3版．p151, 文光堂, 2011
12）中村伸枝・他：1型糖尿病をもつ子ども／青年の QOL と親の QOL，血糖コントロールの関連．日本糖尿病教育・看護学会誌 14（1）：4-10, 2010

《参考文献》
1）日本糖尿病学会編：科学的根拠に基づく糖尿病診療ガイドライン 2013．南江堂, 2013
2）医療情報科学研究所編：病気がみえる vol. 3，糖尿病・代謝・内分泌，第2版．メディックメディア, 2008

MEMO　小児糖尿病サマーキャンプ

小児糖尿病サマーキャンプは，1925 年に米国で初めて行われ，日本には 1963 年に導入され，2007 年には全国 45 カ所で行われている。その目的は，楽しい体験，仲間づくり，自己管理に必要な糖尿病の知識・技術の獲得，安全な環境下での血糖の変動の体験，社交性を身につけること（自立へ向かう手助け），医療者への教育である[1]。

同年代の仲間たちとの共同生活を通して自己管理の技術を習得する。川遊びやウォークラリー，野外調理，キャンプファイヤーなど，サマーキャンプの中身はさまざまである。発症間もないキャンパーから，ポストキャンパー（サマーキャンプの卒業生）まで，幅広い糖尿病患者と交流することができる。いつもの主治医でない医師とも話をするので，自分の糖尿病について自分がどのくらい知っているかに気づかされたりもする。他の患児が注射しているのを見て，注射部位のローテーション箇所を増やすことができる患児もいる。ポストキャンパーには，キャンプの運営にかかわって，その成長ぶりを見せてくれる頼もしい人もいる。

勉強会も自分たちで医療スタッフの協力を得て企画する。医療スタッフにとってサマーキャンプは患児たちの生の声を聞いて，本当に必要な支援は何かを学ぶ場でもある。

（汲田明美）

《引用文献》
1）東海地区小児糖尿病サマーキャンプ研究会：東海地区小児糖尿病サマーキャンプ．http://www.dmcamp-tokai.jp/（2014.04.11 アクセス）

NOTE

コラム　1型糖尿病：カーボカウント

1）カーボカウントとは

カーボカウント（carbohydrate counting）とは，炭水化物が血糖に与える効果を知ることで血糖値を調整しようという考え方である。脂質や蛋白質の細かい計算はしない[1]ので，食生活にゆとりを感じられる利点もある。炭水化物だけが急速に血糖値を上昇させると考えて「食事中の炭水化物の摂取に合わせて必要なインスリンを与薬し，血糖値を調整する」方法である。

2）カーボカウントとインスリン療法

カーボカウント法では，食事中の炭水化物（カーボ：carbo）量が把握できれば，それに必要なインスリン量が把握できるとみなす[1]が，この考え方が単純に利用できるのは，食事前に与薬されるインスリンが超速効型インスリン，または速効型インスリンの場合である。

健常者のインスリンは，常に少量分泌されているもの（基礎インスリン）と食事後に追加分泌されるもの（追加インスリン）があり，これにより血糖値が一定に保たれる仕組みになっている。この正常なインスリン分泌に近づけるために行う基礎-追加療法（Basal-Bolus療法）の，追加インスリンに相当する量について，カーボカウント法を用いることにより，簡便な計算によって調整を行うことが可能になる。

3）1型糖尿病の小児におけるカーボカウントの利点

1型糖尿病の小児への食事指導で大切なことは，バランスのとれた食育である。カーボカウント法は，食事の追加インスリン量を決める目安であり，幼児・学童期には，おやつ（間食）にも対応できる。シックデイ（sick day：体調不良による食思不振などで血糖コントロールが困難な状態）などでは，食後に摂取したカーボ量に応じたインスリン量を決定することが可能となる。

カーボ量に応じてインスリン量を決定できるため，患児の食事や間食に変化をもたせることができ，食生活が楽しくなることも期待できる。

具体的には，1日に必要とされる食事量（5大栄養素をバランスよく摂取する）を守りながら，食事のなかの炭水化物の量と食前血糖値（目標血糖値を個別設定）に合わせて与薬するインスリン量を計算する。

わが国においては，糖尿病食事指導のなかで定着している食品交換表の80 kcalを1単位とする考え方に合わせて，［炭水化物10 g＝1カーボ］と計算する方法が提唱されている（米国では炭水化物15g＝1カーボである）。すなわち，炭水化物80 kcalは，炭水化物20 g（炭水化物1 g＝4 kcal）＝2カーボと計算する。

実際に使用する際は，患児個々の糖代謝に合わせる必要があるので，あらかじめ体調や血糖コントロールが安定した状態で，1日に必要なインスリン量，1日に摂取した炭水化物量，1日の血糖変動や，1回の食事量とインスリン与薬に対応する血糖変動など，その患児の基準となるいくつかの数値を多面的に計算しておき，必要時にはその値を使用する。

4）カーボカウントで注意すること

摂取した食事に合わせてインスリンを与薬するので，必要量以上に食事を摂取していると，血糖値は安定していても，摂取量過多による肥満を引き起こすことになる。標準体重や活動量，身体の成長，健全な発育に見合ったバランスのよい食事を守ることが基本であることを忘れてはいけない。

[表]　血糖の記録の項目

①インスリン	種類，量，打ち忘れなど
②血糖値	（理想的には，1日当たり4～8回：空腹時，食前，食後，食事開始後2時間，眠前，15時など）
③食事内容	摂取量，摂取時間
④運動	時間，量，強度など
⑤低血糖の治療	摂取した（与薬した）もの，量
⑥他の要因	旅行，病気，ストレス，月経，機器の変更（インスリンポンプ注入の変更，グルコースセンサーの変更），スケジュール変更，血糖に影響する可能性のあるイベントすべて

5）カーボカウントの効果判定[2]

カーボカウントが適切に行えているかどうかは，食事前，就寝前の目標血糖値を設定して，血糖の変動や傾向を総合的にみていくことで判断することができる．1回の血糖値に対応して考えるのではなく，数日間の血糖記録を参考にして，個人の傾向に基づいて判断していくことが重要である．

実際にその人に見合った血糖コントロールができているかを判断するには，できる限り多くの情報を記録して，効果を判定することが推奨される．[表]のような項目を記録しておくとその判断に役立つ．

（汲田明美）

《引用文献》

1) 川村智行：糖尿病のあなたへかんたんカーボカウント—豊かな食生活のために，改訂版．p26，医薬ジャーナル社，2009
2) 坂根直樹，佐野喜子編著：はじめてのカーボカウント，2版．p76，中外医学社，2013

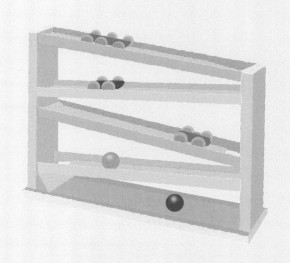

7．骨・関節系（運動器）疾患

11 先天性股関節脱臼 (DDH)

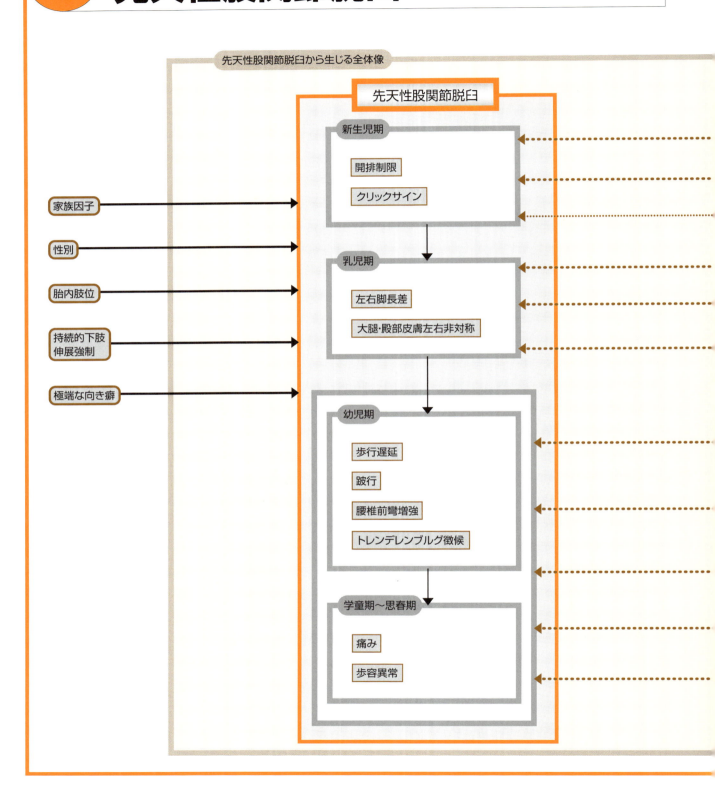

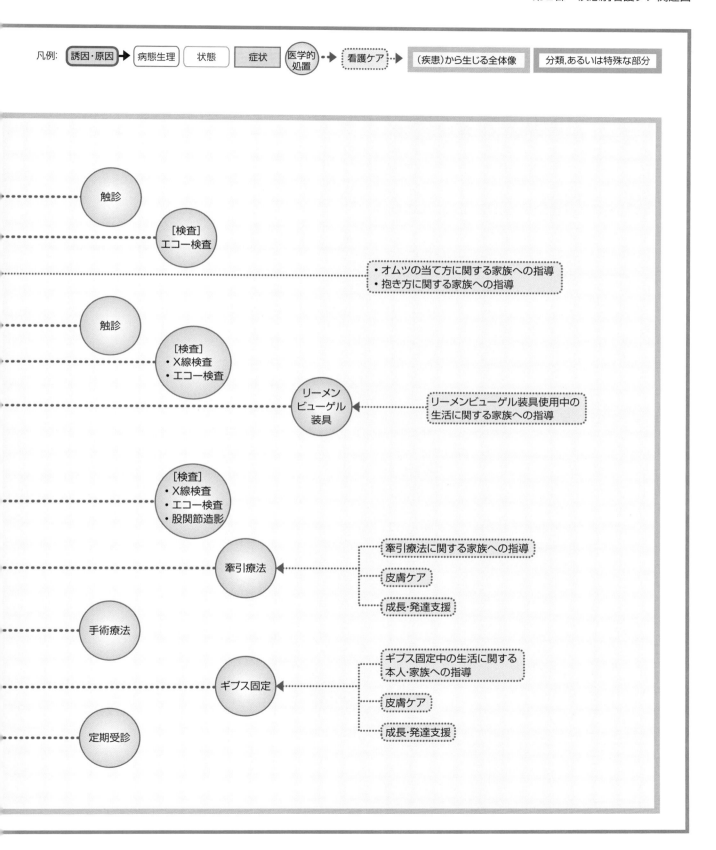

7. 骨・関節系（運動器）疾患

11 先天性股関節脱臼 (DDH)

I 先天性股関節脱臼の基礎知識

1. 定義および概要

先天性股関節脱臼（developmental dislocation（または dysplasia）of the hip：DDH）とは，関節包に大腿骨骨頭が包まれた状態で股関節が外れている状態をさす。発生率は 0.1 ～ 0.3％（出生 1000 に対して 1 ～ 3 人）ほど[1]とされており，女児に多い（男児の約 5 ～ 7 倍）[1]。また，骨盤位出生に多く，右側より左側の場合が多いとされる。

なお，必ずしも「先天性」とは限らず，出生後に発症する場合も少なくないため，現在では「発育性股関節脱臼」と称されることがある。

2. 病態生理：メカニズムと分類

原因として，以前一般的に使用されていた三角オムツなどによって股関節伸展が強制されることや，骨盤位出生の場合，子宮内で殿部を下にして膝が伸展位で固定されることが考えられている。

出生後の股関節の肢位が大きな誘発要因とされており，なかでも持続的な下肢の伸展強制が発生に大きく関係する。その他，小児の極端な向き癖による場合や，血縁のある家族に先天性股関節脱臼や変形性股関節症など股関節の疾患がある人がいる場合なども，発生要因として考えられている。

❶骨頭が完全に臼蓋の外にあり寛骨臼と接触しないものが完全脱臼，❷骨頭の一部が外にはみ出て寛骨臼と接触するものが亜脱臼，❸脱臼はないが臼蓋の発育が不十分なものが臼蓋形成不全，に分類される。

3. 症状

新生児期での開排制限（脱臼側が床から 20°以上の角度にしか開かない）［図 1］や，クリックサイン（click sign）（脱臼している場合，屈曲させた股関節を外転させると骨頭が整復されて異音がする），さらに，乳幼児期での歩行の遅延，脱臼側の脚を引きずりながら歩く（跛行），トレンデレンブルグ徴候（Trendelenburg's sign），両側脱臼の場合は腰椎前彎増強・殿部を左右に振りながら歩くアヒル様歩行があげられる。

なお，外傷性の脱臼と異なり，乳幼児期の先天性股関節脱臼は痛みを伴わないと考えられている。

4. 検査・診断

新生児期から診断が可能だが，多くは 3 ～ 4 カ月児健診で発見される。

① 整形外科的診察所見

新生児期では，開排制限や，クリックサインなどから診断される。

乳幼児期では，新生児期の症状に加え，歩行の遅延，跛行，腰椎前彎増強（両側脱臼の場合），トレンデレンブルグ徴候（片側脱臼の場合）といった所見から診断される。

② 画像診断検査

上記の整形外科的所見と合わせてエコー検査，X 線検査の所見によって確定診断がなされる。なお，X 線検査は，新生児期では股関節のほとんどの部分が軟骨でできているために有効ではないとされている。

5. 治療

1) 新生児期～生後 3 カ月未満ごろ

新生児期～生後 3 カ月未満ごろまでは，クリックサインがあっても自然治癒することも多いため，二次的な大腿骨骨頭の障害・変形を防ぐためにも特別な治療はせず，家族にオムツの当て方，オムツ交換の方法，抱き方などの指導をして，下肢の運動を妨げないようにしなが

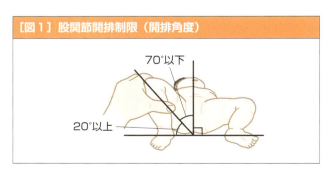

［図 1］股関節開排制限（開排角度）

[図2] リーメンビューゲル装具

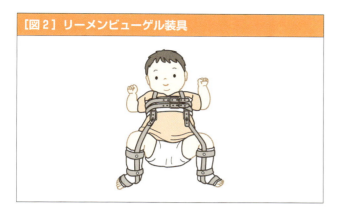

[図3] オーバーヘッド牽引

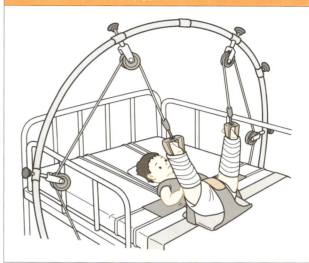

ら経過観察を行う場合が多い。軽度の亜脱臼であれば，整復率はよいとされる。

2）生後3～6カ月ごろ
① リーメンビューゲル装具による治療
　生後3～6カ月ごろの時期では，リーメンビューゲル装具［図2］による治療が一般的である。この装具を装着し，股関節および膝関節の伸展のみを制限して他の運動は妨げないようにし，患肢の運動を利用して大腿骨骨頭を臼蓋に向かわせて整復を図る。通常3～4カ月程度，常時装具を装着しつつ自宅で生活し，経過観察する。
　この治療によって整復されるケースも多いが，骨頭壊死，骨頭の扁平化などの重篤な合併症も生じうるため，重症度によっては早めに次の治療が進められる。
② リーメンビューゲル装具で整復されない場合の治療
　リーメンビューゲル装具で整復されない場合，あるいは生後6カ月を過ぎたころからは，以下の3）の①～③の過程で牽引療法が行われる。下肢を牽引して股関節周囲の筋肉の緊張を和らげて整復しやすいようにし，股関節への負荷を軽減して大腿骨骨頭障害を防止しながら整復を図る。

3）装具で整復されない場合，または生後6カ月以降
① 水平牽引
　まずは，下肢を水平方向に牽引して大腿四頭筋・腸腰筋などの大腿前面，股関節周囲の筋の緊張を緩和し，骨頭を臼蓋の位置まで下げて，脱臼が整復されやすいようにする。通常は数週間行われ，この間，入浴や食事などの場合を除いては常時牽引を続行し，定期的にX線検査・エコー検査などを行って評価を行う。
　なお，現在では水平牽引を自宅で行う器具が開発されており，入院期間の短縮が図られている。

② オーバーヘッド牽引（overhead traction）
　その後，下肢を垂直に牽引し，徐々に外転させて内転筋を伸ばして整復を図る［図3］。一定の角度まで外転させた後に，大腿部のみを把持して牽引し，膝を屈曲させることでハムストリングス（大腿二頭筋・半腱様筋・半膜様筋）を緩め，脱臼の整復を促す。2週間程度行われ，この間は離床・牽引の除去は不可とされる。
　牽引療法後の整復の評価として，全身麻酔下に股関節包の造影検査が行われる。
③ ギプス固定
　その後は，股関節外転・膝関節屈曲位を保持して腰部～足関節までギプスを巻いて，または装具を使用して股関節の安定を図り，再脱臼の予防・大腿骨骨頭障害の予防をしながら数週間経過観察を行う。

4）手術療法
　牽引療法などによっても整復されない難治性のものの場合，骨盤骨切り術・大腿骨骨切り術・関節包全周切離術などの観血的整復術が適用される。
　また大腿骨骨頭の変形や壊死など重度の骨頭障害が生じた場合にも，同様に手術療法が適用される場合がある。

5）脱臼整復後
　脱臼が整復されれば治療は一旦終了となるが，脱臼が整復された後も，学童期～思春期に至るまで痛みや跛行，トレンデレンブルグ徴候などの歩容異常がないか，整復後の遺残性亜脱臼や臼蓋形成不全が生じていないか，定期的に医療機関で経過観察が行われる。

II 先天性股関節脱臼の看護ケアとその根拠

1. 観察ポイント

1) 新生児期～乳幼児期の観察ポイント
- 殿部～大腿部にかけての皮膚の皺(しわ)の左右差
- 歩行の遅延
- 跛行の有無
- その他歩容異常(トレンデレンブルグ徴候など)

2) リーメンビューゲル装具装着中の観察ポイント
- 下肢の肢位
- 装具の正しい装着
- 装具が接触する皮膚の状態(発赤・水疱・表皮剝離の有無)
- 疾患および治療についての家族の理解
- 装具装着中の育児状況

3) 牽引療法～ギプス固定中の観察ポイント
- 正しい牽引(方向・牽引負荷・包帯の巻き方)
- 包帯が巻かれている下肢の皮膚の状態(発赤・水疱・表皮剝離の有無)
- 下肢の神経・循環障害の有無(皮膚色・爪床色,足部の動き,痛み・しびれの有無)
- 子どもの機嫌・食欲
- 牽引・ギプスについての家族の理解,家族による包帯の巻き方
- 牽引・ギプス固定中の育児状況

2. 新生児期の看護の目標と看護ケア

1) 看護の目標
❶下肢の伸展強制を防ぐための家族への指導

2) 看護ケア
下肢の伸展強制を防ぐため,家族にオムツの当て方,オムツ交換の方法,抱き方などを指導する。

3. リーメンビューゲル装具装着中の看護の目標と看護ケア

1) 看護の目標
❶脱臼の整復・悪化予防のための家族への指導
❷装具装着に伴う皮膚障害のリスク対応

2) 看護ケア
治療期間中は24時間常時装具を装着し続けるため,装具をしたままでの衣服の着脱をする場合には,脱臼の整復・悪化予防のために下肢や殿部だけでなく,腰～大腿にかけて支えながらオムツ交換や抱っこを行うように家族に指導する。装具との摩擦などによる表皮剝離や水疱形成などの皮膚障害のリスクがあることを説明し,衣服やフィルムドレッシング材などで装具の接触部位にあたる皮膚を保護する。

4. 牽引療法およびギプス固定中の看護の目標と看護ケア

1) 看護の目標
❶脱臼の整復・悪化予防のための安全な牽引実施・管理
❷牽引またはギプス固定に伴う皮膚障害のリスク対応
❸牽引またはギプス固定に伴う行動制限に対する成長・発達支援

2) 看護ケア
① 牽引実施中の安全確保と皮膚管理
[図3]のように下肢に包帯を巻いて牽引するため,長期間下肢を圧迫することになる。そのため,看護チーム内で,患児の状態に合わせた一定圧での包帯の巻き方について意識統一を図って実施する。

家族が付き添っている場合は,家族が実施してもかまわないことを伝え,同一人が一定圧で巻くように指導する。その際,包帯をきつく巻きすぎることによる神経・循環障害のリスク,包帯との摩擦による表皮剝離や水疱形成などの皮膚障害のリスクについて説明する。

また,清拭や巻き直しの際には下肢の皮膚状態を観察し,清潔に努める。

表皮剝離や水疱形成の場合は,フィルムドレッシング材などを貼付して保護する。

② 牽引実施中の安静と固定
股関節の安静を図り,再脱臼や整復の遅延を防ぐため,抱っこやオムツ交換の際には,下肢や殿部だけでは

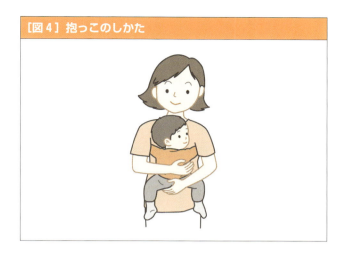

[図4] 抱っこのしかた

なく，腰〜大腿にかけて支えながら（ギプス固定中はギプスごと）行うように指導する[図4]。1人では困難な場合は2人で行う。

❸牽引実施中の成長・発達支援

牽引中は長期間ベッド上仰臥位で過ごさなければならないため，遊びやおもちゃにも工夫を凝らし，発達の促進やストレス解消ができるようにする。牽引の進み具合にもよるが，必ず医師の許可を得て，精神的安定のために，1日に数回，牽引を外す時間帯を設け，積極的に抱っこや気分転換を図る。その際，外す時間や体位については医師の指示を厳守する。

ギプス固定中は，移動が可能になることから，状況に合わせて遊びや気分転換活動を行う。ギプス装着後は退院して自宅療養となることも多いため，自宅での安全管理や皮膚トラブルなどについて，退院時の指導を家庭の状況を踏まえながら具体的に行う。

5．脱臼整復後の看護の目標と看護ケア

1）看護の目標
❶再脱臼の予防にむけての家族への指導

2）看護ケア
乳幼児期の場合は下肢の伸展強制を防ぐため，リーメンビューゲル装具装着中と同様の内容で，家族にオムツの当て方，オムツ交換の方法，抱き方などを指導する。成長・発達に伴い，歩行の遅延や跛行などの歩容異常がみられる場合は受診するように伝える。

ギプス固定中の場合であっても，股関節の安静が保たれない場合は再脱臼を招く恐れがあるので，オムツ交換の方法や抱き方などを指導する。また，ギプス内の皮膚障害，末梢神経・循環障害のリスクを伴うため，痛みや掻痒感の有無，皮膚色・爪床色，足部の動き，痛み・しびれの有無に留意する。

6．手術療法に関する看護の目標と看護ケア

1）看護の目標
❶術後合併症の予防
❷子どもおよび家族の手術に関する不安の軽減
❸ギプス固定に伴う皮膚障害のリスク対応

2）看護ケア
全身麻酔下での手術のため，麻酔および気管内挿管に伴う合併症（嘔気・嘔吐，無気肺，麻痺性イレウス，同一体位による皮膚圧迫損傷のリスクなど）に注意する。手術創が陰部に近いことが多く，排泄などにより創部が汚染する可能性もあるため，創痛の有無や出血，滲出液の有無や性状などについての観察，創部の清潔を保持し，創感染や縫合不全の予防に努める。

先天性股関節脱臼の手術の場合，寛骨などの比較的大きな骨を切削・切離することによる多量出血を伴う場合があるため，術中・術後の出血量および循環，呼吸状態には特に注意する。術後は股関節の安静保持のためにギプス固定するため，創部を直接観察できない場合も多い。全身状態や各種検査データ，患児の機嫌や様子，痛みの訴えなどにも注意する。

術直後からベッド上での安静が長期間必要になるため，ベッド上での安全かつ安楽な日常生活援助を考慮・実施するとともに，遊びやおもちゃにも工夫を凝らし，発達の促進やストレス解消ができるようにする。

（野々山敦夫）

《引用文献》
1）日本小児整形外科学会教育研修委員会編：小児整形外科テキスト．p37，メジカルビュー社，2004

《参考文献》
1）日本小児整形外科学会教育研修委員会編：小児整形外科テキスト．pp37-61，メジカルビュー社，2004
2）桑野タイ子監・本間昭子編：疾患別小児看護—基礎知識・関連図と実践事例．pp372-378，中央法規，2011
3）石黒彩子・浅averages みどり編：発達段階からみた小児看護過程＋病態関連図．第2版．pp75-92，医学書院，2012

8. 血液疾患

12 再生不良性貧血

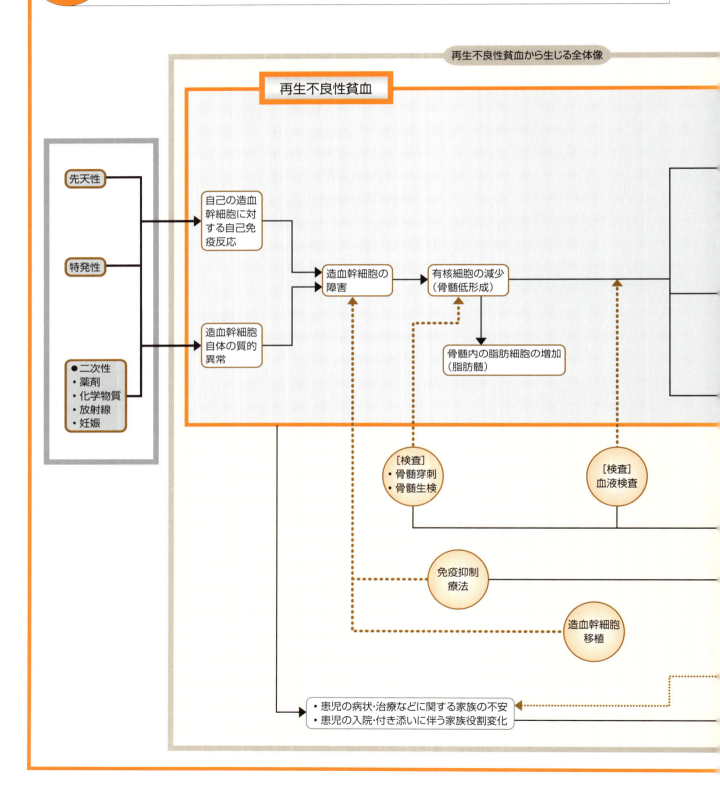

第Ⅱ部　疾患別看護ケア関連図

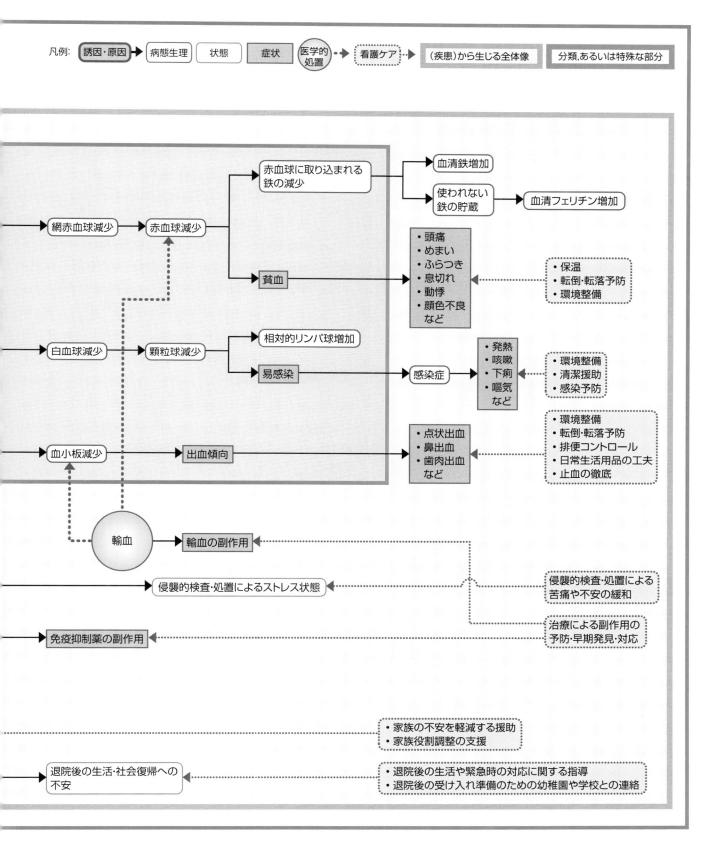

8．血液疾患

12 再生不良性貧血

I　再生不良性貧血の基礎知識

1．定義と概要

再生不良性貧血（aplastic anemia）とは，何らかの原因で骨髄の造血幹細胞が障害されることにより，赤血球，白血球，血小板のすべてが低下する汎血球減少と，骨髄における細胞密度の低下（骨髄低形成）を特徴とする疾患である。

わが国では年間発症例が70～90例とまれな疾患である。近年，治療法の進歩により予後が改善しており，80～90％の5年生存率が得られている。

2．病態生理

1）メカニズム

再生不良性貧血では，骨髄の造血幹細胞の障害により骨髄低形成が起こるため，赤血球，白血球，血小板すべてが減少する汎血球減少が生じる［図1］。

造血幹細胞が障害され，減少する原因は，❶遺伝子の異常（先天性），❷後天性に起こる，薬剤・化学物質・放射線・妊娠によるもの（二次性），❸自己の造血幹細胞に対する自己免疫反応や，造血幹細胞自体の質的異常によるもの（特発性）がある。原因不明の特発性のものが全体の約80％と大部分を占めている。

2）分類

再生不良性貧血は，先天性と後天性に分けられる［図2］。

先天性の再生不良性貧血にはファンコニ（Fanconi）貧血があり，後天性の再生不良性貧血のうち，二次性のものの原因として考えられる薬剤には，抗がん薬とクロラ

［図1］再生不良性貧血のメカニズム

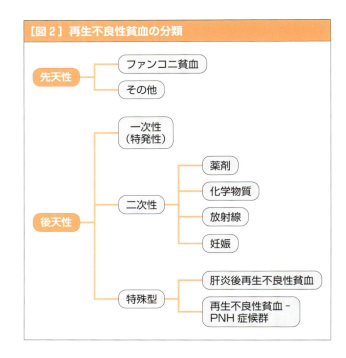

［図2］再生不良性貧血の分類

第Ⅱ部　疾患別看護ケア関連図

[表1] 再生不良性貧血の重症度分類

分類		好中球数	血小板数	網赤血球数
stage 1	軽症	下記以外		
stage 2	中等症（右記の2項目以上を満たす）	<1,000/μL	<5万/μL	<6万/μL
stage 3	やや重症（右記の2項目を満たし，定期的な赤血球輸血を要する）	<1,000/μL	<5万/μL	<6万/μL
stage 4	重症（右記の2項目以上を満たす）	<500/μL	<2万/μL	<2万/μL
stage 5	最重症（好中球に加え，他の2項目のうち1項目を満たす）	<200/μL	<2万/μL	<2万/μL

［厚生労働省難病情報センター：平成16年度改定版．http://www.nanbyou.or.jp/entry/106（2016/ 4/15アクセス）より］

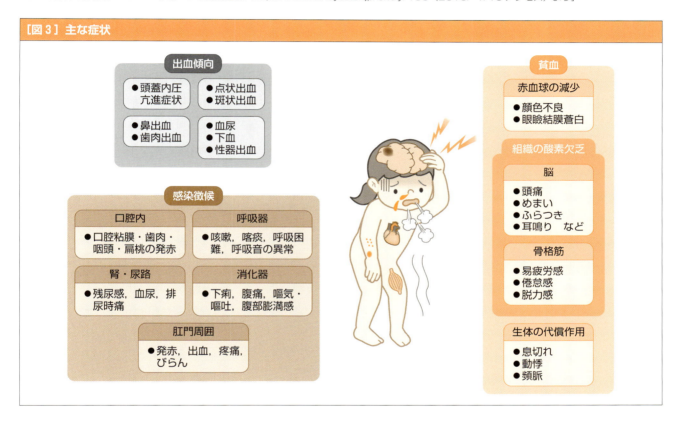

[図3] 主な症状

ムフェニコールが有名である．また，化学物質ではベンゼンなどがあげられる．これらの物質により，造血幹細胞が障害される．

また，重症度は好中球，血小板，網赤血球の数値によって，Stage 1（軽症）から Stage 5（最重症）の5段階に分類される［表1］．

3．症状［図3］

主な症状は，造血幹細胞が減少することによる汎血球減少から起こる．

赤血球が減少すると貧血となり，顔面蒼白，動悸，息切れ，易疲労感，倦怠感，めまい，頭痛などが起こる．

また，血小板が減少すると出血傾向が起こり，点状出血や鼻出血，歯肉出血などが出てくる．さらに白血球が減少すると，易感染状態になり，発熱や肺炎などの感染症状が現れる．

4．検査・診断

1）検査
① 末梢血液検査
骨髄低形成が起こるため，赤血球，白血球，血小板のすべてが減少する（汎血球減少）。造血そのものが障害されているため，幼若な赤血球である網赤血球が低値となる。また，白血球のうち顆粒球が減少するため，リンパ球は相対的に増加する。

② 骨髄穿刺，骨髄生検
造血幹細胞において造血が障害されるため，有核細胞数（骨髄球，赤芽球，巨核球）が減少し，骨髄低形成になる。代わりに脂肪細胞の割合が増加し，脂肪髄がみられる。

③ 血液生化学検査
赤血球数が減少するため，赤血球に取り込まれる鉄が少なくなり，血清鉄は増加する。また使われない鉄が貯蔵されるため，血清フェリチンも増加する。

2）診断
再生不良性貧血の診断基準を［表2］に示す。

5．治療

再生不良性貧血の治療は，重症度と年齢によって異なる［図4］。

1）重症再生不良性貧血（stage 3～5）
年齢が40歳以下で，ヒト白血球抗原（human leukocyte antigen：HLA）が一致する血縁ドナーがいる場合には，造血幹細胞移植が第一選択となる。年齢が40歳以上の場合や，ドナーが得られない場合は，免疫抑制療法が治療の第一選択となる。免疫抑制療法には，抗ヒト胸腺細胞グロブリン（antithymocyte globulin：ATG）療法とシクロスポリン（Cyclosporin A：CyA）療法を併用した治療が行われる。免疫抑制療法開始後6カ月の時点で治療が有効でなく，HLA一致の血縁ドナーがいない場合は，非血縁者間造血幹細胞移植が行われる。

＊ATGによるアレルギーを予防するため，ATG療法中はプレドニゾロンが併用される。

2）非重症再生不良性貧血（stage 1～2）
汎血球減少が進行し，血小板が5万/μL未満の場合には，免疫抑制療法を行う。これらの症状がない場合

［表2］再生不良性貧血の診断基準（平成22年度改訂）

1. 臨床所見として，貧血，出血傾向，時に発熱を認める

2. 以下の3項目のうち，少なくとも2つを満たす
   ①ヘモグロビン濃度：10.0 g/dL 未満　②好中球：1,500/μL 未満　③血小板；10万/μL 未満

3. 汎血球減少の原因となる他の疾患を認めない。汎血球減少をきたすことの多い他の疾患には，白血病，骨髄異形成症候群，骨髄線維症，発作性夜間ヘモグロビン尿症，巨赤芽球性貧血，がんの骨髄転移，悪性リンパ腫，多発性骨髄腫，脾機能亢進症（肝硬変，門脈圧亢進症など），全身性エリテマトーデス，血球貪食症候群，感染症などが含まれる。

4. 以下の検査所見が加われば診断の確実性が増す
   1) 網赤血球増加がない
   2) 骨髄穿刺所見（クロット標本を含む）で，有核細胞は原則として減少するが，減少がない場合も巨核球の減少とリンパ球比率の上昇がある。造血細胞の異形成は顕著でない
   3) 骨髄生検所見で造血細胞の減少がある
   4) 血清鉄値の上昇と不飽和鉄結合能の低下がある
   5) 胸腰椎体のMRIで造血組織の減少と脂肪組織の増加を示す所見がある

5. 診断に際しては，1.，2.によって再生不良性貧血を疑い，3.によって他の疾患を除外し，4.によって診断をさらに確実なものとする。再生不良性貧血の診断は基本的に他疾患の除外によるが，一部に骨髄異形成症候群の不応性貧血との鑑別が困難な場合がある。

［厚生労働省難病情報センター：再生不良貧血．http://www.nanbyou.or.jp/entry/265（2016/04/15アクセス）より］

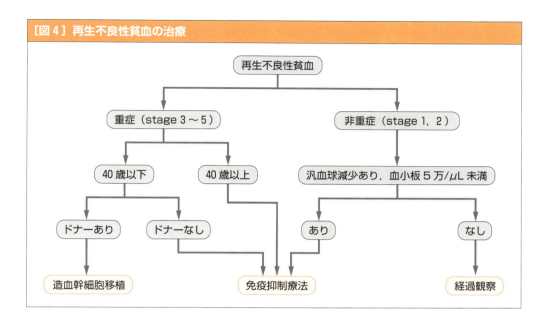

[図4] 再生不良性貧血の治療

は，経過観察となる。

6．主な合併症

　基本的には再生不良性貧血の主たる症状に伴って発生するが，重篤な合併症につながりやすくなっているので注意が必要である。

　血小板数が1〜2万/μL以下の状態では，頭蓋内出血や消化管出血などのリスクが高まる。また，好中球200/μL以下の状態では，細菌や真菌などによる敗血症の重症感染症にかかる危険性が高まる。

　貧血では，慢性的な高度の貧血によって心不全を合併することがあり，また，過剰な輸血が行われた場合にも鉄過剰症や心肥大や心不全，不整脈などを起こすことがある。

II　再生不良性貧血の看護ケアとその根拠

1．観察ポイント

1）貧血

　慢性の貧血が続くと自覚症状に乏しくなるため，客観的データを見て判断することも重要である。また，小児の場合も自覚症状を表現できない場合があるため，客観的データを総合的に見て判断する必要がある。

① バイタルサイン
- 脈拍，呼吸，血圧，動脈血酸素飽和度（SpO_2）

② 血液データ
- 赤血球（RBC），ヘモグロビン（Hb）

③ 貧血症状

　貧血の症状には，「組織の酸素欠乏に基づく症状」と，それを補うための「生体の代償作用に基づく症状」および，「赤血球量の減少による症状」がある[1]。

- 組織の酸素欠乏に基づく症状：頭痛，めまい，ふらつき，立ちくらみ，失神発作，耳鳴り，易疲労感，倦怠感，脱力感
- 生体の代償作用に基づく症状：息切れ，動悸，頻脈
- 赤血球量の減少による症状：顔色不良，眼瞼結膜・爪床の蒼白

④ 転倒・転落予防行動

　急に起き上がったり，立ち上がったりしないことを意識して行動しているかを確認する（同様に家族の理解に関しても確認する）。

2）出血傾向

　血小板数が2万/μL以下になると，自然出血の危険性が高まるので注意する。

① バイタルサイン
- 脈拍，血圧

② 血液データ
- 血小板（Plt）

③ 出血傾向の有無
- 皮膚・粘膜出血：点状出血，斑状出血，歯肉出血，鼻出血，血圧測定などの圧迫時の変化
- 臓器出血：吐血，下血，喀血，眼底出血，血尿，性器出血
- 頭蓋内出血：頭蓋内圧亢進症状（頭痛，嘔気・嘔吐，高血圧，瞳孔異常，意識障害）

④ 出血予防行動

口腔ケア物品の工夫や刃物を使用する際の注意など，出血の原因となる粘膜損傷や外傷に気をつけながら行動しているかを確認する。

3）易感染状態
① バイタルサイン
- 体温，脈拍，血圧，呼吸

② 血液データ
- 白血球（WBC），好中球，C-反応性蛋白（CRP）

③ 感染徴候
- 口腔内：口腔粘膜・歯肉・咽頭・扁桃の発赤などの異常，潰瘍，疼痛
- 呼吸器：咳嗽，喀痰，呼吸困難，呼吸音の異常
- 肛門周囲：発赤，出血，疼痛，びらん
- 腎・尿路：残尿感，血尿，排尿時痛，尿混濁，背部痛
- 消化器：下痢，腹痛，嘔気・嘔吐，腹部膨満

④ 感染予防行動

手洗い，口腔ケア，入浴（あるいはシャワー）など，感染を予防するための清潔保持に気をつけながら行動しているかを確認する。

4）ストレスサイン

侵襲的検査・処置（採血や骨髄穿刺など）に伴う苦痛や不安の訴えなどの患児からのストレスサインに注意する。

5）免疫抑制療法や輸血などの治療に伴う副作用

免疫抑制療法で使用される抗ヒト胸腺細胞グロブリン（ATG）およびシクロスポリン（CyA），ATG療法時のアレルギー予防のために併用されるプレドニゾロンなどの各薬剤の副作用に注意して観察を行う。また，輸血や顆粒球コロニー刺激因子（G-CSF）による副作用などにも注意して観察する必要がある。
- バイタルサイン
- 蕁麻疹，悪寒，頭痛，嘔気・嘔吐などのアレルギー症状の有無

6）家族の状況

患児の病状・治療などに関する家族の不安の訴え，および，入院後の家族（両親およびきょうだいなど）の状況や家族内の役割変化に関する情報などを把握する。

2．看護の目標

❶ 貧血に伴う症状および転倒・転落事故の予防
❷ 出血防止
❸ 感染予防
❹ 侵襲的検査・処置（採血や骨髄穿刺など）に伴う苦痛や不安の軽減
❺ 免疫療法や輸血などの治療に伴う副作用の早期発見と対処
❻ 患児の病状・治療などに関する家族の不安軽減と入院に伴う家族役割調整支援

3．貧血に伴う症状および転倒・転落事故の予防

1）保温

貧血では末梢循環が悪くなり，四肢が冷えやすくなるため，衣類や寝具・温罨法などを活用し保温する。

2）転倒・転落予防

立ちくらみやふらつきがある場合はベッド上安静を指導し，患児の年齢・発達段階に応じたプレパレーションによって，その必要性や注意点を説明するとともに，ベッド上での遊びの援助を行う。また，ベッド上およびベッド周囲を安全な環境に整えることが大切である。

① 環境整備
- ベッド周囲の床に物を置かない
- 危険物の除去：ベッドの上に踏み台になるような物を置かない（例：箱型のおもちゃ，厚手のかけ布団を重ねて置いておくなど）
  ▶これらを踏み台にすることで，通常は安全な高さのベッド柵でも乗り越えて転落する可能性がある
- ベッド柵の活用：転落への注意が理解ができない患児の場合は常に柵を上げておく。家族や看護師が物を取ったり，一瞬でもベッドから目を離す際にも転落する可能性があるので注意し，家族にも指導する

② 履物の選択
スリッパではなく靴を使用するように患児や家族に指導する。
③ 行動面での注意
急激に動くことで脳への酸素供給が不足して失神発作を起こす危険性があるため，急に起き上がったり立ち上がらない，走らないように患児と家族に指導する。
▶再生不良性貧血は退院後を含めて長期にわたる経過観察が必要となることから，退院後，貧血・出血・感染などの病状観察や，これらを予防するための日常生活管理を行うことになる家族に対して，退院後を見すえた指導を入院初期から開始することが重要である

4．出血防止

① ベッド周囲の環境整備
危険物の除去，乳幼児で発達上歩行が不安定な小児の場合は，ベッド柵に保護材を巻くなどして外傷を予防する。
② 転倒・転落予防
貧血時のケアに準ずる。
③ 日常生活用品の工夫
口腔ケア物品を工夫（柔らかい歯ブラシの使用など）する。刃物は年少児では使わせないように指導し，年長児の場合は十分に注意して使用するように指導する。
④ 排便コントロール
怒責をかけることで血圧が上昇し，血管を破綻させて出血につながるため，怒責をかけずに排便ができるようコントロールする。
⑤ 圧迫・摩擦の防止
血圧測定時や採血時の駆血時間を最小限にする。衣類・下着・寝具の皺（しわ）を伸ばす。入浴時は体を強くこすらない。
⑥ 出血しやすい行為の回避
硬い食べ物の摂取を控え，鼻を強くかまないように指導する。
⑦ 出血時の対応
安静を保つ。鼻出血時には鼻翼（キーゼルバッハ部位）の圧迫により，早期の止血を図る。出血による患児および家族の不安軽減に配慮する。採血後などは圧迫止血を確実に行う。

5．感染予防

① 環境整備
- ベッド周囲の清掃や整理整頓を行う
- 必要時，空気清浄機を設置する
- 生花の持ち込みを禁止する

② 清潔の援助およびセルフケアの指導
- 手洗い：食事前・排泄後・帰室時は必ず手洗いを行い，それ以外でも汚れたら手を洗う習慣をつける
- 含嗽と口腔ケア：食事前の含嗽，食後・就寝前には歯磨きを行う
- 全身の清潔保持：全身状態に合わせてシャワー浴か入浴・清拭を行う
- 家族，面会者にも手洗い，マスクの着用について指導する
- 陰部および肛門部の清潔を保持する
- 病室外へ出るときはマスクを着用する

③ 食事
生ものの摂取は控える。

6．侵襲的検査・処置（採血や骨髄穿刺など）に伴う苦痛や不安の軽減

① プレパレーション
治療処置の前には，患児の発達段階に応じた説明を行い，心理的準備を促す。検査処置中には，遊びによって気を紛わせたり，ストレスの発散を支援するディストラクションを行う。
② 患児自身が検査処置に主体的に取り組むための支援
患児自身の頑張る力を引き出すために，処置を行う場所や体位，あるいは保護者の同伴などについて，患児自身が選択する機会を提供する。

7．免疫抑制療法や輸血などの治療に伴う副作用の予防と対処

① 免疫抑制療法
アレルギー予防のための併用薬を確実に与薬する。副作用出現時は与薬を中断して医師に報告する。
② 輸血
開始前の確認事項はダブルチェックを行う。輸血速度を守り，副作用出現時は輸血を維持液の輸液に変更して医師に報告する。

8. 患児の病状・治療 [表3] などに関する家族の不安軽減, 入院に伴う家族役割調整の支援

① 家族の受け入れへの支援
患児の病状・治療などに関する家族の理解や受け止めを確認し, 必要に応じて医師に説明を受ける機会を調整したり, 家族の心配事を聞く。

② 家族の生活状況への支援
患児の入院および家族の付き添いなどによる家族の状況や役割変化について確認し, 必要に応じて家族の悩みを聞き, 活用できる社会的資源に関する情報提供を行う。

③ 退院後の生活に対する支援
退院後の長期外来通院に対する精神的負担感を確認し, 外来との連携を図る。また, 保育園・幼稚園・学校などとの連絡調整を図り, 退院後の受け入れ準備を支援する。退院後の生活や緊急時の対応などについて家族に指導し, 家族の不安の軽減を図る。

（吉田真由）

[表3] 患児・家族への説明内容について

再生不良性貧血とは	赤血球, 白血球, 血小板のすべてが低下（汎血球減少）する病気
原因	約80%が原因不明
症状	・赤血球, 白血球, 血小板それぞれが減少することで下記の症状が現れる ・赤血球減少→貧血 ・白血球減少→感染症状 ・血小板減少→出血
検査	血液検査, 骨髄穿刺, 骨髄生検
治療	・治療は重症度と年齢によって異なる ・造血幹細胞移植, 免疫抑制療法が選択肢にあるが, 軽症例では経過観察の場合もある
予後	・80～90%の5年生存率が得られている
治療中の注意点	・汎血球減少による症状への注意・予防が必要 ・貧血→転倒・転落予防 ・感染症→感染予防 ・出血→出血防止

《引用文献》
1) 厚生労働科学研究費補助金 難治性疾患克服研究事業 特発性造血障害に関する調査研究班, 再生不良性貧血の診断基準と診療の参照ガイド作成のためのワーキンググループ：再生不良性貧血診療の参照ガイド2014年改訂.
http://zoketsushogaihan.com/file/guideline_H25/1.pdf

《参考文献》
1) 医療情報科学研究所編：病気がみえる vol.5 血液. メディックメディア, 2008
2) 桑野タイ子監・本間昭子編：疾患別小児看護—基礎知識・関連図と実践事例. 中央法規, 2011
3) 小澤敬也・他編：講義録 血液・造血器疾患学. メジカルビュー社, 2008
4) 飯野京子・他：系統看護学講座 専門8 成人看護学4 血液・造血器. 第12版. 医学書院, 2007
5) 村川裕二監：新・病態生理できった内科学, 5血液疾患, 第3版. 医学教育出版社, 2011
6) 竹田津文俊, 伊藤正子監：Nursing Selection ⑤血液・造血器疾患. 学習研究社, 2002
7) 半田智幸・他：再生不良性貧血. Clinical Study 31(5)：5-31, 2010
8) 石川裕子・他：再生不良性貧血患者の看護ケア. Nursing College 13(9)：66-81, 2009

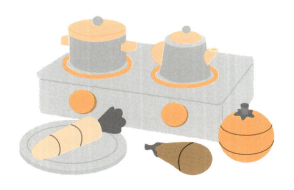

NOTE

8. 血液疾患

13 特発性血小板減少性紫斑病 (ITP)

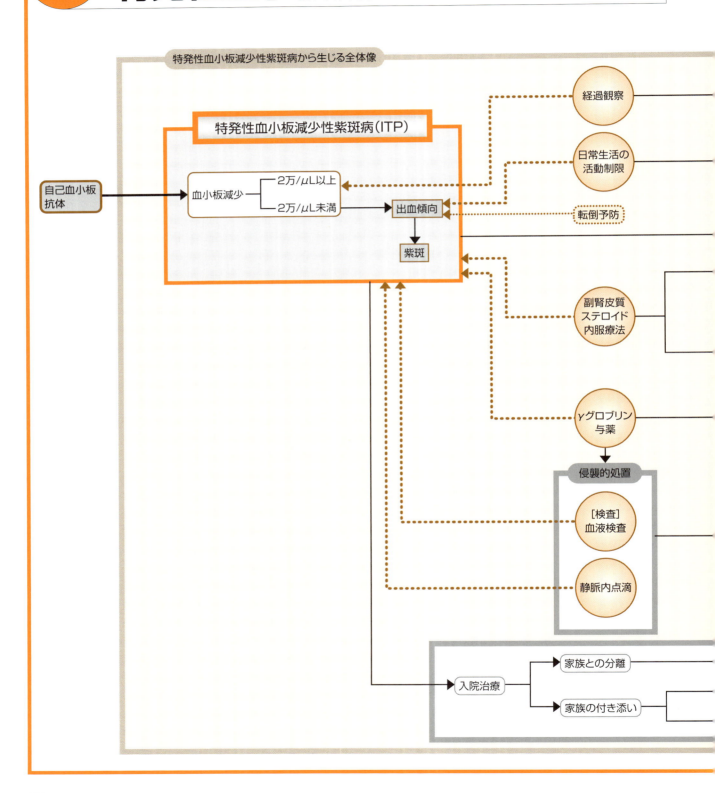

第Ⅱ部　疾患別看護ケア関連図

8. 血液疾患

⑬ 特発性血小板減少性紫斑病（ITP）

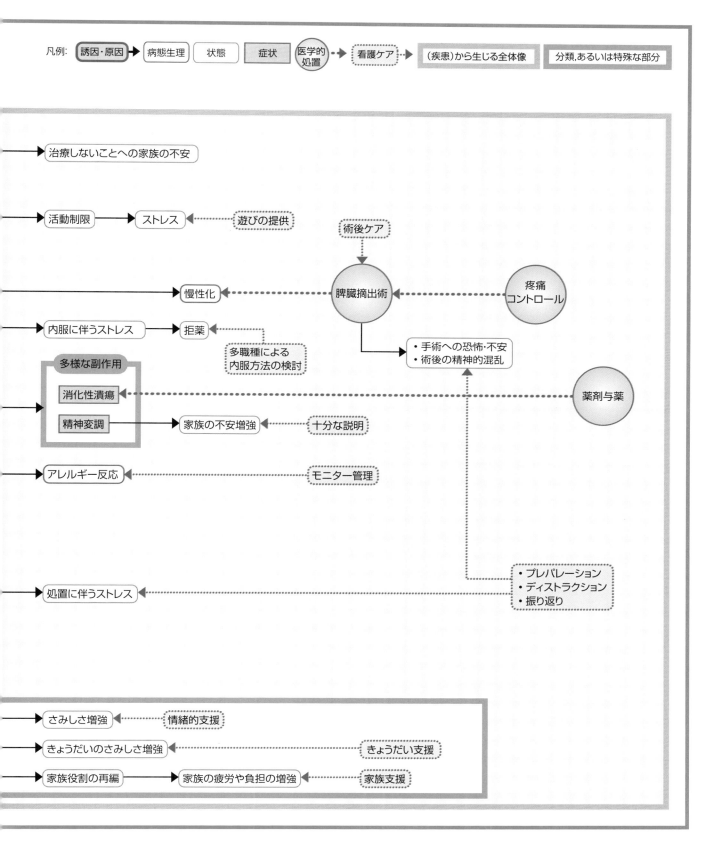

8．血液疾患

13　特発性血小板減少性紫斑病（ITP）

I　特発性血小板減少性紫斑病の基礎知識

1．定義と概要

特発性血小板減少性紫斑病（idiopathic trombocytopenic purpura：ITP）は後天性出血性疾患の1つであり，血小板減少をきたす原因疾患が認められず，また赤血球系や白血球系には本質的な異常がなく，骨髄における巨核系の低形成もないことを特徴とする疾患である[1]。

血小板減少の定義は，血小板数10万/μL未満である[2]。小児の場合は発症前に感染症（特にウイルス感染症）の既往が認められることが多い。

2．病態生理

1）メカニズム

ITPにおける血小板減少の主要な原因は，自己血小板抗体と考えられている[3]。血小板抗体産生のメカニズムは完全には解明されていないが，他の自己免疫疾患と同様に免疫調節機構の異常が原因と考えられている。特に，小児のITPは感染や予防接種先行の発症が多く，慢性移行の頻度が低いため，未熟な免疫制御能とその生理的成熟が関与する可能性が指摘されている[2]。

2）分類

ITPは急性型と慢性型の2つに分類される。小児は急性型が多く，慢性型へ移行するものは20％程度である。
- 急性型：推定発病または診断から6カ月以内に治癒した場合
- 慢性型：推定発病または診断から6カ月以上血小板減少が遷延する場合
＊ウイルス感染症が先行し発症が急激であれば，急性型のことが多い。

しかし，この分類は診断後6カ月後まで確定診断ができないという問題点がある。そのため，国際作業部会（IWG）では新しい分類について提言し，国際標準化を推奨している。IWGの提言する分類は診断後の時間の経過に伴って変更していくものであり，具体的には[表1]のとおりである。

3．症状

臨床症状は紫斑を主体として皮膚や粘膜にさまざまな出血症状を示すが，最近では皮下出血が見られない症例も多い。皮膚の紫斑，鼻出血，歯肉出血，月経過多が4大出血症状である[4][図1]。

4．検査・診断

① 検査

ITPの検査は血液検査が主である。ITPの診断に疑いがもたれるとき，副腎皮質ステロイドの与薬を考慮したとき，大量γグロブリン与薬が無効な時には骨髄検査が

[表1] IWGの提言する特発性血小板減少性紫斑病分類

分類	診断後の時間
newly diagnosed ITP	診断から3カ月の段階（のとき）
persistent ITP	3〜12カ月の段階（のとき）
chronic ITP	12カ月以上の段階（のとき）

[図1] 4大出血症状

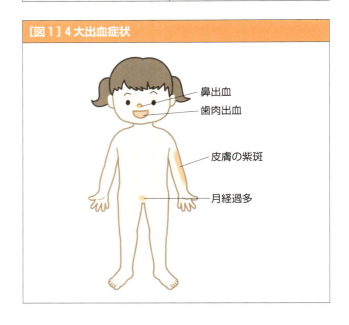

[表2] 小児特発性血小板減少性紫斑病の診断基準

血小板減少をきたしうる各種疾患を否定でき，以下の1.および2.の特徴を認めたときにITPの診断を下す。

1. 出血症状がある[*1]
   出血症状は紫斑（点状出血あるいは斑状出血）が主で，口腔内出血，鼻出血，下血，血尿，過多月経もみられる。

2. 下記の検査所見を認める
   1) 末梢血液
      ① 血小板減少：10万/μL以下
      ② 赤血球および白血球は数，形態ともに正常[*2]
   2) 骨髄[*3]
      ① 骨髄巨核球数は正常ないし増加。巨核球は血小板付着像を欠くものが多い
      ② 赤芽球および顆粒球の両系統は数，形態ともに正常。顆粒球/赤血球比（M/E比）は正常で，全体として正形成を呈する

[*1]：関節内出血は通常認めない。出血症状は自覚していないが血小板減少を指摘され，受診することがある。
[*2]：失血性または鉄欠乏性貧血を伴うことがある。また，軽度の白血球増減をきたすことがある。
[*3]：骨髄検査はルーチンに実施する必要はない。以下の場合は実施することが望ましい。
- 赤血球および白血球の数，形態の異常がみられるときなどITPの診断に疑いがもたれるとき
- 副腎皮質ステロイドの与薬を考慮したとき
- 大量γグロブリン与薬が無効なとき

（日本小児血液学会ITP委員会：小児特発性血小板減少性紫斑病—診断・治療・管理ガイドライン．日小血会誌 18(3)：210-218，2004より作成）

行われる。

② 診断

日本小児血液学会ITP委員会（現・血小板委員会）が，診断基準のガイドラインを策定している [表2]。

5．治療

1）血小板数と治療適用

血小板数が3万/μL以上であれば，健常者との死亡の危険率は変わりがないといわれており，3万～5万/μL以上に維持することができ，薬剤による副作用が最小限にとどまるような治療を行う。

[表3] に血小板数による出血症状を示す。

2）小児ITPガイドライン

日本小児血液学会ITP委員会（現・血小板委員会）が小児ITPガイドラインを策定している。このガイドラインは治療推奨を示すものであり，ガイドラインへの準拠が小児ITPにおける最良の臨床経過を保障するものではないという記載があるように，患児1人ひとりの状況に合わせた治療を選択していくことが必要となる。

また，無治療経過観察を選択する場合には，疾患の経過と予後，重大出血の頻度，積極的治療の一過性の効果および副作用などを考慮しての意見であることを，患児・家族に詳しく説明し同意を得ることが必要である。

ガイドラインをもとに治療例を [表4～6] にまとめる。

[表3] 血小板数による出血症状

血小板数	出血症状
血小板数 5万/μL以上	無症状のことが多い。
血小板数 3万～5万/μL	機械的刺激による出血は多いが，自然出血の頻度は少ない。
血小板数 1万～3万/μL	自然出血の頻度が高くなり，月経過多，外傷による出血の止血困難となる。
血小板数 1万/μL以下	鼻出血，消化管出血，性器・尿路出血など粘膜出血が生じやすく，脳出血なども起こる。

3）脾臓摘出

ITPの治療方法として脾臓摘出という選択肢もある。

ITP患者の多くで脾臓が血小板の主な破壊場所であるとともに，血小板抗体の産生部位であり，その摘出は有効な治療法である。しかし，成人に比較して小児患者においては，脾臓摘出を回避する傾向が顕著である。それは，小児ITPは予後良好であり，臓器障害を伴う重大出血は数％，生命を脅かす頭蓋内出血に至ることはまれだからである。脾臓摘出による合併症を考慮した上で脾

[表4] 新規診断 ITP の治療例

広範な紫斑・明らかな粘膜出血	血小板数			
	1万/μL 未満	1万/μL 以上 2万/μL 未満	2万/μL 以上 3万/μL 未満	3万/μL 以上
なし	副腎皮質ステロイドの経口与薬あるいは免疫グロブリンの静脈注射のいずれかを中心に,治療介入を考える。	副腎皮質ステロイドの経口与薬あるいは免疫グロブリンの静脈注射,無治療観察のなかから症例に応じて選択する。	無治療観察を原則とする。	無治療で観察する。
あり	免疫グロブリンの静脈注射あるいは副腎皮質ステロイドを経口与薬する。		症例によっては副腎皮質ステロイドの経口与薬あるいは免疫グロブリンの静脈注射を考慮する。	血小板減少以外の出血要素も関与していることが考えられるので,精査が必要である。

(日本小児血液学会 ITP 委員会:小児特発性血小板減少性紫斑病—診断・治療・管理ガイドライン. 日小血会誌 18(3):210-218,2004 より作成)

[表5] 初期治療に不能ないし再燃の ITP の治療例

広範な紫斑・明らかな粘膜出血	血小板数			
	1万/μL 未満	1万/μL 以上 2万/μL 未満	2万/μL 以上 3万/μL 未満	3万/μL 以上
なし	初期治療への反応を考慮して,副腎皮質ステロイドの経口与薬あるいは免疫グロブリンの静脈注射のいずれかを中心に治療介入を考える。副腎皮質ステロイド以外の免疫抑制薬の与薬は好ましくない。	初期治療への反応を考慮して副腎皮質ステロイドの経口与薬あるいは免疫グロブリンの静脈注射,無治療観察のなかから症例に応じて選択する。	無治療で観察する。	
あり	初期治療への反応を考慮して,免疫グロブリンの静脈注射あるいは副腎皮質ステロイドを経口与薬する。無治療観察は好ましくない。	初期治療への反応を考慮して免疫グロブリン静脈注射,副腎皮質ステロイド経口与薬,副腎皮質ステロイドパルス療法のいずれかを中心に治療介入を考える。無治療観察および副腎皮質ステロイド以外の免疫抑制薬の与薬は好ましくない。	症例によっては副腎皮質ステロイドの経口与薬あるいは免疫グロブリンの静脈注射を考慮する。	血小板減少以外の出血要素も関与していることが考えられるので精査が必要である。

(日本小児血液学会 ITP 委員会:小児特発性血小板減少性紫斑病—診断・治療・管理ガイドライン. 日小血会誌 18(3):210-218,2004 より作成)

[表6] 慢性 ITP の治療例

広範な紫斑・明らかな粘膜出血	血小板数			
	1万/μL 未満	1万/μL 以上 2万/μL 未満	2万/μL 以上 3万/μL 未満	3万/μL 以上
なし	標準的な治療法はないので,無治療観察を含めて個別的に対応する。	無治療観察を原則とする。	無治療で観察する。	
あり	免疫グロブリンの静脈注射あるいは副腎皮質ステロイドの経口与薬のいずれかを中心に治療介入を考える。無治療観察は好ましくない。		血小板数2万/μL 以上で安定している場合は,無治療観察でもよい。	血小板減少以外の出血要素も関与していることが考えられるので,精査が必要である。

(日本小児血液学会 ITP 委員会:小児特発性血小板減少性紫斑病—診断・治療・管理ガイドライン. 日小血会誌 18(3):210-218,2004 より作成)

臓摘出を検討していく必要がある。
　[表7]に脾臓摘出術の適応をまとめる。なお，ワクチンの登場により脾臓摘出術の適応の拡大が検討されているところである。

4）新しい治療法[2]
①リツキシマブ
　リツキシマブを長期間与薬した時に，全患者の30〜40％の人の血小板数が上昇するが，リツキシマブ与薬により急速に減少する末梢血中のB細胞数とIgMレベルが与薬前レベルに回復するには6〜12カ月の時間がかかる。しかし，この治療による感染症などの重篤な合併症は少ない。現時点では保険適用外だが，脾臓摘出術の代替療法として期待されている。

②トロンボポエチン受容体作動薬
　臨床応用が始まったトロンボポエチン受容体作動薬には，経口薬のエルトロンボパグ オラミンと注射薬のロミプロスチムがある。これらの薬剤は，成人領域では使用されているが，小児領域でも使用され始めてきている。
　エルトロンボパグ オラミンは，血小板数3万/μL未満の難治性ITPであっても，1カ月に1回の内服によって約8割が血小板数5万/μL以上に増加する薬で，6カ月与薬における重篤な有害事象はほとんどない。
　ロミプロスチムは，週1回皮下注射与薬を行う。根治療法ではなく，与薬を中止すれば血小板数は与薬前の値に戻る。また，骨髄線維症や血栓症の合併症のリスクがある。そして，薬価が高いという問題点がある。

[表7] 脾臓摘出術の適応

①診断後2年以上の慢性ITP
②現在の年齢が10歳以上
③血小板数は1万/μL未満のことが多い
④粘膜出血を認めることがある

積極的適応：①②③④すべてを満たす
適応を考慮：1．①③④を満たし，年齢が7〜10歳未満
　　　　　 2．①②④を満たし，血小板が1万/μL以上2万/μL未満のことが多い
　　　　　 3．①④を満たし，年齢が7〜10歳未満，血小板が1万/μL以上2万/μL未満のことが多い

（日本小児血液学会ITP委員会：小児特発性血小板減少性紫斑病―診断・治療・管理ガイドライン．日小血会誌 18(3)：210-218, 2004より作成）

[表8] 治療効果の判定基準

完全寛解（complete response）	血小板10万/μL以上
寛解（response）	血小板3万から10万/μLで少なくとも治療前の2倍以上に増加
無効（no response）	血小板3万/μL未満あるいは治療前の2倍未満の増加

（今泉益栄：特発性血小板減少性紫斑病，あるいは免疫性血小板減少症（ITP）を取り巻く最近の動向―ITPの病態研究，用語の国際標準化，ならびに新規治療薬の新たな展開．日小血会誌 25：8-16, 2011より）

5）その他の治療
　医師の判断により，抗アレルギー薬のセファランチン，ハンセン病の治療薬であるジアフェニルスルホンを与薬することもある。

6）治療効果の判定基準[2]
　治療効果の判定基準を[表8]に示す。

6．主な合併症

　小児のITPでは，約40％がITPに先行するウイルス感染，細菌感染，ワクチン接種がその発症に関連している。なかでも，ウイルス感染が圧倒的に多い。
　自己免疫性血小板減少性紫斑病の場合，免疫学的異常を合併することが多く，自己免疫疾患のなかでは全身性エリテマトーデス（systemic lupus erythematosus：SLE）との合併頻度が高い。
　慢性型の血小板減少性紫斑病に移行した場合は，しばしば自己免疫性溶血性貧血（Evans症候群）を合併する。慢性甲状腺炎，バセドウ病（Basedow disease）などの自己免疫性甲状腺疾患の合併も高頻度にみられる。血小板減少性紫斑病の治療方法に反応することが多いが，甲状腺機能のコントロールが必要なときもある。

Ⅱ　特発性血小板減少性紫斑病の看護ケアとその根拠

1．観察ポイント

1）出血症状
　紫斑の有無，紫斑の部位，紫斑の範囲，新たな紫斑の

有無，粘膜出血の有無，止血状況を観察する。

2）全身状態
① 副腎皮質ステロイドの副作用
消化性潰瘍，糖尿病，高血圧，骨粗鬆症，無菌性骨壊死，精神神経症状，感染症の悪化，筋萎縮，緑内障，白内障，皮膚症状，満月様顔貌，月経異常を観察する。
② 免疫グロブリンの副作用
ショック（悪寒，嘔気，発汗，腰痛など），過敏（発熱，発疹など），注射部位（疼痛，腫脹，硬結）などを観察する。

3）検査所見
- 末梢血液：血小板数（Plt），赤血球数（RBC），白血球数（WBC），赤血球・白血球形態
- 骨髄：骨髄巨核球数，赤芽球数，顆粒球数，赤芽球・顆粒球形態
  ▶骨髄穿刺は必須の検査ではなく，患児の状況に応じて必要時に実施する

4）精神的負担
活動制限，入院治療，内服治療，点滴治療などによる精神的負担のほか，家族の精神的負担に対する対処方法を観察する。

5）病識
患児の病気の捉え方・理解の程度，家族の病気の捉え方・理解の程度，病気に対する思い，治療に対する思い，無治療経過観察の場合は無治療で生活することへの思い，入院治療の場合は入院することへの思い，日常生活への影響についての思いを観察する。

2．入院中の看護の目標と看護ケア

1）看護の目標
❶新たな出血の早期発見
❷採血や免疫グロブリンの静脈注射など，侵襲的な処置に伴うストレスの軽減
❸副腎皮質ステロイド内服治療の場合の確実な内服援助
❹副腎皮質ステロイド，免疫グロブリン与薬による副作用の早期発見と早期対応
❺血小板減少による活動制限のストレスを最小限にする援助

2）看護ケア
① 全身の観察
前述（1．観察ポイント）を参考にして，全身の観察を行う。

出血斑の経過がわかるように観察したことを記録に残し，新たな出血を認める場合は医師に報告する。特に，粘膜出血は重大な血小板減少をきたしている可能性があるため注意する。

また，発達段階によっては患児自身で身体の変化や不調を訴えることができないため，丁寧に観察することが重要である。

② 採血・点滴治療のストレスの軽減
採血や免疫グロブリンの静脈注射など侵襲的な処置が必要不可欠であり，患児にとってストレスとなる。発達段階に合わせたプレパレーションを行い，患児が納得して処置を受けることができるように事前の準備を行い，処置中はディストラクションによりストレスの軽減に努める。

また，処置終了後は患児の頑張りを労ったり，患児自身が頑張れたと思えるような振り返りを実施することで，次回の処置へつなげていくことが必要である。

③ 確実な内服
副腎皮質ステロイド内服治療の場合は，確実な内服が重要である。患児によっては内服が苦手な場合があるため，家族に今までの内服方法を確認したり，患児が頑張って内服できるよう工夫したりしていくことが必要である。

また，薬剤によっては苦みが強いものもあるため，薬剤師と相談し，苦みを感じないような内服方法を検討していくことも必要である。

④ 生活指導
血小板減少により易出血状況であるため，鋭利な物を置かない，柵にぶつからないようにするなどの環境整備が重要である。また，転倒予防も重要であり，かかとのある靴をはく，走らないなどの注意すべきことを，患児と家族に指導していく。さらに，歯肉出血や鼻出血などは今まで経験してきたものよりも止血しにくいことを説明し，自己対処するのではなく医療者に伝えるよう指導する。

副腎皮質ステロイドの内服により精神変調をきたす患児がいる。その患児を見たときに家族はどのように対応したらよいのか戸惑ったり，患児がおかしくなってしまったのではないかという不安を抱いたりする場合もある。副腎皮質ステロイドの内服によって起きている変化であること，内服終了後には元に戻ることを伝える。

⑤ 活動制限

血小板数によっては活動制限が出てくることもあるため，採血データを見て医師に確認していくことが必要である。

⑥ 遊びの提供

活動制限があるなかでも行える遊びを提供していく。保育士，チャイルド・ライフ・スペシャリスト（child life specialist：CLS），ホスピタル・プレイ・スペシャリスト（hospital play specialist：HPS）などの専門職と協働して，活動制限によるストレスを軽減できるようにしていく。

3．退院時の看護の目標と看護ケア

1）看護の目標
❶ 退院後の生活に対する疑問や不安を解決するための援助

2）看護ケア
ITPの患児は，退院しても易出血状況が続くため，日常生活でも出血に注意する必要がある。患児や家族に出血への注意に対する退院指導を行う。

❶ スポーツ活動は種別によっては制限されることもあるため，医師に相談するように伝え，外傷・事故などでは速やかに来院するように指導する

❷ 乳歯の抜歯など治療抜歯は安全に行えるものであるが，術後の観察を十分に行って不測の出血に備えられるよう，歯科受診の際はITPであることを歯科医師に伝えることを指導する

❸ 解熱鎮痛薬は血小板代謝や血小板機能に影響するものがあるため，医師，薬剤師に相談してから使用するよう指導する

❹ 予防接種の適否の判断は治療方法や治療終了時期によって異なるため，医師と相談しながら接種するよう指導する

4．脾臓摘出時の看護の目標と看護ケア

1）看護の目標
❶ 手術に関する納得の促し，および不安の軽減
❷ 手術後の創部痛の緩和
❸ 早期離床への援助

2）看護ケア
① 不安の軽減

脾臓摘出は手術を行うこととなり，手術に対する恐怖や不安が強くなることが予測される。

まずは，医師からの説明をどのように理解しているのかを把握し，患児の発達段階に合わせた方法でプレパレーションを行うことが必要である。

さらに，患児が看護師に恐怖心や不安を表出できるような関係づくりも重要である。

手術は患児にとって今までに経験したことのないイベントであり，未知のものであることが多い。わからないことによる不安を軽減するために，事前に手術室の看護師と顔を合わせたり，手術室に見学に行くなども効果的である。

② 疼痛コントロール

手術後は創部の痛みを伴う。鎮痛薬を使用し疼痛緩和を図る。また，疼痛コントロールのために客観的な指標が必要である。さまざまなペインスケール（p205参照）があるが，発達段階に応じて使用するペインスケールを選択する。可能ならば，手術前に患児にペインスケールについて説明し練習をすることで，手術後にスムーズにペインスケールを使用することにつながる。

③ 早期離床

長期臥床は筋力低下へとつながる。創部の安静が必要な時期もあるため，医師に安静度を確認し早期離床を進めていく。創部痛により離床を嫌がる患児もいるため，鎮痛薬を使用し疼痛コントロールを図りながら行っていく。

（平澤佐也加）

《引用文献》
1）野村昌作：特発性血小板減少性紫斑病(ITP)概論．日本臨牀 61（4）：552-557，2003
2）今泉益栄：特発性血小板減少性紫斑病，あるいは免疫性血小板減少症（ITP）を取り巻く最近の動向— ITPの病態研究，用語の国際標準化，ならびに新規治療薬の新たな展開．日小血会誌 25：8-16，2011
3）野村昌作：特発性血小板減少性紫斑病(ITP)概論．日本臨牀 61（4），552-557，2003
4）藤村欣吾：出血性疾患—診断と治療の進歩 Ⅳ．後天性疾患の診断と治療 1．特発性血小板減少性紫斑病．日本内科学会誌 98（7）：69-76，2009

《参考文献》
1）藤沢康司：小児ITPの特性と治療・生活管理．日本臨牀 61（4）：621-627，2003
2）藤沢康司：小児ITPの現状と治療—急性ITPを中心に．医学のあゆみ 209（2）：99-103，2004
3）加藤淳：臨床研究の進歩 ITPの合併症．日本臨牀 61（4）：604-608，2003
4）白幡聡：小児ITPの診断基準と治療ガイドライン．小児科 46（8）：1303-1314，2005

9. 腎疾患

14 ネフローゼ症候群

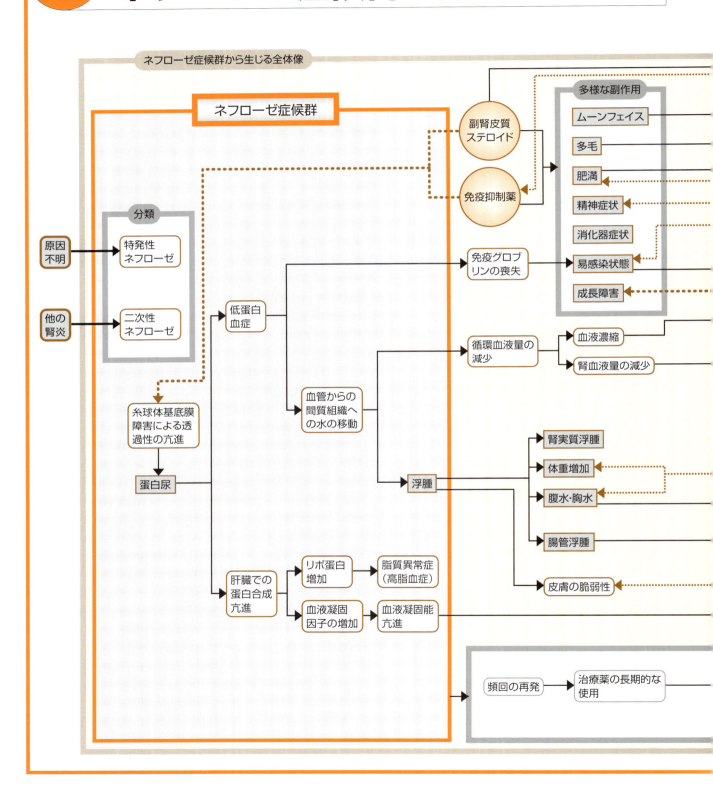

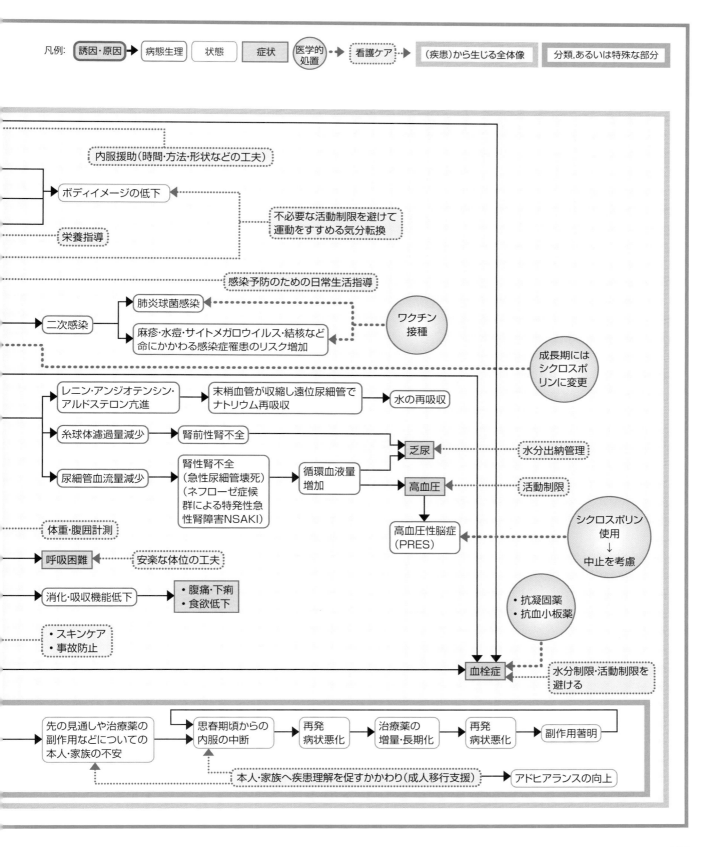

9．腎疾患

14 ネフローゼ症候群

I　ネフローゼ症候群の基礎知識

1．定義と概要

　ネフローゼ症候群（nephrotic syndrome）とは，高度蛋白尿による低アルブミン血症をきたす症状名（原疾患は問わない）であり，浮腫や脂質異常症を伴うことが多い。国際小児腎臓病研究班[1]により，高度蛋白尿（夜間生成尿で 40 mg/時/m² 以上）＋低アルブミン血症（血清アルブミン値 2.5 g/dL 以下）を呈するものと定義されている。1974 年に厚生省特定疾患ネフローゼ症候群調査研究班で［表1］のように定義されたが，最近では前述の国際的な定義を使用することが多い。

[表1] ネフローゼ症候群の診断基準（厚生省特定疾患ネフローゼ症候群調査研究班，1974）

- ●蛋白尿
  3.5 g/日以上ないし 0.1 g/kg/日または早朝起床時第1尿で 300 mg/100 mL 以上の蛋白尿が持続

- ●低蛋白血症
  - 血清総蛋白量：学童・幼児 6.0 g/100 mL 以下，乳児 5.5 g/100 mL 以下
  - 血清アルブミン量：学童・幼児 3.0 g/100 mL 以下，乳児 2.5 g/100 mL 以下

- ●高脂血症
  血清総コレステロール量：学童 250 mg/100 mL 以上，幼児 220 mg/100 mL 以上，乳児 200 mg/100 mL 以上

- ●浮腫

①蛋白尿，低蛋白（アルブミン）血症は，本症候群診断のための必須条件である
②高脂血症，浮腫は本症候群診断のための必須条件ではないが，これを認めれば，その診断はより確実となる
③蛋白尿の持続とは 3～5 日以上をいう

2．メカニズム

　腎臓の糸球体基底膜や上皮細胞の障害により，糸球体基底膜から尿中へ大量の蛋白が漏出し，低蛋白血症（低アルブミン血症）に陥る。これにより浮腫，体重増加，尿量減少，脂質異常症（高脂血症）がみられる。

　特に主要な症状である浮腫は間質に自由水が過剰となった状態をさすが，糸球体基底膜の透過性の亢進による低蛋白血症（低アルブミン血症）により，血中の膠質浸透圧の低下が起こり，組織を構成する細胞群と脈管系とを取り囲む空間である間質に水分が移動して浮腫が生じる（コラム「浮腫のメカニズム」p145 参照）。

　脂質異常症（高脂血症）は，尿中への蛋白漏出に対応するために肝での蛋白合成が盛んとなり，それに引き続くリポ蛋白の合成の亢進により起こると考えられている。

　小児では特発性ネフローゼ症候群（微小変化型ネフローゼ症候群と巣状分節状糸球体硬化症）が 90％を占め，そのなかでも微小変化型ネフローゼ症候群が大多数を占めているが，その原因はリンパ球がつくる何らかの液性因子であると考えられている。

3．分類と症状

1）分類

　原因不明の特発性ネフローゼ症候群と，他の腎炎で起こってくる二次性ネフローゼ症候群に大別される。ここでは小児のネフローゼ症候群の多くを占める，特発性ネフローゼ症候群を中心に述べる。

　特発性ネフローゼ症候群は，病理組織学的にほとんど病変を認めない微小変化型ネフローゼ症候群（MCNS）と，糸球体に硬化性病変をもち予後不良である巣状分節状糸球体硬化症（FSGS）に分類される。

　また，治療の反応性や治療経過によっても分類される［表2］。

2）症状

　初発症状として尿量減少，浮腫，体重増加が多い。腸管の浮腫や血流不全による，腹痛，下痢，嘔吐，膨満感や食思不振などの腹部症状も多い。

　急激な発症の場合は，循環血漿量が激減し，低血圧や

[表2] 特発性ネフローゼ症候群の治療経過による分類

ステロイド反応性ネフローゼ症候群
(steroid sensitive nephrotic syndrome：SSNS)

プレドニゾロン 60 mg/m²/日を与薬して4週間以内に寛解したもの。

ステロイド抵抗性ネフローゼ症候群
(steroid resistant nephrotic syndrome：SRNS)

プレドニゾロン 60 mg/m²/日を4週間与薬しても寛解に入らないもの。

ステロイド依存性ネフローゼ症候群
(steroid dependent nephrotic syndrome：SDNS)

副腎皮質ステロイド与薬中か終了後2週間以内に再発するもの。

頻回再発型ネフローゼ症候群
(frequently relapsing nephrotic syndrome：FRNS)

初発寛解後6カ月以内に再発が2回以上または任意の1年間に4回以上再発するもの。

まれにショックを合併する。腎臓そのものの浮腫により、急性腎不全を起こし血管内溢水（細胞外液のうち間質液量の増加を浮腫というが、これは血管内液の増加のこと）に転じて高血圧となる場合もある。著明な浮腫により胸水や腹水が貯留し、その場所に細菌感染が起こることもある。

4．検査・診断

① 主な検査項目
検査・診断は[表1]の診断基準に従って行われる。
- 尿検査：1日の尿量および尿中蛋白量、尿中ナトリウム排泄量
- 血液検査：総蛋白（TP）、アルブミン（Alb）、総コレステロール（T-Cho）、クレアチニン（Cr）、シスタチンC（CysC）、BUN、尿酸（UA）、アンチトロンビンⅢ（AT-Ⅲ）、フィブリノゲン（Fib）、Dダイマーなどの凝固系、免疫グロブリン、血清補体価（CH50）、C3、C4、血漿レニン活性（PRA）、アルドステロン、hANP、BNP

② 画像による診断
- 胸部X線（CTRなど）、心エコーなどによる循環血液量の評価
- 腎エコー（腎浮腫の有無、腎血流の評価）、腎シンチグラフィ

③ 腎生検
治療困難例（SRNS、SDNS、FRNS）、非典型例（高度血尿合併例、高血圧例、腎機能低下例、低補体血症例）では、組織診断を目的として腎生検が行われる。

5．治療と合併症対策

1）内服治療
① 副腎皮質ステロイド
特発性と考えられた場合は、プレドニゾロンでの治療が開始される。
「小児特発性ネフローゼ症候群診療ガイドライン2013」では、国際法[1]（60 mg/m²/日を4週間与薬、その後40 mg/m²隔日を4週間与薬）、または長期漸減法[1]（4〜6週間の連日与薬後、減量隔日として2〜5カ月間で漸減）のどちらかを選択することを推奨している[2]。
初期の治療反応が良好なSSNSであっても、再発のないものは約2割程度であり、約4割はFRNSまたはSDNSとなる。

② 免疫抑制薬
FRNSやSDNSに対して副腎皮質ステロイドを減量あるいは中止する目的でシクロホスファミドとシクロスポリンといった免疫抑制薬が使われる。ミゾリビンについては、経験的にステロイド依存性の軽いものに使われている。またSRNSについては、これらの薬剤に加えてリツキシマブ、ミコフェノール酸モフェチル、タクロリムスが使用され、難治性SDNSも含めて推奨されている[2]。

2）過度の安静の回避
小児の特発性ネフローゼ症候群の非寛解期には、浮腫があっても血管内はやや脱水気味であり血液濃縮があること、アンチトロンビンⅢなどの抗凝固因子の尿中漏出があること、多量の副腎皮質ステロイドを服用中であることなど、血栓形成が起こりやすい状況にあり、水分制限や安静はそれを助長するため避けるべきである[2]。
ただし、病状が進行し、高血圧や血管内溢水所見が認められる場合は安静が必要な場合もある。寛解期での安静は、骨粗鬆症、圧迫骨折、肥満などの身体面や精神面への悪影響が考えられ、避けられるべきである[3]。

3）使用薬剤の副作用や合併症への対策
① SDNSにおける成長障害
身体年齢（骨年齢）13歳前後の男児や11歳前後の女児

は成長のスパートの時期で，しかもラストチャンスである。この時期をはさんだ2年間程度は低用量ステロイド依存であっても，シクロスポリンへの変更や併用によるステロイド減量を行うことを考慮する。

② 薬剤使用と生ワクチン

副腎皮質ステロイドや免疫抑制薬使用中の水痘・麻疹の罹患は生命への危険性が高い。このような薬剤の使用中は，原則として生ワクチンは接種しない。しかし薬剤使用前や中断・減量時は接種のチャンスであり，時期を逃さないようにすることが重要である。

③ 眼合併症（白内障，緑内障）

副腎皮質ステロイド内服中は眼科への定期受診が重要である。

④ その他の重大な合併症

腎臓の著明な浮腫からくる腎虚血を原因として発症する特発性急性腎不全[4]，シクロスポリン使用や高血圧によって起こる可逆性後頭葉白質脳症（PRES）[5]や，肺炎球菌感染症としての体腔液貯留部位感染（胸膜炎，腹膜炎）や敗血症などがあり，想定に入れておくことで迅速に対応できる。

II ネフローゼ症候群の看護ケアとその根拠

1. 観察ポイント

1）浮腫に関連する項目

① 部位と程度

- 全身性浮腫か局所性浮腫か：眼瞼，顔面，下腿脛骨前面，足背，陰嚢など
- 指圧痕が残るかどうか［図1］

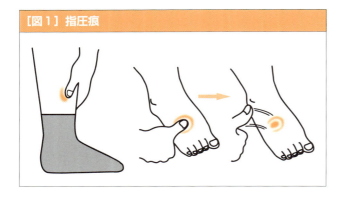

［図1］指圧痕

- 衣服や靴下などによる圧痕の有無
- 発赤，腫脹，硬結，疼痛の有無
- 皮膚剥離や皮膚線条の有無

② 体重

浮腫が出現する前や前日の体重と比較して，増加または減少しているかを確認する。毎日，同じ時間，同じ条件で測定する。起床直後に排尿させ，何も経口摂取せずパジャマの状態で測定する。

③ 腹囲

浮腫が増強し腹水が貯留した場合に測定する。測定部位は，児の許可を得て臍上部と最大部にマーキングしておき，体重測定時に同じ条件で測定する。

④ 水分出納

- 輸液量や経口水分摂取量などのintake量
- 尿量，吐物，ドレナージからの排液量などのoutput量

2）バイタルサインと全身状態

- 体温：感染徴候の有無
- 脈拍：頻脈，不整脈の有無
- 血圧：高血圧の有無（循環血漿量や薬剤性高血圧症の確認）
- 呼吸：喘鳴，継続性ラ音（湿性ラ音），チアノーゼ，呼吸の深さ，努力呼吸の有無，呼吸パターン
- 動脈血酸素飽和度（SpO_2）
- 機嫌の良否，活気の有無，倦怠感の有無，睡眠状態
- 腹痛，下痢，嘔吐，食思不振などの消化器症状

3）患児・家族の療養行動

- 患児・家族の疾患および治療の理解度を表す言動
- 治療薬の内服状況：方法，拒否の有無
- 患児・家族の日常生活の様子

2. 看護の目標

❶ 異常の早期発見
❷ 主症状や随伴症状の悪化や合併症の予防
❸ 治療薬による副作用の最小化
❹ 患児と家族が長期的な経過や治療計画を理解し，療養行動が維持できるための支援

3. 異常の早期発見

1．「観察ポイント」参照。

4. 主症状や随伴症状，合併症に対する看護ケア

1）安全を守る環境整備と援助

① 浮腫のある皮膚のケア
浮腫のある皮膚は，わずかな刺激でも傷つきやすいため，危険因子を除去するための環境整備やケアが必要である。衣服は柔らかい摩擦の少ない素材で，腹部を圧迫しない，ゆったりとしたものを選択する。

② 褥瘡予防
長時間の圧迫によって体循環も悪くなるため，褥瘡予防のために体位交換を行う。その際，シーツに皺ができないように注意し，モニター類のコードや玩具が身体にあたっていないか確認する。

③ 歯ブラシの選択
歯ブラシは柔らかいものを選択し，必要に応じて綿棒やガーゼなどを使用する。清拭時は強くこすらないように注意し，皮膚の清潔保持に努める。

④ 履物の選択
下肢の浮腫が強い場合は，歩行時に痛みや違和感があり不安定となるため，滑らない履物を選択し転倒に注意する。

⑤ 危険防止のための援助
患児の発達や活動範囲を考慮し，ベッド周囲や室内，廊下に危険因子を放置しないよう，環境を整える。また，患児が危険行動をとる場合は，患児自身が理解できる方法で説明する。

2）水分出納の管理
浮腫があっても血管内は脱水状態であることが多いため，水分制限はしない。患児や家族に正確に蓄尿してもらい，1日の尿量と浮腫の程度の変化を観察する。

浮腫が増強し，血管内の溢水があると判断した場合は，水分制限（前日の1日尿量＋20 mL/kg/日）が必要になる。その場合，どのタイミングでどのくらいの量を摂取するか，1日の水分摂取計画を患児や家族と相談しながら決めていく。

3）活動への援助
急性期でも，自覚症状がない場合は活動を制限しない。その理由として，❶浮腫が強い場合は倦怠感が強いため，安静を強いなくても活動量が減る，❷治療薬としてプレドニゾロンを使用するため，安静にすることで血流を停滞させ血栓症の誘因となり，プレドニゾロン

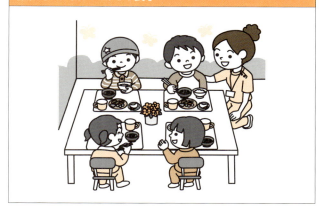

[図2] デイルームでの食事

の副作用である肥満や骨粗鬆症を増悪させる可能性がある[3]，❸安静にすることで精神的ストレスが増強する[3]，などがある。

- **安静が必要となるときの援助**

血管内溢水があり高血圧を呈する場合に限り安静とする。その場合は保育士などと協働し，患児の発達に応じて安静の必要性を説明し，個々に合わせた遊びの工夫をする。また，安静期間が長くは続かないこともつけ加えて説明し，ストレスの緩和を図る。

4）食事への援助
浮腫によって食欲が低下しているときに塩分制限をすることは，食事摂取量を減少させ，さらに低蛋白血症が進行して浮腫を増強させる要因となる。また，食事制限は患児にとってストレスが大きく成長・発達にも影響を及ぼすため，基本的には塩分制限や蛋白制限はしない。

- **塩分制限が必要となるときの援助**

強い浮腫の原因に血管内溢水が絡む場合は塩分制限を考慮する。その場合，少しでも食事が進むように子ども同士で楽しく食事ができるよう環境を整える [図2]。

5）その他の重篤な合併症の早期発見
重大な合併症である特発性急性腎不全，可逆性後頭葉白質脳症，体腔液貯留部位感染（胸膜炎，腹膜炎）や敗血症などの合併症を早期に発見できるように，注意深く観察していくことが重要である。

5. 治療薬の副作用に対する看護ケア

1）感染予防行動の獲得のための支援
治療薬のプレドニゾロンやシクロスポリンを使用する

ことで易感染状態となり，感染を引き起こす可能性がある。上気道感染や口内炎予防のため，含嗽や口腔ケア，手洗いの正しい方法が獲得できるように支援する。

患児の発達段階に応じて遊びの要素を取り入れ，習慣化できるような動機づけが必要である。マスクの着用は，感染予防に必ずしも効果的ではないため，嫌がる乳幼児に強制する必要はない。

● 水痘・麻疹予防への対応

プレドニゾロンやシクロスポリン使用中の水痘／麻疹への罹患は生命への危険性が高いため，薬剤使用中は原則として生ワクチンは接種しないが，治療強度によっては接種できるタイミングがあり，主治医と相談しながら計画的にすすめていく。

2）肥満や骨粗鬆症の予防

プレドニゾロンには，ムーンフェイス（満月様顔貌），食欲亢進，肥満，骨粗鬆症などの副作用がある。発症時や再発時は大量のプレドニゾロンを使用するため，副作用も出現しやすい。安静はこれらの副作用を助長すること，原疾患に対する悪影響は明らかでないことから，血管内溢水があり高血圧を呈する場合以外は，活動を制限しない。

血管内溢水状態から離脱したら，肥満と骨粗鬆症予防のために運動を促す。

食欲が亢進し体重増加が認められた場合には，食事のバランスや補食の内容を考え，必要に応じてカロリー制限食に変更する。

3）ボディイメージの変化に対するケア

プレドニゾロンはムーンフェイス，ニキビ，低身長，シクロスポリンは多毛などの副作用があり，ボディイメージの変化が大きい。思春期以降の患児にとっては，病気の悪化よりもボディイメージの変化に対する不安が大きく，自己判断で治療薬を減量・中断してしまうことがある。

結果的には，頻回に再発を繰り返し，さらに多くの治療薬を継続して使用しなければならず，重篤な副作用が出現してしまうことがある。

不適切な療養行動（ノンアドヒアランス）とならないために，患児や家族の不安が表出できる環境や医療者との信頼関係が必要であり，治療計画について十分に理解し相談できるよう支援する。

[表3] 日常生活での観察ポイントと生活指導
- 体重測定：急激な体重増加に早く気づけるよう，毎日，同じ条件で行うことを説明する
- 尿チェック：尿蛋白3$^+$以上が3日続いたら，受診するよう説明する
- 浮腫の有無：確認方法を説明する
- 内服確認：本人管理の場合は，残薬量を確認する
- 食事：バランスのよい食事を心がけるよう説明する
- 感染予防：感染予防行動の必要性を説明する

4）患児および家族への日常生活指導 [表3]

ネフローゼ症候群の多くは再発しやすく，今後の経過が予測できないことや，プレドニゾロン，シクロスポリンによる長期的な治療を必要とすることへの不安が大きい。患児や家族は，再発を繰り返すのを恐れるあまり退院後に家庭内だけの生活をしたり，体育を休ませたりすることがある。しかし，長期に安静を強いることは患児の成長・発達を阻害するため，患児と家族が安心して日常生活を送れるよう支援する必要がある。

また，入院生活そのものが活動範囲を制限し苦痛を与えてしまう可能性があるため，浮腫があっても自覚症状がなければ，日常生活を送りながら外来通院で治療を行う。

6. 患児および家族への治療計画説明

ネフローゼ症候群患児の多くは成人期に至るまでに治癒する。患児および家族と医療者間の共通の目標は，成人期を迎えたときに，疾患をもたない同年代の人と同じような日常生活が送れるようになっていることである。

不必要な制限によって身体的・社会的・精神的な成長・発達が阻害されないように，また，不適切な療養行動（ノンアドヒアランス）による重篤な合併症や副作用を引き起こし，さまざまな問題を抱えたまま成人期を迎えることがないようにしなければならない。

患児および家族が疾患や治療を十分に理解し，発症時から将来を見すえて治療に取り組めるような支援（成人移行支援）が必要である。

（田﨑あゆみ，上村治）

《引用文献》
1) Kidney Disease : Improving Global Outcomes (KDIGO). Steroid-sensitive nephrotic syndrome in children. Kidney Int 2(Suppl) : 163-171, 2012
2) 日本小児腎臓病学会：小児特発性ネフローゼ症候群診療ガイドライン2013．診断と治療社，2013
3) 上村治：腎疾患に運動制限は必要か．診断と治療 91：425-430,

2003
4) Loghman-Adham M, Siegler RL, Pysher TJ : Acute renal failure in idiopathic nephrotic syndrome. Clin Nephrol 47（2）: 76-80, 1997
5) Ishikura K, et al : Nephrotic state as a risk factor for developing posterior reversible encephalopathy syndrome in paediatric patients with nephrotic syndrome. Nephrol Dial Transplant 23(8) : 2531-2536, 2008

コラム　浮腫のメカニズム

　ネフローゼ症候群の主要な症状である浮腫（edema）は，間質に自由水が過剰となった状態である。間質とは，組織を構成する細胞群と脈管系とを取り囲む空間である。リンパ管系は血管壁から漏出した細胞外液を再循環させるために必要であり，末梢で毛細リンパ管内へ間質液が流れ込む。

　微小循環における体液交換のスターリング仮説は，リンパ系の関与を含めれば浮腫のほとんどすべてを説明できるといっても過言ではない。原因が，心臓であっても，腎臓（腎不全やネフローゼ症候群）であっても，肝臓であっても，低栄養であっても，最後の作用点である末梢での浮腫はスターリング仮説で説明できる。

　スターリング仮説では，毛細血管壁を介した血管内と間質との水の移動は，毛細血管内外の静水圧差と膠質浸透圧差によって起こると説明されている。詳述すると，間質への体液の出入りの総量は，毛細血管内外の静水圧差と膠質浸透圧差の差と，血管透過性との積から，リンパ系による間質液回収を引いたものである【図1】。基本的には，静水圧差が高くなるような病態（静脈圧の上がるうっ血性心不全），膠質浸透圧が低くなるような病態（ネフローゼ症候群，蛋白漏出性胃腸症や肝不全による低アルブミン血症），血管透過性の亢進（感染症やショック）で浮腫が起こってくるというものである。リンパ浮腫も説明できる。

　【図2】では，細胞内外，血管内外の水の移動を浸透圧だけに着目して図示した。【図1】は，スターリング仮説を図示したが，わかりやすさのために毛細血管の動脈側と静脈側を総じて，またリンパ吸収を省略して示した。

（上村治）

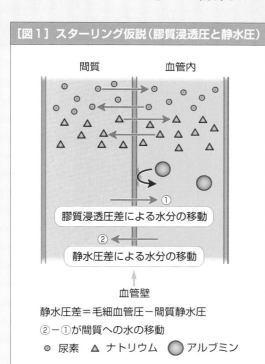

[図1] スターリング仮説（膠質浸透圧と静水圧）

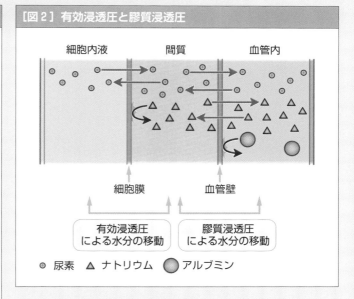

[図2] 有効浸透圧と膠質浸透圧

9．腎疾患

15 慢性腎不全

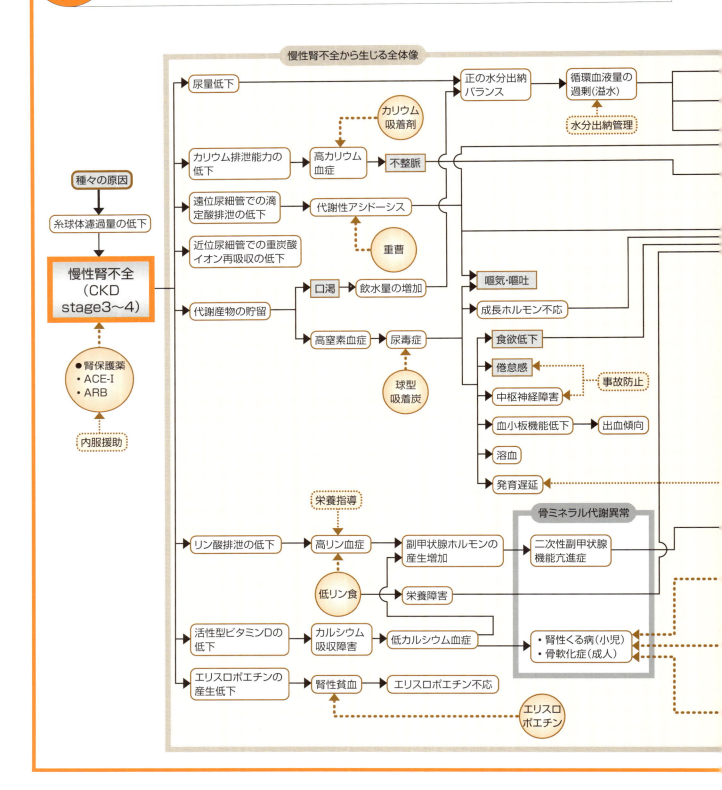

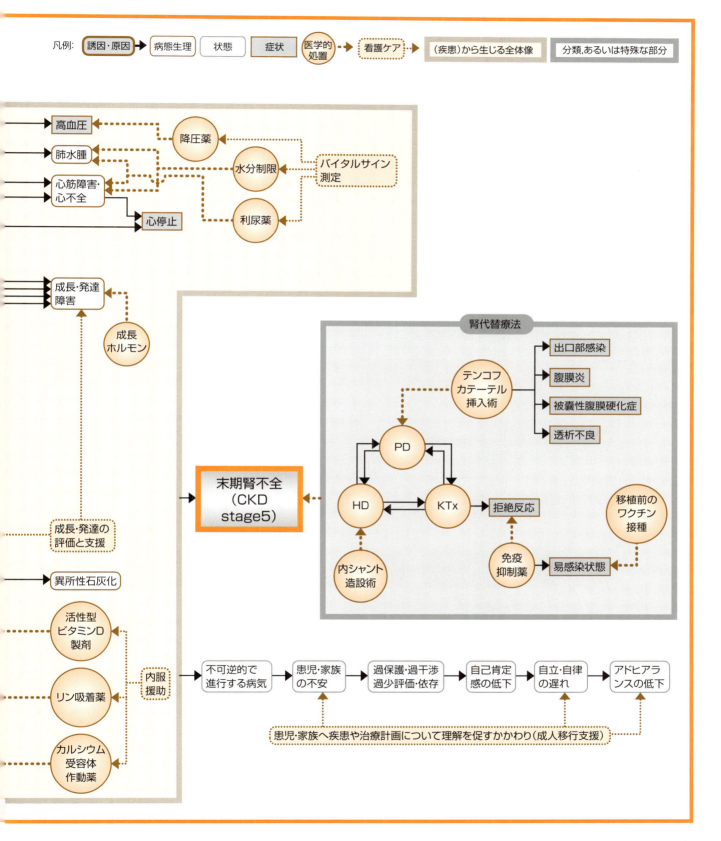

9. 腎疾患

15 慢性腎不全

I 慢性腎不全の基礎知識

1. 定義と概要

慢性腎不全（chronic renal failure：CRF）は不可逆に糸球体濾過量（glomerular filtration rate：GFR）が低下したことによって起こる症候群であり，全身病（多臓器障害）である。CKD（chronic kidney disease：慢性腎臓病）という用語が，2001年から米国で使用され始めた。KDIGO（国際腎臓病予後改善委員会）によるCKDの定義と重症度分類を[図1]に示した。これまで使われてきた慢性腎不全という用語は，およそCKDステージ3以上のことを意味している。

全国を対象に行われた小児CKDの実態調査[4]では，CKDステージ3～5の小児患者がわが国におよそ500人存在することが判明した。ステージ3以上の慢性腎不全の原因は非糸球体性が91.1％を占めたが，そのなかでもっとも多いのは先天性腎尿路奇形（CAKUT）で，全体の62.2％であった[4]。それに比較して，糸球体性は7.8％のみで，慢性糸球体腎炎から生じる慢性腎不全は1.8％と非常に少なかった[4]。小児の透析導入患者の原疾患でも慢性糸球体腎炎が減少し，1991～2001年の小児PD研究会の調査[5]では先天性のものが6割を占め，そのなかで低形成・異形成腎，逆流性腎症など尿路疾患を合併する可能性のあるものが4割近くあった[表1]。

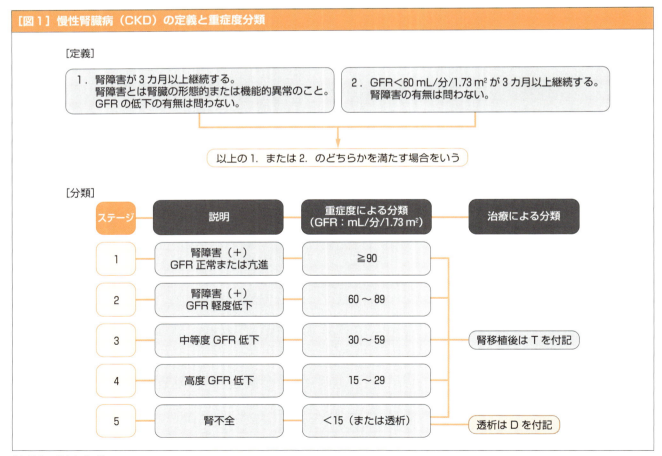

[図1] 慢性腎臓病（CKD）の定義と重症度分類

（文献1～3より作成）

[表1] 腹膜透析（PD）導入の原疾患　1991～2001年（小児PD研究会）

	症例数	(%)
慢性糸球体腎炎	44	(7.5)
巣状糸球体硬化症	106	(18.0)
急速進行性糸球体腎炎	16	(2.7)
アルポート症候群	20	(3.4)
先天性ネフローゼ症候群	42	(7.1)
溶血性尿毒症症候群	12	(2.0)
低形成／異形成腎	204	(34.7)
逆流性腎症	21	(3.6)
多発性嚢胞腎	11	(1.9)
若年性ネフロン癆	25	(4.2)
その他	79	(13.4)

（本田雅敬：腹膜透析治療の現況― 2001. 小児PD研究会雑誌 16：44, 2003より）

2. 病態生理

　GFRが60 mL/分/1.73 m^{2}未満になると，[図2]に示したような種々の症状が起こってくる。種々の原因によって生じるGFRの低下，それに伴って種々の症状が引き起こされる。多岐にわたる症状のなかから，以下に主なものをあげる。

① 心血管系障害と水管理

　もっとも重要な問題は，循環血液量過剰（溢水）による高血圧であり，尿毒症性心筋症の最大の原因である。長期に持続すると不可逆な拡張型心筋症となり，腎移植時の水負荷に耐えられなくなる。溢水も高レニンもみられない高血圧もあり，これらは腎臓そのものの交感神経系の賦活を含めた何らかの昇圧物質によると考えられる。低形成・異形成腎の場合は，逆に多尿があり脱水になりやすく，また塩分を喪失しやすい。

② 腎ミネラル代謝異常

　腎機能障害に伴い，カルシウム（Ca）・リン（P）の異常により発生した骨代謝異常と内分泌異常が生じる。腎機能が半分以下になると骨ミネラル代謝異常（mineral

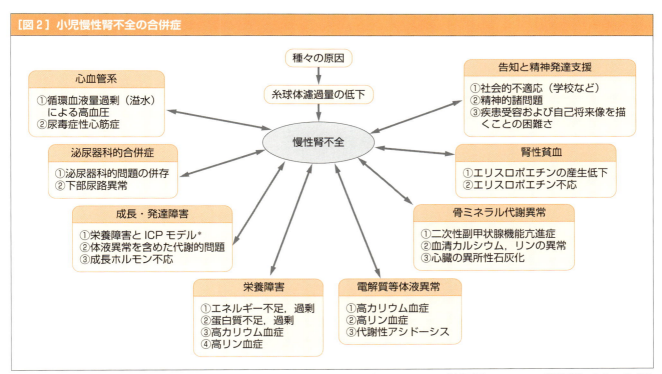

[図2] 小児慢性腎不全の合併症

＊Karlbergは，小児の縦断的成長を数学的にモデル化，infancy（乳幼児期）・childhood（小児期）・puberty（思春期）の3つの成分に分けるICPモデルを提唱，小児期は成長ホルモン，思春期には性ホルモンが重要であるが，乳幼児期の成長については栄養が重要であるとした

（上村治：小児における慢性腎臓病対策. 日児誌 115(11)：1720, 2011より）

and bone disorder：MBD）が始まると考えられる。進行すると成長障害，骨関節痛，骨変形，筋症状，異所性石灰化などが起こる。内分泌学的には二次性副甲状腺機能亢進症が起こる。カルシウム×リン積の高値は心臓をはじめとした他の臓器に異所性石灰化を引き起こし，生命予後に大きく影響する。

③ 成長障害

腎不全による成長障害は，栄養，貧血，骨ミネラル代謝異常，アシドーシスを含めた体液異常，内分泌異常などが関与した総合的な結果として起こってくる。

④ その他

腎性貧血，栄養に絡んだ諸問題（カロリー不足や過剰，蛋白不足や過剰，高カリウム血症，高リン血症），精神的・社会的問題，泌尿器科的合併症，透析関連合併症，移植関連合併症などさまざまである。

3．検査・診断

慢性腎不全（CKDステージ3以上）の診断は【図1】に示すとおり，腎機能の評価によって行われる。およそ，腎機能低下（GFR＜60 mL/分/1.73 m^2）が3カ月以上継続するもので，これはGFR基準値（中央値）の約1/2未満に当たり，また【表2】の各年齢の血清クレアチニン（SCr）基準値（中央値）[6]の2倍より高値になる状況にあたる。

尿蛋白については，尿の濃縮を補正するために，尿蛋白／クレアチニン比（尿蛋白/Cr比）がよいとされる。海外では低年齢児では高く，3歳で0.20 g/gCrを上限とし5歳以上では0.15g/gCrを上限としている。日本人小児の尿蛋白/Cr比については未発表だが検討されており，3歳以上では全年齢で正常上限を0.15g/gCrとして問題ないと考えられる[7]。

4．治療と合併症対策

慢性腎不全の治療は，腎臓が働かないために起こってくる全身病であることと，成人と異なるポイントとして成長・発達への配慮の必要性を考慮してすすめる必要がある。一人前の社会人となるまでに，もって生まれた身体的・精神的・社会的能力が腎不全であることによって損なわれることなく，ハンディキャップを最小限に食い止めるよう管理されなければならない。

CKDステージ3は，管理のスタートとして位置づける必要があり，全身病としての合併症を防ぎながら末期腎不全管理の最終目標である腎移植を意識して管理をすすめる必要がある。生涯を通した全人的な治療戦略をイメージすることが医療者・患児両者にとって重要である。

1）成長障害の管理

成長期にある小児に対しては熱量不足や蛋白不足が直接成長に影響すると考えられるため，蛋白制限食を採用しないことが多い。経口による十分なエネルギー摂取が困難な2歳までの乳幼児については，経管栄養による強制補充が必要である。

成長ホルモン製剤の薬剤的な補充は，短期的効果が見込める。腎移植後のcatch-up growth（"取り戻し成長"で一度起こった成長障害が，回復して追いつくこと）に過剰な期待をしてはならず，それまでの管理が重要である。

2）血圧・循環血液量の管理

CKDステージ3～4では，塩分制限や利尿薬によって体液量を管理し血圧をコントロールする。コントロールが難しい場合は速やかに透析導入を決断する。

- 腹膜透析（PD）の場合：透析液糖濃度の選択や飲水量により，体重のコントロールを行う。小児の場合，成長するので頻回にドライウエイト（DW）の変更が必要である。正常な腎臓である場合を想定して，脱水でも溢水でもない正当な体液量の場合に考えられる体重を医療者が決めるもので，その体重を目標にコントロールする。
- 水分管理でコントロールできない場合：降圧薬を使用する。溢水の評価は，血圧，心胸郭比，皮膚の緊張，心房性ナトリウム利尿ペプチド，脳性ナトリウム利尿ペプチド，心エコー所見などで総合的に判断する。
- 低形成・異形成腎の場合：多尿で脱水になりやすいことに注意が必要である。

3）骨ミネラル代謝異常の管理

二次性副甲状腺機能亢進症は，内服治療が有効な早期の段階で治療を開始することが重要で，長期に持続する高リン血症を避ける必要がある。

管理の目標は至適なカルシウム，リン，副甲状腺ホルモン（parathyroid hormone：PTH）の値を保つことである。このコントロールは，リン結合剤，活性型ビタミンD製剤，低カルシウム透析液などによって行う。

むやみに漫然とビタミンDを与薬したり，乳製品や豆製品を過剰に摂取して，長期にカルシウム×リン積の

[表2] 小児血清クレアチニン基準値 (mg/dL)

[3カ月以上12歳未満（男女共通）]

年齢	2.5パーセンタイル	50パーセンタイル	97.5パーセンタイル
3〜5カ月	0.14	0.20	0.26
6〜8カ月	0.14	0.22	0.31
9〜11カ月	0.14	0.22	0.34
1歳	0.16	0.23	0.32
2歳	0.17	0.24	0.37
3歳	0.21	0.27	0.37
4歳	0.20	0.30	0.40
5歳	0.25	0.34	0.45
6歳	0.25	0.34	0.48
7歳	0.28	0.37	0.49
8歳	0.29	0.40	0.53
9歳	0.34	0.41	0.51
10歳	0.30	0.41	0.57
11歳	0.35	0.45	0.58

[12歳以上17歳未満（男女別）]

年齢	2.5パーセンタイル		50パーセンタイル		97.5パーセンタイル	
性別	男児	女児	男児	女児	男児	女児
12歳	0.40	0.40	0.53	0.52	0.61	0.66
13歳	0.42	0.41	0.59	0.53	0.80	0.69
14歳	0.54	0.46	0.65	0.58	0.96	0.71
15歳	0.48	0.47	0.68	0.56	0.93	0.72
16歳	0.62	0.51	0.73	0.59	0.96	0.74

(Uemura O, et al : Clin Exp Nephrol 15 : 696, 2011より)

高値を見逃すことは，異所性石灰化の危険性を高めることにつながる。

4) 精神発達支援と移行

CKDステージ3になれば，両親ばかりでなく患児にもわかる言葉で告知をする必要がある。患児の目標が「自立して自律する成人」であることを意識し，患児本人への十分な説明のもとに意思決定の主体となってもらう必要がある。

その後の予想される経過のイメージを患児および家族と共有しておくことが重要である。

また，医療チームとしては成人施設への転院・転科を常に意識しながら患児・家族を精神的・社会的にサポートをする必要がある。

重い障害がある場合，その後の透析や移植をどう選択するかも，じっくり話し合って決定しておくべきである。

思春期の患児が拒薬のために移植腎機能を喪失することは各施設が経験しており，継続した精神的な支援が必要である。

5）泌尿器科的合併症の管理

先天性腎低・異形成をはじめとした小児の慢性腎不全の原疾患には，泌尿器科的問題が併存している場合が多い。

自己腎にとっても移植腎にとっても腎機能予後に影響する最大の問題の1つは下部尿路異常である。この問題に対処していくことで，自己腎の末期腎不全になる時期を遅らせ，また移植腎の寿命を延ばすことができる。熟練した小児泌尿器科医との協力が必須である。

6）感染症対策

将来，腎移植後に免疫抑制薬や副腎皮質ステロイドを使用するが，麻疹，水痘，結核，サイトメガロウイルス感染症などの罹患は，重篤化する可能性が高い。麻疹や水痘については腎移植前にワクチン接種を行い，未感染状態は極力避けるべきである。特に，生ワクチンは移植後の接種が禁忌であるため，移植前接種を徹底する。インフルエンザワクチンを含めた不活化ワクチンは移植後に接種可能である。

麻疹，水痘以外に移植までに免疫をつけておくことが望ましい疾患は，肺炎球菌，インフルエンザ桿菌，B型肝炎，風疹，流行性耳下腺炎，ヒトパピローマウイルスなどがあるが，生命を脅かす可能性が高いのは麻疹・水痘であり，最優先されることを忘れてはならない。

7）移植後の原病再発を考慮して

移植後の原病再発では巣状分節状糸球体硬化症が問題である。明らかなエビデンスはないが，移植に先立った自己腎摘出や移植時の血漿交換療法などが行われており，タイムスケジュールを立てる必要がある。

8）末期腎不全への進行抑制と透析導入時期

小児の成長に影響のない範囲で，蛋白を制限することの腎保護の効果は明らかではない。腎保護作用をもつとされるアンジオテンシン変換酵素阻害薬（ACE-I）やアンジオテンシン受容体拮抗薬（ARB）の，小児に対する治療効果に関しても明らかではなく，使用には注意が必要である。いずれにしても合併症のない，よい状態で計画的な透析導入や腎移植を迎えられる管理が非常に重要なことである。

9）腹膜透析（PD）療法

小児の末期腎不全の場合，多くは最初に腹膜透析（peritoneal dialysis：PD）が選択される。PDには，就寝中に器械を用いて治療するAPD（automated peritoneal dialysis）［図3］と1日に数回透析液バッグを交換するCAPD（continuous ambulatory peritoneal dialysis）がある。血液透析（hemodialysis：HD）が選択されない最大の理由は，体格的な血管確保の問題である。

やむをえず長期にPDを継続しなければならない場合，もっとも注意すべき問題は被囊性腹膜硬化症（EPS）である。現時点では長期（8年以上）にPDを継続することは避けるべきである。

PDの合併症として頻度の高いものは，出口部トンネ

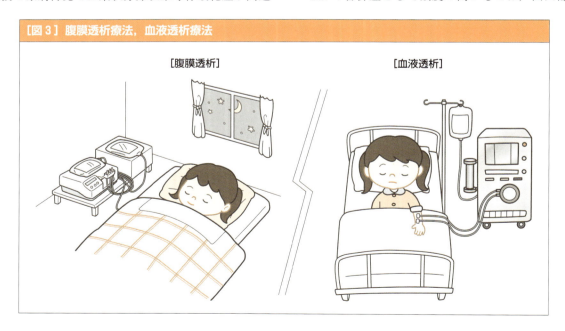

［図3］腹膜透析療法，血液透析療法

［腹膜透析］　［血液透析］

ル感染症や腹膜炎である。腹膜炎時には抗菌薬を経静脈的あるいは腹腔内に与薬する。

10）血液透析（HD）療法 ［図3］

小児科領域で血液透析が敬遠される理由は，血管確保など手技上の問題が多い。過去の開腹手術のための腹腔内癒着や，先天奇形のための人工肛門などの物理的理由は，血液透析選択の理由となる。しかし透析用のダブルルーメンカテーテルは一時的には有用で，乳児期から十分使用可能である。

11）腎移植

小児の腎移植（kidney transplantation：KTx）は歴史的に，❶体重10kg以下の低体重児，❷下部尿路通過障害（神経因性膀胱も含めて），❸原病再発の可能性の高い巣状糸球体硬化症，❹ABO血液型不適合，などの事例に積極的に適応が拡大された。

低体重児については，死体腎を用いると一度も機能せず廃絶してしまうことが多く，親子間の生体腎移植が行われることが多い。

残された問題としては，免疫抑制薬使用による重篤な感染症や悪性腫瘍の問題，献腎の数の不足のための透析医療に偏った腎不全医療，近親者からの提供に依存している腎移植医療，移植後の生着年数の期待値が15〜20年程度であることなどがある。

12）先行的腎移植

明らかな検証はまだないが，先行的腎移植（透析を経ない腎移植）の移植後成績は透析後の移植と比較して良好であると考えられている。先行的腎移植を末期腎不全の初期治療の一手段と考えて，患児家族への情報提供を進める必要がある。現在，末期腎不全の初期治療として，先行的腎移植は21.9％を占めている[8]。

Ⅱ 慢性腎不全の看護ケアとその根拠：保存期〜末期（透析時）

ここからは，保存期〜末期（透析時），腎移植後の2期に分けて述べる。

1．観察ポイント

① 体重・身長

- 水分出納の評価の目的で，毎日，同じ時間，同じ条件で体重測定する。起床直後に排尿し，何も経口摂取しない状態で測定する
- PD療法を行っているときも同様に体重測定するが，身長も定期的に測定する。尿量が十分にある場合はDWの設定はしないが，尿量が減少してきたらDWが設定される。DWは，血圧値や心胸郭比，血液データ，心エコーなどから総合的に評価し，医師が設定する

② 血圧

- 毎日，起床直後および夜の安静時に測定する。マンシェットの幅は体格に合わせたもの（上腕周囲長の40%以上の幅）を選択する
- 血圧は，年齢や体格によって正常値や高血圧の判定が異なることに留意する必要がある。たとえば，10歳未満の小児で収縮期血圧が120mmHgを越えたら，明らかに高血圧である。よって，各小児に応じて血圧のスケール（適正な収縮期圧とみなされる上限と下限の間の範囲）が設定される
- 各小児のスケールの値を超えた場合には，溢水または脱水の可能性があるため，医師に報告する（家族にも報告の必要性について十分に説明をしておく）

③ 水分出納

- 輸液量や経口水分摂取量などの水分摂取量と，尿量や透析の除水量などの水分排出量について，毎日，正確に測定・記録し，異常の早期発見に心がける
- 保存期には一時的に多尿の時期があり，容易に脱水に至りやすい。夏季や体調不良時など水分摂取が追いつかない場合は，脈拍や血圧などバイタルサインからの異常を見逃さないよう注意が必要である
- 末期腎不全になると腎機能低下によって徐々に尿量が減少するため，PDやHD療法中は水分制限が必要となる場合がある。その日の体重と血圧から1日の飲水量を設定し，どのタイミングでどのくらいの量を摂取するのか，1日の水分摂取計画を患児や家族と相談しながら決めていく。飲水量のコントロール不良で溢水状態が長く続くと，心筋障害を引き起こし，腎移植後の水分負荷時にトラブルを起こす可能性があるため，日々の自己管理が非常に重要となる

④ その他の全身状態
- バイタルサイン

  体温は感染徴候の有無として発熱に注意し，呼吸状態や経皮的動脈血酸素飽和度（SpO_2）は呼吸器感染症（サイトメガロウイルス〈CMV〉肺炎，ニューモシスチス肺炎など）や肺水腫の徴候に注意して観察する。脈拍は，頻脈や不整脈の有無を確認し，貧血の徴候としても注意する。

- 一般状態

  機嫌，活気の有無，倦怠感の有無，睡眠状態，頭痛の有無，うつ傾向の有無など，患児自身の自覚症状の訴えに注意するとともに，生活行動における変化や遊び方などにも注意して観察する。

- 消化器症状

  腹痛，下痢，嘔吐，食欲の異常に注意して観察する。

- 皮膚の状態

  掻痒感，色素沈着，浮腫の有無について観察する。

⑤ 患児・家族の疾患および治療についての理解度

患児・家族の言動から疾患や治療についての思いや理解度を観察する。また，治療薬の内服が適切に行われているか，拒薬はないかなどのほか，日常生活における自己管理状況を把握，評価する。

2．看護の目標

❶ 合併症や後遺症を予防する
❷ 健康な小児に近い日常生活を送り，QOL が維持できるよう支援する
❸ セルフケアを獲得し，自立・自律した成人として成長・発達できるよう支援する
❹ 社会資源を活用し，患児と家族の負担を軽減できるように支援する

3．患児の成長・発達を促す活動への援助

① 活動制限の必要性

原則的に，活動制限は必要ない。安静にすることで腎臓を保護できるという間違った認識をもっている家族は，外遊びや体育を禁止している場合がある。そのことが患児の成長・発達に悪影響を及ぼすため，健康な子どもと同じ活動ができることを説明する。

② 治療法に応じた活動制限

腎不全が進行しても，活動制限の必要はないが，治療法によっては多少の活動制限が必要となる。

PD 療法では腹部にテンコフカテーテルが挿入されているため，水泳と鉄棒は禁止する。また，出口部に強い衝撃が加わり出口部を傷つける可能性が高いスポーツも，内容によっては禁止する場合がある。

HD では前腕にシャント造設する場合が多いため，シャント側の肘部を長時間屈曲したり，前腕に荷物を掛けたりしないように説明する。

4．適切な栄養摂取のための食事への援助

① 食事制限

成長期にある患児の場合は，蛋白制限することで成長に悪影響を与えるため，食事制限はしない。成長期を過ぎた高校生以上の患者で，蛋白制限を希望した場合のみ行う。

② 末期腎不全の場合

末期腎不全になるとリンやカリウムが排泄されにくくなるため，血液検査データをみながら必要時に制限する。例えば高リン血症や高カリウム血症がある場合は，食事制限が必要となる。骨ミネラル代謝異常による異所性石灰化などは，生命を脅かす合併症を引き起こす可能性があるため，日々の食事管理が重要となる。

③ 栄養指導の必要性

いずれの時期にあっても，日々の食事内容や補食（おやつ）の内容について患児や家族が理解できるよう，栄養士から栄養指導が受けられるよう調整する。

工夫としては，高カリウム血症の場合は生野菜，生果実を避け，野菜の煮汁は使用しない。

高リン血症の場合は，乳製品や豆製品を控える。

小児の場合は，成長・発達にリンが必要であるため，血液データを見ながら必要最低限の制限とする。

5．感染予防行動の習慣化への指導

① 生活習慣の獲得

将来，腎移植後のセルフケアに必要となるため，基本的生活習慣として含嗽や口腔ケア，手洗いの正しい方法が獲得できるようにする。患児の発達段階に応じて遊びの要素を取り入れ，習慣化できるような動機づけが必要である。マスクの着用は，感染予防に必ずしも効果的で

はないため，嫌がる乳幼児に強制する必要はない。

② 透析中のカテーテル周辺の管理

透析中は，テンコフカテーテルの出口部感染を起こさないよう，出口部ケアを行う際は十分な手洗いを行う。出口部感染がない場合は一番風呂でのオープン入浴をすすめ，出口部および周囲の皮膚を十分に洗浄する。感染徴候がない場合は，消毒薬および抗菌薬の使用は必要ない。

ガーゼ保護は，出口部を清潔に保つことではなくテンコフカテーテルの固定が目的であることを説明し，カテーテルとの摩擦によって出口部周囲の皮膚を損傷しないような固定方法を獲得できるように指導する。

③ ワクチン接種の指導

将来の腎移植に向けてワクチン接種を推奨する。特に，感染すると生命危機に陥る可能性が高い麻疹と水痘については抗体価を必ず確認し，低値の場合は最優先にワクチン接種を促す。ほかにも風疹，流行性耳下腺炎，肺炎球菌，ヘモフィルスインフルエンザ菌b型（Hib），B型肝炎などのワクチンも推奨されており，腎移植までに優先順位や時期を調整し，計画的に接種できるように指導する。

6．確実な内服の自己管理への援助

① 腎保護薬

腎保護薬として使用するACE-IやARBは血圧低下作用があり，発熱，下痢，嘔吐などで脱水状態に陥ると低血圧になる可能性がある。患児ごとに血圧のスケールが設定されており，それ以下の場合は内服を中止するように説明する。

② 服薬の指導

上記以外にも多くの内服薬を必要とするため，確実に内服ができる方法を一緒に考え，可能な方法について指導する。学童以降では学校での内服を忘れてしまう，または内服を拒む患児も多いため，内服のタイミングを調整する必要がある。

末期腎不全では，さまざまな症状の改善と合併症予防のために，多くの内服薬が必要である。乳幼児期から学童前期ごろまでは家族が中心となって管理するため，飲み忘れが少なくコントロールも良好だが，学童後期以降で内服の必要性が十分に理解できていない場合は，内服が確実にできずコントロール不良となりやすい。特に学校での内服を嫌がり，内服していないケースが多い。

しかし，食事のときに食物とともに内服する必要がある薬もあるため，この時期の患児に対しては疾患および治療の必要性が十分理解できるような説明を行い，アドヒアランスを向上させる。

7．社会資源の活用への支援

① 医療費の助成

慢性腎不全では，小児慢性特定疾患治療研究事業の医療費助成が受けられる。国が定めた疾患（11疾患群514疾患）をもつ子どもの健全育成を目的とし，疾患の治療方法の確立と普及，患児家族の医療費の負担軽減につながるよう，医療費の自己負担分を補助するものである。対象となる疾患の確定診断がついた場合は，医療ソーシャルワーカー（MSW）から詳しい説明が受けられるよう調整する。

② 身体障害者手帳

透析導入以降は，小児慢性特定疾患治療研究事業助成に加えて，身体障害者手帳の交付が受けられるが，等級によって受けられるサービスが異なる。そのほかに，特別児童扶養手当や育成医療などの社会資源が利用できるため，透析導入が決まった場合はMSWから詳しい説明が受けられるよう調整する。

Ⅲ 慢性腎不全の看護ケアとその根拠：腎移植後

1．観察ポイント

① 体重・身長

拒絶反応が起こると尿量低下や浮腫が出現するため，毎日同じ時間，同じ条件で体重測定する。起床直後に排尿し，何も経口摂取しない状態で測定する。また，副腎皮質ステロイドによる肥満などの合併症を起こさないためにも，毎日の体重測定が重要となる。

移植後半年くらいは副腎皮質ステロイドの影響であまり身長は伸びないが，副腎皮質ステロイドが減量されれば身長が伸びてくるため，患児の成長を把握するために定期的な身長測定を行う。

② 血圧

毎日，起床直後および夜の安静時に測定する。マンシェットの幅は体格に合わせたもの（上腕周囲長の40%以上の幅）を選択する。患児に応じて血圧のスケールが設定されており，その値を超えた場合には拒絶反応や薬剤

性高血圧の可能性があるため，医師に報告するよう説明する．

③ 水分出納

腎移植後は体格に応じて1日1,000～2,000 mLの飲水が必要となるため，どのタイミングでどのくらいの量を摂取するか，1日の水分摂取計画を患児や家族と相談しながら決めていく．特に，学童以降になると飲水できる時間が限られるため，必要性を理解し意識的に飲水できているかを観察する．

脱水は移植腎機能を悪化させる可能性があるため，体調不良で水分摂取量が少ない場合の受診の必要性についても指導する．

④ その他の全身状態

Ⅱ「慢性腎不全の看護ケアとその根拠：保存期～末期（透析時）」参照．

⑤ 患児・家族の疾患および治療についての理解度

Ⅱ「慢性腎不全の看護ケアとその根拠：保存期～末期（透析時）」参照．

2．看護の目標

❶ 拒絶反応を起こさないために，内服アドヒアランスを高められるよう支援する
❷ 免疫抑制薬による副作用を最小限にするために，自己管理ができるよう支援する
❸ 健康な小児に近い日常生活を送り，QOLの維持・向上ができるよう支援する
❹ 自立・自律した成人として成長・発達できるよう支援する

3．患児の成長・発達を促す活動への援助

① 運動内容の指導

活動制限は必要ないが，移植腎が入っている下腹部を強打・圧迫する運動は避ける．

② 運動量の指導

免疫抑制薬として副腎皮質ステロイドを使用するため，肥満予防を目的に適度な運動を心がけるよう指導する．

4．適切な栄養摂取のための食事への援助

① カロリー制限の必要性

基本的に食事制限の必要はないが，副腎皮質ステロイドの影響で肥満傾向が認められた場合にはカロリー制限が必要となる．食事内容や補食（おやつ）内容について患児や家族が理解できるよう，栄養士から栄養指導が受けられるよう調整する．

② 摂取禁忌の食品

免疫抑制薬でシクロスポリンやタクロリムスを使用する場合は，グレープフルーツ（ジュースも含む）が血中濃度に影響を及ぼすため禁忌となる．

5．感染予防行動の習慣化への指導

腎移植後は，免疫抑制薬としてプレドニゾロンやシクロスポリン，タクロリムス，ミコフェノール酸モフェチルを使用することで易感染状態となり，感染を引き起こす可能性がある．上気道感染や口内炎予防のため，含嗽や口腔ケア，手洗いの正しい方法が獲得できるように支援する．

患児の発達段階に応じて遊びの要素を取り入れ，習慣化できるような動機づけが必要である．マスクの着用は，感染予防に必ずしも効果的ではないため，嫌がる乳幼児に強制する必要はない．

6．確実な内服の自己管理への援助

腎移植後は，決められた時間に決められた量の免疫抑制薬を内服することが非常に重要である．乳幼児期から学童前期ごろまでは家族が中心となって管理するため，飲み忘れが少なくコントロールも良好だが，学童後期以降では内服が確実にできずコントロール不良となりやすい．この時期の患児に対しては，疾患および治療の目的，内服できない（しない）ことによって起こりうる事象について十分説明する．

7．社会資源の活用への支援

腎移植後も，小児慢性特定疾患治療研究事業の医療費助成および身体障害者手帳は継続される．移植手術時は育成医療の手続きが必要となるため，腎移植が決まった場合はMSWから詳しい説明が受けられるよう調整する．

IV 慢性腎不全の全期を通じてのまとめ：患児および家族への治療計画説明と移行支援

1. 患児・家族が抱える問題

慢性腎不全は不可逆的で，いずれは末期腎不全に進行する。患児および家族は，どの治療選択が患児と家族のQOLを維持できるのか，いつ透析や腎移植が必要になるのか，将来はどうなってしまうのか，いつまで生きられるのかなど，多くの不安を抱えている。家族は患児を大切に思うあまり，過保護・過干渉・過少評価となり，患児も家族に依存的となる傾向がある。

その結果，基本的生活習慣の獲得や運動精神発達が遅れる傾向にあり，自己肯定感が低下し，自立・自律した成人になれない場合がある。

看護師は慢性腎不全の看護目標にあげたように，できるだけ合併症がなくQOLを維持し，将来，自立・自律した成人になることをイメージして支援していかなければならない。

2. 患児の自立・自律のために必要な支援

家族・医療・教育・保健など患児にかかわる周囲の人たちが，疾患や治療計画を十分に理解できるよう情報を共有し，自分達のかかわり方が患児の将来を左右することを常に意識しておく必要がある。

過保護・過干渉にならず，患児の発達課題が達成できるようさまざまなことにチャレンジできる環境を整えることが，患児の自己肯定感を高めていく。自己肯定感をもつことができた患児は，自分は大事にされていると感じ自分自身を大切に思うことができ，そこで初めて自分の疾患や治療を受け入れられるのである。

3. 移行支援

CKDステージ3ごろに患児の認知発達レベルに応じた内容・言葉・ツールを用いて，患児への疾患および治療計画の説明を行う。そして，予想される経過のイメージを患児および家族と共有し，意思決定の主体となってもらうことが重要である。

しかし，これらの支援を意図的に行っても思春期ごろになると積極的に治療参加しなくなる，いわゆるノンアドヒアランスとなることが多い。そのため，患児への疾患および治療計画の説明は一度だけではなく定期的に繰り返し行い，患児や家族と一緒に治療に参加できる方法を考えていくことが必要である。

発症早期からこのような支援を行っていくことを移行支援といい，この支援を継続的に繰り返し行うことで患児自身が自分の人生をみつめ直す機会となり，徐々に自立・自律した成人に近づき，成人医療施設への転院・転科を成功させることができると考えている。

（田﨑あゆみ，上村治）

《引用文献》

1) National Kidney Foundation：K/DOQI clinical practice guidelines for chronic kidney disease: evaluation, classification, and stratification. Am J Kidney Dis 39：S1-266, 2002
2) Levey AS, Eckardt KU, Tsukamoto Y, et al：Definition and classification of chronic kidney disease: a position statement from Kidney Disease: Improving Global Outcomes (KDIGO). Kidney Int 67(6)：2089-2100, 2005
3) 上村治：小児における慢性腎臓病対策．日児誌 115(11)：1713-1726, 2011
4) Ishikura K, Uemura O, Ito S, et al：Pre-dialysis chronic kidney disease in children: results of a nationwide survey in Japan. Nephrol Dial Transplant 28(9)：2345-2355, 2013
5) 本田雅敬：腹膜透析治療の現況─2001．小児PD研究会雑誌 16：44-49, 2003
6) Uemura O, Honda M, Matsuyama T, et al：Age, gender, and body length effects on reference serum creatinine levels determined by an enzymatic method in Japanese children: a multicenter study. Clin Exp Nephrol 15(5)：694-699, 2011
7) 上村治：各種基準値に関する注意点．小児科臨床 68(6)：1127-1135, 2015
8) 服部元史・他：本邦小児末期腎不全患者の疫学調査報告─とくに腎移植に関して．日本臨床腎移植学会雑誌 1(1)：273-281, 2013

《参考文献》

1) Nagai T, Uemura O, Ishikura K, et al：Creatinine-based equations to estimate glomerular filtration rate in Japanese children aged between 2 and 11 years old with chronic kidney disease. Clin Exp Nephrol 17(6)：877-881, 2013
2) 塩飽仁：トゥデイズ・インタビュー．子どもの患者の自立．Nursing Today 26(3)：2-3, 2011
3) 丸光恵：成人移行支援とは．Nursing Today 26(3)：14-19, 2011
4) 田﨑あゆみ，上村治：慢性腎臓病（CKD）を持つ子どもの移行に伴う問題点と対策．Nursing Today 26(3)：37-43, 2011
5) 丸光恵・他：成人移行期支援看護師・医療スタッフのための移行期支援ガイドブック，第2版．東京医科歯科大学大学院保健衛生学研究科国際看護開発学，2012

10. 膠原病・免疫・アレルギー疾患

16 全身性エリテマトーデス (SLE)

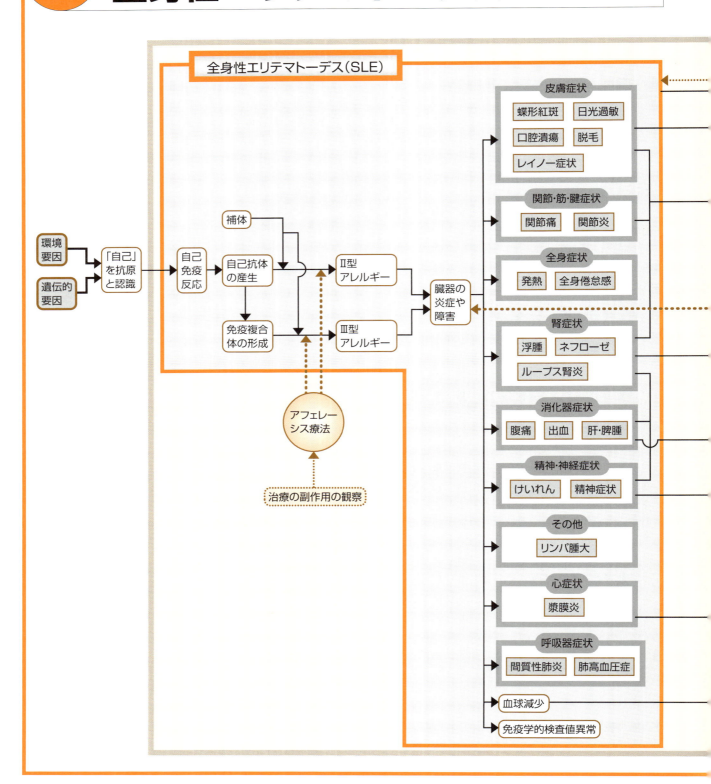

第Ⅱ部 疾患別看護ケア関連図

10・膠原病・免疫・アレルギー疾患
⑯全身性エリテマトーデス(SLE)

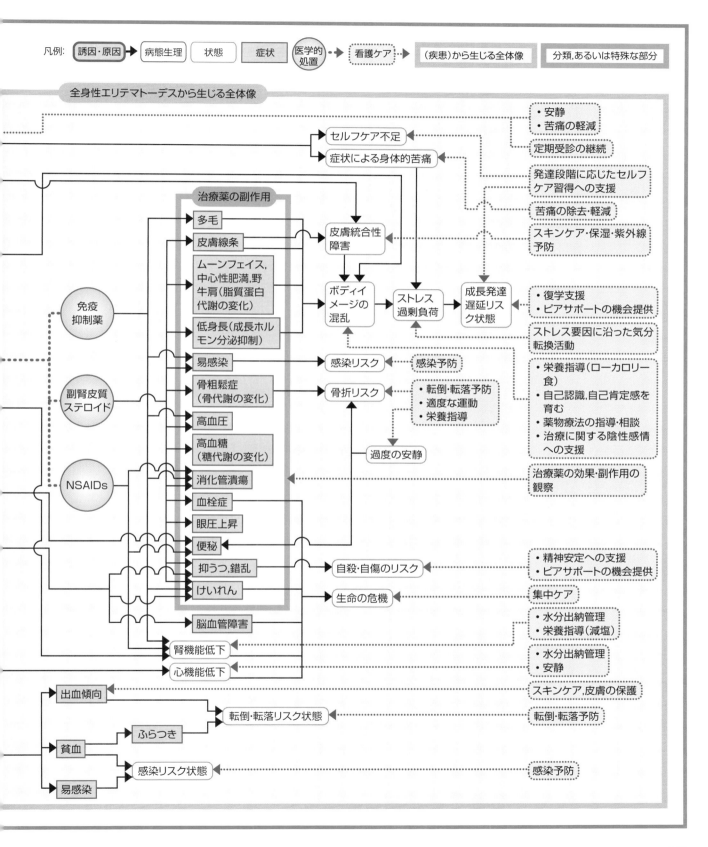

10. 膠原病・免疫・アレルギー疾患

16 全身性エリテマトーデス (SLE)

I 全身性エリテマトーデス (SLE) の基礎知識

1. 定義と概要

全身性エリテマトーデス (systemic lupus erythematosus：SLE) とは，主に免疫複合体の組織への沈着（Ⅲ型アレルギー）が機序として考えられている，全身性の炎症性結合組織疾患である。発熱や蝶形紅斑を代表とする皮疹，関節痛，レイノー現象など多彩な臨床症状を呈し，中枢神経障害や腎障害，脳・心血管障害といったさまざまな臓器障害を生じうる。

代表的な自己免疫疾患の1つであり，また，小児期に発症するリウマチ性疾患（結合組織病あるいは血管炎を基盤とした疾患）においては若年性特発性関節炎に次いで多い疾患である。男女比は，1：9[1]で女性に多く，特に20～40歳代女性の発症が多い。10万人に10～100人の発症頻度が推定されている[2]。小児期発症SLEの多くは10歳以降の女児にみられ，国内の小児人口10万人に4.7人の発症頻度が推定されている[3]。

5年生存率は90％を超え，ここ数十年の間で劇的に改善しており，治療成績だけでなく，生活の質（QOL）を考慮した疾患管理が求められている。しかしながら，急速に進行し短期間で死に至る例も存在する[4]。

2. 病態生理

1) SLEの病因

SLEは，遺伝的な疾患感受性を有する個体に，後天的要因が加わって発症に至る多因子疾患である[4]。複数の要因の関与が考えられ，本質的病因については今なお解明の途上である。

① 遺伝的要因

ヒト白血球抗原（HLA）遺伝子をはじめ，疾患感受性遺伝子の関与が判明している。

② 後天的要因

紫外線，一部の薬剤，EBウイルスなどのウイルス感染などの関連を示唆する報告もある[5]。体細胞遺伝子組み換えや体細胞変異など[5]の遺伝子レベルでの要因の関与なども考えられる。

2) SLEの発症機序

SLEでは遺伝的要因を背景に，ウイルス感染などの後天的要因が誘因となって，自己抗体が産生されることで発症すると考えられている。免疫応答において，「自己」に対しては通常「免疫寛容」の仕組みが働く。しかし，自己反応性を有するリンパ球をアポトーシス（細胞死）へ導く仕組みの異常があると，「免疫寛容」が機能せずに，自己抗体が産生されることが推察されている。

また分子相同性のある外来抗原（自己抗原に構造が酷似した抗原）に対し免疫応答が生じる際に，自己抗原に対しても免疫応答が生じてしまい，「自己」を抗原と誤認するという機序が生じることも推察されている（コラム「SLEのメカニズムに関連する免疫システム」p168参照）。

自己抗体が認識する抗原は，細胞外質成分や細胞膜表面の抗原，細胞質成分，核酸など非常に多彩である。発症は自己抗体の産生の発端となる機序によると推察され，臓器病変も多彩となっている。自己抗体と臓器病変の関連が推定されているものの一部を[図1][5]に示す。

自己抗体が直接的，間接的に組織傷害にかかわり，多臓器の慢性炎症をきたす。

自己抗体が組織傷害を引き起こす機序としては，主に免疫複合体の組織への沈着（Ⅲ型アレルギー）による炎症病態があげられるが，ほかに，自己抗体による直接作用（Ⅱ

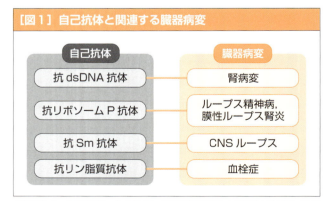

[図1] 自己抗体と関連する臓器病変

（廣畑俊成：病態整理．竹内勤編，新医学別冊新しい診断と治療のABC 67/免疫6 全身性エリテマトーデス, pp48-57, 最新医学社, 2010 より作成）

型アレルギー)の関与も認める。このような獲得免疫系の関与のみではなく，好中球から放出されるNETsが自己抗体や免疫複合体の産生に関与する機序など，自然免疫の役割も明らかになりつつある[6]。

① Ⅲ型アレルギー

抗原と抗体や補体が複合的に結合することで，血管内で免疫複合体を形成して腎，皮膚，血管などに沈着し，補体の活性化を伴って炎症をもたらす[4]。免疫複合体による血管内皮細胞の傷害は動脈硬化病変をもたらす。

- 例：ループス腎炎，紅斑，血管炎

② Ⅱ型アレルギー

細胞の膜表面や組織上の抗原とそれに対応する特異抗体（IgG, IgM）が結合し，補体の関与も加わって，細胞を破壊する[4]。

- 例：リンパ球抗体によるリンパ球減少症，クームス抗体による自己免疫性溶血性貧血，抗血小板抗体による自己免疫性血小板減少症

3) 分類

SLEの重症度からみた病型分類を[図2]に示す。SLEで出現する症状や合併症は，臓器障害を反映しており，その程度をもとに分類し，重症度として示したものである。

3. 症状

SLEの全経過でみられる症状[図3]でもっとも頻度が高い症状は蝶形紅斑（出現率80%）[7]であるが，全例でみられる所見はなく，いずれも非特異的な症状である。

蝶形紅斑，発熱，関節症状（→関節炎），全身倦怠感，尿異常（→腎炎），日光過敏，貧血，浮腫，ディスコイド疹（円板状紅斑），リンパ節腫大，出血傾向，口腔潰瘍，他の皮疹，腹痛，脱毛，レイノー症状，胸痛（→漿膜炎），けいれん，精神症状などがみられる。

4. 検査・診断[7〜10]

1) 検査

① SLEの診断に関連する検査項目
- 血液検査：❶白血球（減少），❷リンパ球（減少），❸血小板（減少），❹ヘモグロビン（減少），❺抗核抗体（陽性），❻抗dsDNA抗体（陽性），❼抗Sm抗体（陽性），❽抗リン脂質抗体（陽性）

② SLEの病勢判断に関連する検査項目
- 血液検査：❶血清補体（低下），❷抗dsDNA抗体（陽

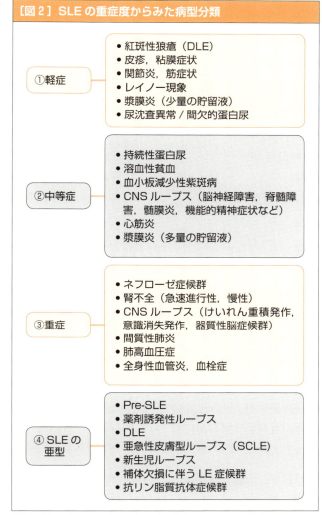

[図2] SLEの重症度からみた病型分類

①軽症
- 紅斑性狼瘡（DLE）
- 皮疹，粘膜症状
- 関節炎，筋症状
- レイノー現象
- 漿膜炎（少量の貯留液）
- 尿沈査異常／間欠的蛋白尿

②中等症
- 持続性蛋白尿
- 溶血性貧血
- 血小板減少性紫斑病
- CNSループス（脳神経障害，脊髄障害，髄膜炎，機能的精神症状など）
- 心筋炎
- 漿膜炎（多量の貯留液）

③重症
- ネフローゼ症候群
- 腎不全（急速進行性，慢性）
- CNSループス（けいれん重積発作，意識消失発作，器質性脳症候群）
- 間質性肺炎
- 肺高血圧症
- 全身性血管炎，血栓症

④SLEの亜型
- Pre-SLE
- 薬剤誘発性ループス
- DLE
- 亜急性皮膚型ループス（SCLE）
- 新生児ループス
- 補体欠損に伴うLE症候群
- 抗リン脂質抗体症候群

（橋本博史：全身性エリテマトーデス臨床マニュアル，第2版，p122，日本医事新報社，2012より）

性），❸赤沈（亢進），❹γグロブリン（上昇）

③ 症状・臓器障害に関連する検査項目
- 尿検査：尿蛋白，尿潜血，細胞円柱
- 病理検査：腎生検による腎組織検査
- 生理学的検査：脳波（高振幅徐波），心電図
- 画像検査：頭部CT（大脳基底核の石灰化），頭部MRI，脳血流シンチグラム（脳血流の低下），エコー検査

2) 診断

診断は，臨床症状と検査所見，鑑別診断をもとに判断する。米国リウマチ学会（ACR）の分類基準に低補体血症を加えた小児SLE診断の手引き[表1][3]が診断基準として使われることが多い[11,12]。また，近年，SLICC

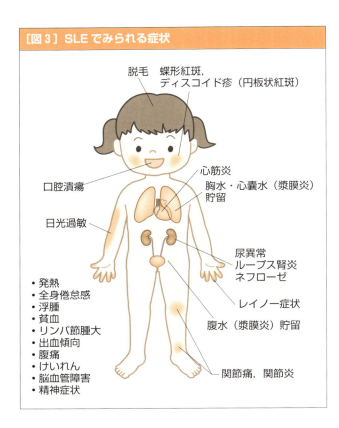

[図3] SLEでみられる症状

[表1] 小児SLE診断の手引き（厚生省研究班，1985）

①顔面蝶形紅斑
②円板状紅斑（ディスコイド疹）
③光線過敏症
④口腔潰瘍（通常は無痛性）
⑤関節炎（非びらん性）
⑥漿膜炎
　a．胸膜炎
　b．心膜炎
⑦腎障害
　a．蛋白尿（＞0.5g/日または3⁺）
　b．細胞円柱
⑧神経障害
　a．けいれん
　b．精神病
⑨血液異常
　a．溶血性貧血
　b．白血球減少（＜4,000/mm³）
　c．リンパ球減少（＜1,500/mm³）
　d．血小板減少（＜10万/mm³）
⑩免疫異常
⑪抗核抗体陽性
⑫低補体血症（CH50またはC3）

診断：経過中に4項目以上満たせばSLEである可能性が高い。
　　　細分項目（a～d）は，いずれかを満たせばその診断基準項目は陽性とする

（武井修治：全身性エリテマトーデス．小児科臨床，66(5)：861，2013より改変）

(Systemic Lupus International Collaborating Clinics) group により，新たな分類基準が示されている[13]。

軽症の場合や発症初期は，分類基準を満たさない症例も存在する。臓器病変が認められれば，分類基準を満たさなくても治療を開始する。分類基準を満たしていても他の膠原病や類縁疾患であることも考え，鑑別診断を十分に行う。

5．治療

1）小児期発症SLEの治療目標

小児期発症SLEは成人例と比べてより急性で重篤な経過をとる。特に急性期に中等症，重症と評価された患児では，臓器障害の進行を生涯にわたって阻止することが求められる。このため小児期発症SLEの治療は，急性期の症状の消失はもちろん，予測される不可逆的な臓器病変を阻止し，必要最小量の与薬で長期寛解導入を図り，社会復帰することが目標となる。

2）治療薬
① 副腎皮質ステロイド

SLEの主たる治療薬である。メチルプレドニゾロン（mPSL）パルス療法は，長期的な副腎皮質ステロイドの副作用を考慮したSLEの標準的な寛解導入治療となっている。初期からmPSLパルス療法を2～3クール行い，重症度に応じた免疫抑制薬を併用することでSLE維持療法としての経口プレドニゾロン（PSL）開始量を少なくできる。これにより長期的な副腎皮質ステロイドの副作用軽減を図る[14]。mPSLパルス療法を実施する際には，必ず抗凝固療法（ヘパリンナトリウム）を併用する。

維持療法として使用される副腎皮質ステロイドはグルコ（糖質）コルチコイドであり，強力な抗炎症作用をもつ。初回与薬量は，臨床病態により決められる。寛解導入後は漸減し，維持療法としての与薬量を決定する。副腎皮質ステロイド治療中の外科的手術や，抜歯，過度のストレス負荷に際しては，一時的に副腎皮質ステロイドの増量を必要とすることがある。

副腎皮質ステロイドは，大量与薬により免疫抑制効果がみられるが，小児例においては大量与薬による成長障害などの副作用が問題となるため，免疫抑制効果を期待した副腎皮質ステロイドの大量与薬は避ける。また患児にとって，特に思春期の低身長，満月様顔貌（ムーンフェイス），中心性肥満などボディイメージにつながる副腎皮質ステロイドの副作用は大きな問題となり，疾患受容，療養行動にも影響を及ぼすために，副腎皮質ステロイドのみに頼らない薬物療法として免疫抑制薬を積極的に使用する傾向にある。

② **非ステロイド性抗炎症薬（NSAIDs）**

SLEにおいては，発熱，関節痛（炎），筋痛（炎）などに対して解熱，鎮痛，抗炎症の目的でNSAIDsが用いられるが，小児における使用は少なく，まれである。局所症状に対しては，貼付薬や外用薬が用いられる。

NSAIDsには消化管潰瘍，腎障害などの副作用がある。ループス腎炎合併例では，慎重に薬剤を選択する。

③ **免疫抑制薬**[15]

小児リウマチ・膠原病領域において，免疫抑制薬は副腎皮質ステロイドとの併用により病勢を抑えたり，副腎皮質ステロイドの減量を可能にして重篤な副作用の出現を抑止したりといった，極めて重要な役割を果たしている。

しかし，免疫抑制薬は少なからず毒性を有し，大部分の免疫抑制薬は非選択的に作用することから，免疫系に異常をきたし，感染症や悪性新生物の拡大を引き起こす恐れがある。また，高血圧や高血糖，消化性潰瘍，肝臓や腎臓に関する障害も副作用としてあることにも注目しておく必要がある。

自己免疫疾患に対する免疫抑制薬の薬物療法は，特定の病態生理を標的にするのではなく，全般的な免疫抑制を引き起こすこととなる。SLE発症の生物学的機序を阻害するような優れた選択性をもつ薬剤はいまだ存在しない。小児リウマチ・膠原病でよく使用される免疫抑制薬を［表2］に示す。

④ **アフェレーシス療法**

疾患やその病態に深く関与している自己抗体および免疫複合体を，体外循環により機械的に除去し，疾患や病態の改善を図る治療法である。SLEでは二重濾過膜血漿交換療法（DFPP）や血漿交換療法（PP）が用いられる。

⑤ **生物学的製剤**

Bリンパ球の分化・増殖に関与するB細胞活性化因子（BAFF）を標的とした，生物学的製剤ベリムマブ（完全ヒト抗BLyS抗体）が海外で成人のSLEに対して認可され，国内でも成人例に対し治験が進行中である。小児例に対する効果や副作用は，今後の症例の集積が待たれる。

6．合併症[4]

SLEは全身性の炎症性結合組織疾患であり，病変によって臓器障害＝合併症が多彩となる（関連図参照）。こ

[表2] 小児リウマチ・膠原病でよく使用される免疫抑制薬

作用機序	免疫抑制薬	一般名	代表的な副作用	適応例
炎症を調節する遺伝子の発現の抑制	副腎皮質ステロイド	プレドニゾロン	末梢白血球の見かけ上の上昇，一般化膿菌や真菌に対する免疫力の低下	
増殖したリンパ球を減少させる細胞傷害	代謝拮抗薬	アザチオプリン	骨髄障害，肝障害，消化管障害，胎児合併症など	関節リウマチ（RA），SLE，筋炎，血管炎など
		メトトレキサート	骨髄障害，肝障害，消化管障害，間質性肺炎など	RA，乾癬，移植片対宿主病予防など
		ミゾリビン	骨髄障害，消化管障害など	RA，ループス腎炎
		ミコフェノール酸モフェチル	消化管障害など	移植片対宿主病予防，自己免疫性溶血性貧血など
		レフルノミド	間質性肺炎，肝障害，脱毛など	RA，Wegener肉芽腫症，SLE，重症筋無力症など
	アルキル化薬	シクロホスファミド水和物	悪性腫瘍，出血性膀胱炎，骨髄障害，間質性肺炎・肺線維症，不妊症，胎児催奇形，消化管障害，脱毛など	SLE，全身血管炎，血管炎症候群など
リンパ球の活性化と増殖を阻止するためのリンパ球シグナル伝達の阻害	カルシニューリン阻害薬	シクロスポリン	腎毒性，神経毒性，肝毒性など	マクロファージ活性化症候群，ステロイド効果の補完など
		タクロリムス水和物	腎障害，高血糖，循環器系障害など	移植片対宿主病予防，アトピー性皮膚炎（外用）など

（文献15～17より作成）

こでは，治療薬剤の副作用に関連した合併症について述べる。

① 感染症

SLEの免疫異常に関連する生体防御機構の欠陥やSLEの活動性に伴う臨床病態（ネフローゼ症候群や尿毒症）による易感染状態，SLEの治療薬剤である副腎皮質ステロイドや免疫抑制薬による易感染性の増長が要因となる。細菌感染，ウイルス感染，真菌感染症をきたしやすく，特に日和見感染症に留意する必要がある。病原体によっては状態に応じて予防薬の与薬が行われる。

② 耐糖能異常

副腎皮質ステロイドによる糖尿病，耐糖能異常が出現しやすい。食後の高血糖が特徴である。副腎皮質ステロイドの減量とともに高血糖の改善がみられる。

③ 消化性潰瘍

副腎皮質ステロイドやNSAIDsなどの治療薬によることが多い。胃酸，ペプシンの分泌増加による粘膜障害，粘膜の微小循環障害などによって生じる。

④ 骨粗鬆症，圧迫骨折

ステロイド性骨粗鬆症に関しては，予防，管理，治療に関するガイドラインが推奨されている。

⑤ その他

副腎皮質ステロイドの長期与薬に伴い，上記のほかに，大腿骨頭壊死，高血圧，白内障，緑内障，ステロイド筋症，精神症状などが出現する可能性がある。また免疫抑制薬のシクロホスファミドの使用では出血性膀胱炎に留意する必要がある。そのほかに無菌性骨壊死，動脈硬化病変，悪性腫瘍といった合併症を引き起こす場合がある。

Ⅱ 全身性エリテマトーデスの看護ケアとその根拠

1．観察ポイント

発症時から退院までの観察ポイントを［表3］に示す。

2．看護の目標

SLEの看護ケアは，患児がSLE患者となった自分を受け入れ，自分に合った療養方法を身につけてQOLを回復，維持し，自分の将来像を描き，病気をもちながら，その人らしく生きていくことができるための支援が中心となる。

❶ 主症状および随伴症状の悪化や合併症の予防と早期発見
❷ 検査や処置に関する不安の軽減
❸ 入院生活への適応を促進する支援
❹ 治療による副作用の最小化
❺ 患児や家族の精神的安定への支援
❻ 長期にわたる療養生活や治療への理解を高める援助
❼ 患児が必要な療養行動を維持できるための支援

3．主症状および随伴症状の悪化や合併症の予防と早期発見

1）異常の早期発見（1．「観察ポイント」参照）

症状は，種々の検査データから捉えられる客観的な

[表3] SLEの観察ポイント

発症時	疾患活動性が高い時期	病状安定期，寛解導入後から退院まで
・バイタルサイン ・身体症状（本文Ⅰ-3.「症状」参照）と苦痛の有無・程度 ・検査データ（本文Ⅰ-4.「検査・診断」参照） ・受診までの経緯（患児・家族） ・患児や家族の，説明に対する準備性 ・医師の説明を聞いた後の様子や理解度，思い（患児・家族）	・バイタルサイン ・身体症状（本文Ⅰ-3.「症状」参照）と苦痛の有無・程度 ・検査データ（本文Ⅰ-4.「検査・診断」参照） ・治療が安全に確実に実施できる環境 ・治療の効果と副反応 ・治療中心の生活に対する苦痛の有無と対処法 ・治療や療養生活への患児や家族の思い ・家族と学校の連絡状況など復学準備に必要な情報収集	・バイタルサイン ・身体症状および再燃徴候の有無 ・治療薬の効果と副反応，および患児の認識 ・臓器障害の有無・程度と，日常生活への影響 ・内服治療に対する姿勢：必要性の理解度，思い，服薬状況 ・入院前の生活との変化や違いに対する認識，思い ・学業中断の影響と復学に対する思い ・退院後の生活のイメージ ・日常生活上の再燃予防行動への理解度や実施状況 ・将来への心配や思い ・ピア・サポートの有無 ・家族の心情

症状（発熱，浮腫，貧血，出血傾向，口内炎など），外観からはわからない主観的症状（全身倦怠感，腹痛，関節痛，口内炎の痛みなど），皮膚症状（紅斑，皮疹，レイノー症状，脱毛など），精神・神経症状，眼症状など非常に多彩で，程度もさまざまである。

患児の訴えだけでなく，日常の動きや，様子など，細やかに観察していく。普段からコミュニケーションをとり関係を築くことで，患児が症状に対する気づきや思いを表出しやすく，観察もしやすくなる。

症状を尋ね，対処をともに考えるかかわりは，患児自身の退院後の症状の自覚や受診動機のもとにもなる。

2）バイタルサイン

- 体温：感染症の徴候の有無
- 脈拍（心拍）：不整脈や頻脈，徐脈の有無（血栓症，循環不全，心筋梗塞，弁膜障害，貧血など）
- 呼吸：多呼吸や異常呼吸の有無（感染症，循環不全，肺塞栓，貧血，耐糖能異常など）
- 血圧：高血圧の有無（動脈硬化，腎炎，ネフローゼ症候群，薬剤の副作用など）

4．検査や処置に関する不安の軽減

身体状況に合わせて，学童期，思春期など発症時期の発達段階の特徴を踏まえた説明を行う。患児の主体性を尊重する機会をつくり，患児が自分の病気のための検査や処置・治療であることを意識できるようにする。

5．入院生活への適応を促進する支援

病棟の日課やルールなど，入院生活上の規則を守ることと併せて，患児の希望も尊重した入院生活となるよう調整する。

1）内服治療の管理

退院後も継続する内服治療，特に副腎皮質ステロイド，免疫抑制薬による治療では，確実な内服が肝要である。入院中から退院後の内服管理に向けて段階的に内服行動が自立できるように支援していく。

- 陰性感情への支援

幼児期や学童期では親の管理により，確実に内服できる場合が多い。しかし思春期は親の目が届かなくなり，自立する部分が増えていく時期であること，薬剤のもたらすボディイメージの変化がある一方，内服しない場合の病状の悪化を実感しないことが加わって，「飲み忘れても平気」と内服の実態が不明瞭になる時期があり，注意が必要である。

医療者側からの一方的な説明ではなく，退院後の生活に沿った具体的な内服の方法については，患児本人の思いや考えを聞きながら，時には内服についての陰性感情も表出できるよう，傾聴し受け止めた上で，対処方法を一緒に考えていく。

2）水分出納の管理

シクロホスファミド点滴治療，副腎皮質ステロイド点滴治療，血漿交換療法では，水分出納バランスや体重の変化を把握し，血圧変動，電解質異常，全身状態の変化に注意する。

3）感染予防行動

寛解期にあっても，感染を契機にして再燃することがある。治療薬の副作用による易感染状態も生じる。日常生活のなかで感染予防行動を習慣化させていくことが重要である。

4）清潔およびスキンケア（清浄と保湿，紫外線予防）

皮膚の清浄や十分な保湿は皮膚の機能を正常化の方向に導くとともに，副腎皮質ステロイドの副作用として現れる中心性肥満による皮膚線条を軽減する効果も期待される。陰部の清潔の保持は尿路感染などの感染症リスクを軽減する。口腔内の清浄は，歯肉炎，齲歯などの感染リスクを軽減する。

入浴，歯磨きなどの清潔ケアは，学童後期〜思春期にかけてセルフケアとして自立していくことが多い。感染予防行動としての意義を伝え，効果的な方法を教えることでよい生活習慣が身につくようにしていく。

紫外線予防については外出や戸外活動を制限するのではなく，長そでの衣服や帽子，日焼け止めクリームの適切な使用で対応する。特に曇りの日は，あまり日焼けしないと考え対策を緩めがちであるが，紫外線は強く届いているので予防策を怠らないように指導する。

5）転倒・転落予防行動

疾患活動期は全身倦怠感が強く，また点滴治療中や血小板減少の場合など，ベッド上で過ごす時間が増える。安静に過ごさざるをえない時期が長い場合，一時的な筋力低下や自宅とは異なる環境でのベッド上の生活である

こと，副腎皮質ステロイドの長期使用がある場合などは，骨塩量低下も考え，転倒・転落を予防していく。

6）食事の工夫
（減塩，肥満予防，骨密度維持→栄養指導）

浮腫が著明な場合や高血圧が著明な場合，高血糖時には一時的に制限食となる場合があるが，基本的に食事の制限はなく，成長に必要なバランスのよい食事が推奨される。

副腎皮質ステロイドの副作用である食欲亢進，中心性肥満はボディイメージをマイナス方向に変化させ，内服が嫌になることの大きな要因である。健康な身体づくりによい食事としての減塩メニュー，肥満予防としてローカロリーで満足できるメニュー，骨を強くするメニュー，おやつを食べすぎない生活に，入院中から関心をもっておくことが必要であり，栄養士との連携が有用である。

7）復学準備

学童期，思春期の入院の問題として，「学習の機会の中断」があげられる。長期の入院が必要な場合は，院内学級への転籍の手続きをして学習の機会を保障する。また家族と学校教諭との連絡の状況も把握し，復学後に患児が学習面で困らないための支援を計画していく。

8）ピア・サポート

病状の安定に伴い，患児は周囲にいる同年代の子どもとの交流により元気づけられることが多い。学童期，思春期の社会性の発達においても，友人関係は重要である。同病の友人との出会いや交流の機会を提供することは医療者の役割である。入院中では，病状が安定した段階で同年代の子どもとの交流を期待して部屋割りを考慮する。

6．治療薬による副作用の最小化

① 感染予防への働きかけ

副腎皮質ステロイドや免疫抑制薬の使用により，易感染状態となり感染症の重篤化や日和見感染を引き起こす可能性がある。日常生活のなかでの感染予防行動（含漱，手洗い，歯磨きなど）が正しい方法で，よい習慣として身につけるようにしていくことが必要である。

また外泊時や退院後の生活においては，前述の感染予防行動に加えて，人ごみを避けたり，マスクを着用したり，紫外線予防，疲労をためないなど，時と場所に合わせた感染予防などの行動が具体的に実施できるとよい。

「避ける」ことが増えて生活の楽しみが減る，といったイメージではなく，「したいこと」をするために，感染症を避けるためには何をするとよいか，といった提案で患児ができそうだと思える働きかけにより習慣化していくことが望まれる。

② 副作用の捉え方への支援

副作用の予防について患児と話をする際には，治療薬による病気への効果や期待を理解できるようにし，その上で副作用を最小化するための行動について患児と話し合う。治療への理解，療養行動への動機につなげていく工夫をする。

7．患児や家族の精神的安定への支援

① 患児・家族の動揺を鎮めるかかわり

突然の発症に対する動揺，症状の進行の度合い，入院，検査，診断，治療といった急な生活の変化に対して，患児も家族も動揺している場合が多い。入院当初は，生活の変化についていくことが精一杯で，気持ちの動揺に向き合うことがおろそかになりがちな場合も考えられる。

説明も含め，検査や処置，治療を丁寧に確実に行っていく医療者の姿は，患児と家族を安心させる。患児の年齢に合わせた遊びやユーモアも交えながら，患児の精神的・身体的苦痛を軽減させて，検査や処置を進めていくのも大切な小児看護技術である。

② 退院後の生活に目を向けるかかわり

患児や家族と話をすることで，これまでの病気体験や現在の状況への思いの傾聴（本人・家族）と支持により，置かれている状況について自分なりに整理できることが期待される。また，病気に関することばかりでなく，季節行事や，学校の話，好きなものの話などは，患児や家族がほっとする瞬間となる。身体状況の回復に合わせて，話題を広げ，患児自身が退院後の生活に目を向けられるようにしていくことは，療養生活指導において「その子の生活」を考えていくのに重要である。

8．長期にわたる療養生活や治療への理解を高める援助

SLE 治療においては，病態の把握，重症度，活動性の評価を行い適切な治療法を選択していくとともに，患児に対しての十分なインフォームドコンセント，イン

フォームドアセント（アセント：患児が自分になされる行為について理解できるように十分に説明され，その選択・決断について納得すること）[18]が重要である。医師や看護師は以下にあげたような内容［図4］を説明し，患児の協力を得ながら，患児の状態にとって最善の医療を提供する。

看護師は患児の生活の近くにいられる職種である。これらの説明について患児・家族がどのように受け止めているか，理解しているかを，実際の言動や様子で観察し，その患児と家族の生活に合うような工夫や手段を一緒に考えていく役割を担う。

9．患児が必要な療養行動を維持するための支援

すでに述べた，治療の効果や期待を知った上で，副作用予防に努めることや，療養生活や治療への理解を促す支援は，患児自身が療養行動への動機づけを得ることとなり，自分で自分の病気と付き合っていくという姿勢につながる。

SLEは，自覚症状がなくても病勢が変化していることがある疾患であり，病状の変化を早期に発見して治療により病気をコントロールしていくことが重要になり，定期受診は大切である。患児・家族に対して定期受診の必要性と具体的方法を説明する。

年齢によって，親や医療者が助ける割合を変化させて，最終的には患児が自分で考えて必要な専門家に必要な相談ができ，自分の身体を大切にできる自己管理を目指す。

（汲田明美）

《引用文献》
1) 難病情報センター：全身性エリテマトーデス．http://www.nanbyou.or.jp/entry/53（2014.5.18.アクセス）
2) 前掲1)，http://www.nanbyou.or.jp/entry/215（2014.5.18アクセス）
3) 武井修治：全身性エリテマトーデス．小児科臨床 66（5）：859，861，2013
4) 橋本博史：全身性エリテマトーデス臨床マニュアル，第2版．p17，47，122，pp134-136，p296，298，301，304，307，309，日本医事新報社，2012
5) 竹内勤：全身性エリテマトーデス．新しい診断と治療のABC 67，最新醫学別冊免疫6，pp48-57，p58，最新医学社，2010
6) 木村佳貴，河野肇：全身性エリテマトーデスと自然免疫．炎症と免疫 21（6）：525-531，2013
7) 富板美奈子：小児全身性エリテマトーデス．小児科臨床 62（9）：1961-1962，2009
8) 今中啓之：小児SLEの最近10年間の動向．小児科 48（2）：222-223，2007
9) 横田俊平：小児SLEの特徴と治療の展望．医学のあゆみ 176（5）：306，1996
10) 武井修治：小児全身性エリテマトーデス（SLE）の難治性病態と治療に関する研究．小児期のリウマチ・膠原病の難治性病態の診断と治療に関する研究．平成22年度総括研究報告書，pp75-76，2011
11) 赤城邦彦：小児期発症全身性エリテマトーデス1）診断と診断基準．Progress in Medicine 21（4）：924-929，2001
12) 渡辺言夫：小児SLEの診断・予後について―厚生省研究班調査から．日本医事新報 3390：27-31，1989
13) Sag E, Tartaglione A, Batu ED, et al: Performance of the new SLICC classification criteria in childhood systemic lupus erythematosus: a multicentre study. Clin Exp Rheumatol 32（3）：440-444，2014
14) 岩田直美：副腎皮質ホルモン．小児内科 44（1）：99-103，2012
15) 森雅亮：免疫抑制薬．小児内科 44（1）：104-108，2012
16) 荒木博陽編：自己免疫疾患治療薬．エキスパートナース 27（6）（5月臨時増刊号）：62-67，2011
17) 飯島一誠，佐古まゆみ，木村利美・他：小児腎移植におけるミコフェノール酸モフェチルの多施設共同オープンラベル臨床試験―有効性・安全性，薬物動態の評価．日児腎誌 24（1）：36-46，2011
18) 片田範子："インフォームド・アセント"とは―小児医療現場における「説明と同意」の現状と課題．保険診療 59（1）：81-84，2004

《参考文献》
1) 森貞敦子：緊急入院における子どもと家族への説明のポイント．小児看護 34（13）：1698-1703，2011
2) 小児看護領域でとくに留意すべき子どもの権利と必要な看護行為．日本看護協会，1999
3) 武井修治：小児リウマチ性疾患（膠原病）の運動管理・生活管理．小児科，53（1）：57-65，2012
4) 関顕，北原光夫，上野文昭，越前宏俊編：治療薬マニュアル 2015．p86，987，1491，1786，医学書院，2015

[図4] 長期にわたる療養生活や治療に関する理解のための説明

①慢性に経過する病気で長期間の治療が必要なこと
②急性増悪することがあること
③原因は不明であるが，治療によってよりよい状態が維持できて社会復帰できること
④現在の病態と今後の予測される経過
⑤治療法の種類とその効果，副作用についての説明
⑥適切な治療法の選択肢
⑦病気の進行や再燃を防止するための日常生活での留意点

（橋本博史：全身性エリテマトーデス臨床マニュアル，第2版．pp134-136，日本医事新報社，2012より）

コラム　SLEのメカニズムに関連する免疫システム

●免疫とは
体内に侵入しようとする病原体や，生体内に生じた変異細胞や老廃組織など正常構成物以外のものを排除して，その害から自らを守り，正常な生体機能を維持しようとする働きである。

●免疫系の構成因子
免疫系を担う因子には，細胞（リンパ球，食細胞など）と蛋白などの化学物質（抗体・補体など），リンパ器官・組織（胸腺，骨髄・リンパ節・脾臓など）がある。❶リンパ球が外来抗原を認識して抗体などをつくって排除し，それ以降は同じ外来抗原により速く反応するシステム（獲得免疫）と，❷病原体表面の特徴を認識して貪食を行うことや，病原体に感染した細胞を直接障害することで排除するシステム（自然免疫）がある。❶には，B細胞とT細胞，抗体が関与し，❷では，マクロファージ，好中球，補体，NK細胞などが関与する。

●自然免疫
ヒトが生まれながらにして備えている免疫機能で，病原体の侵入の際に即時的に起こる非特異的な生体防御反応である。1回目も2回目も同じ反応をし，免疫学的記憶の機序は働かない。

●獲得免疫
病原体や生体内の異物（抗原）を特異的に認識し，それらを排除するためにB細胞，T細胞が増殖する。B細胞は抗体を産生し，T細胞は細胞傷害性T細胞として感染細胞などを直接攻撃する。T細胞の一部は免疫記憶をもつ細胞（メモリー細胞）に分化する。免疫反応が可能になるまでには数日以上の日数を要するため，この間非特異免疫（自然免疫）が主体となって抗原の排除を担当する。抗原と再度接触した際は，メモリー細胞の免疫記憶により，より早く大量の抗体をつくり，手際よく，より早く強い免疫反応によって，抗原を排除する。このように免疫応答が獲得される反応を獲得免疫という。

●液性免疫
B細胞，ヘルパーT細胞などが関与して，抗体を産生する抗原特異的な免疫反応である。抗体（免

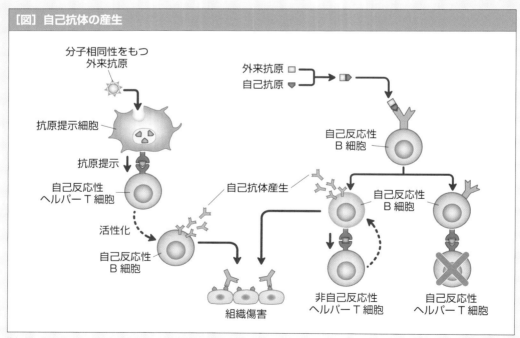

[図] 自己抗体の産生

（山本一彦・他：カラー図解人体の正常構造と機能 Ⅶ 血液・免疫・内分泌，改訂第2版．pp46-47，日本医事新報社，2012より）

疫グロブリン）は，血液，リンパ液，組織外液，分泌液などに存在し，体内の各部で，抗原を認識することにより結合し，外来抗原や体内異物の除去を行う。細胞表面の抗原と結合して食細胞の貪食を助けたり（オプソニン化），抗原と結合して毒性をなくしたり（中和），補体（血清中に存在して免疫機構の一部を担う）を活性化させたりする。

● 細胞性免疫

Th1細胞（T細胞の一部）を中心に，活性化マクロファージや細胞傷害性T細胞などの細胞成分によって行われる抗原特異的な免疫反応を，「細胞性免疫」という。

● 免疫寛容（免疫トレランス）

T細胞やB細胞が自己抗原などの特定の抗原に対して免疫応答を起こさなくなることを，「免疫寛容（免疫トレランス）」という。自己の正常の組織や物質に対する免疫反応が生じないように，「抹消」（自己を抗原と誤認して反応したリンパ球自体をアポトーシス（細胞死）により消去する），「アネルギー」（休止。抗原と反応した結果，休眠状態となり反応性を失う），「抑制」（自己を抗原と誤認したリンパ球の活動を止める）といった複数の機構が連携して，免疫寛容が成立している**[図]**。

（汲田明美）

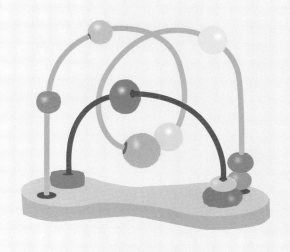

コラム　知っておきたい思春期SLE患者の状況と看護

1）思春期SLE患者の問題

　全身性エリテマトーデス（systemic lupus erythematosus：SLE）は，寛解と増悪を繰り返す疾患である。小児SLE，特に思春期（小学校高学年以降を含む）の発症では，将来や自分自身について考え始める多感な時期に，SLEの治療や療養生活を経験することとなる。SLEの症状のうち，皮膚症状や腎症状は蝶形紅斑や浮腫として外見を変化させ，治療薬である副腎皮質ステロイドはその副作用として満月様顔貌（ムーンフェイス），野牛肩，多毛，中心性肥満・低身長といった外見への影響を及ぼす。

　思春期の子どもにとって，外見，ボディイメージに対する関心がどれほど大きいかは自明であるが，大人の想像を超える大きさなのかもしれない。

　また，一般的に思春期の子どもが大切にすることの1つに，友人・仲間関係がある。友人や仲間との関係性に関心を注ぎ，時にはつまずいたり深めたりしながら，自分とは何かというアイデンティティの確立，親からの自立といった発達課題に取り組んでいく。

　医学的なSLEの治療の目的は，寛解を得て，将来の臓器障害を最小限にすることであり，長く寛解を維持することが望まれる。副腎皮質ステロイドによる治療で，疾患予後は飛躍的によくなり，QOL調査では，家庭生活の程度は「普通」69.6％，「軽度制限」22.8％，「厳重制限」7.6％で，学校生活では，「普通」63.3％，「軽度制限」25.3％，「厳重制限」8.9％となっており，寛解を維持している患児は概ね健常者と変わらない生活を送っているとされる[1,2]。そしてこのような医療の進歩による生存率の向上に合わせて，QOLを高める支援が求められている。治療薬である副腎皮質ステロイドの副作用を軽減する工夫もされてはいるが，患児自身がもっとも気にする副作用である"外見の変化"を完全になくすことはできない。

　SLEの症状は，寛解状態では，苦痛は伴わず，外見からは患者であること自体もわかりにくい。医療者の行う療養指導では，生活上の注意点（療養指導）として紫外線予防，感染予防，服薬の継続，定期受診といった内容が強調される。もちろん患児自身も，「自分が頑張ってきた治療で病状が安定し，退院したのだから，頑張って薬を飲んで紫外線や人込みを避けて過ごそう」と考える。

　しかし，学校へ行き，地域へ出て生活するうちに，その患児が本来もつエネルギーが回復し，思春期の子どもがもつ「友人と一緒に過ごしたい」「みんなと一緒でありたい」という感覚や，「自分とはなんだろうか」「自立したい」という思いが起こってくる。そのなかで，病気の再燃や症状の悪化を避けるための「紫外線予防」「感染予防」「内服の継続」を守りながら，さまざまな点で友人と同じにできない生活上のギャップや外見の変化を気にして，悩む。患児たちは，副腎皮質ステロイドがSLEの病状安定に非常に重要な薬剤であることはよく理解しているが，一方で，外見の変化に影響を及ぼしているものの1つが副腎皮質ステロイドであることも知っている。その上で，内服薬や服薬行動に陰性感情を抱き，思春期に服薬をしなくなるケースは多い。服薬すること自体を「自分は病気なのだ，と感じて辛い」と語る患児もいる。

　また，服薬忘れがすぐに痛みなどの症状につながる疾患ではないために，自分なりに体調を判断して，服薬がおろそかになっていく場合も考えられる。本人は，内服薬が重要であることはよくわかっているので，看護師が服薬の必要性について再教育しても効果が少ないことが多い。しかし，服薬をしないことが病状を悪化させ，なかには死亡原因となる病態もあり，また不可逆的な臓器障害につながるために，非常に悩ましい問題である。

2）看護師としてできること

　では，このような思春期のSLE患児たちの思いを受け止めつつ，彼らを支援するにはどうしたらよいのか。看護師として，何ができるのであろうか。このような状況に置かれている彼らの不安定な心情を，どのように支えていくか。自己判断で薬を飲まないことに対して，「臓器障害を最小限にしたいから今頑張って薬を飲もう」という励ましは，彼らの耳には届くが，行動はなかなか変わらないため，周りがやきもきすることも思春期患児にかかわる医療

現場では経験することであろう。

看護師として根気よく彼らの話を聞き，励まし，声をかけ，患児自身が頑張っていることを認めたり応援したりしながら，彼らがSLE患者として生きることに悩んだり，不満をもったりすることを責めずに，ありのままを聞く姿勢が大切であると考える。思いを吐き出しても大丈夫な看護師さんという存在，役割が必要である。彼らが「また愚痴やつぶやき話も聞いてもらえるなら次回も受診しよう」「受診してもいいかな」という気持ちをもってくれるよう，まずはそのきっかけを大切にしてかかわっていくようにする。

このように思春期患児の重要な支援の1つに，定期受診の継続への支援があげられる。看護チームとしては，支持的に話を聞く人，教育的にかかわる人，励ます人など，役割を分担してかかわることも必要である。また，看護師に話をしなくても，医師や医療ソーシャルワーカー（MSW），栄養士など，どこかに話ができる相手がいればよい場合もある。その患児が，どのような性格で，どのような心理的支えを得ているかについて把握し，その支えが維持されるように環境を整えることも看護である。

患児に関する情報は，チームで共有する。ただ，あまりにプライベートな内容，デリケートな内容を患児が話し出したときに，そのことについて専門職として記録して共有すること，保護者に伝えてもよいかということについて了承を得る必要が生じる。共有を拒否された時には，看護師1人で個人的に抱えない対応も大切である。患児自身が周囲の大人のだれかに伝えられるよう説得する援助が必要な場合もある。

心理・社会面の支援に偏らず，基本的な看護援助技術も質の高いものが求められる。急性期は，倦怠感や苦痛が強く，これらを軽減するための援助，ベッド上での清潔ケアなど，患児には初めての経験ばかりとなる。そのときは何も言わないが，退院して何気ない世間話をしている際に，ふと「○○さんの洗髪は上手だったね。あのとき頭洗ってくれてすごく気持ちよかったのを覚えているよ」と言ったりする。苦痛の軽減，安楽のための援助につながる基礎看護技術を，丁寧に実施する重要性が確認できた出来事である。

思春期にSLEと付き合いながら過ごす患児たちの揺れる様子を見守り，その時期に看護師ができる支援を考え，その患児と家族の利益を考えて実施していくことは，難しく根気のいる仕事である。結果がすぐに現れることも少ない。長い年月をかけたチームでの支援が必要である。社会人として，SLE患者として，自分の身体を大切にできる姿を見たときに，その子どもの人生のほんの一部分に対してではあるが，看護師としてかかわれたことを実感するとともに，看護チームで実施した看護の成果（アウトカム）としてもよいのかもしれない。

●ピア・サポート「膠原病交流会」

地域にもよるが，ある地域では，保健所（保健師）と病院（医師，保健師，病棟看護師，外来看護師，病棟保育士，ボランティア）が連携して開催している。内容は，年齢別に企画された「子ども向けの病気の勉強会」やきょうだいも参加できる「お楽しみ会」，患児同士が自由に話す「しゃべり場」，親向けの「治療の話」などでプログラムされている。対象はSLEやJIA（若年性特発性関節炎），JDM（若年性皮膚筋炎）など膠原病の患児とその家族である。毎年開催しているが，なかには，入院やこの会で仲よくなった友人に会うことを目的に毎年参加する患児たちもいる。ピア・サポートの機会の提供も医療者の役割である。

（汲田明美）

《参考文献》
1) 今中啓之：小児SLEの最近10年間の動向. 小児科48 (2)：221-227, 2007
2) Moorthy LN, et al : Quality of life in children with systemic lupus erythematosus. Curr Rheumatol Rep 7：447-452, 2005

10. 膠原病・免疫・アレルギー疾患

17 若年性特発性関節炎 (JIA)

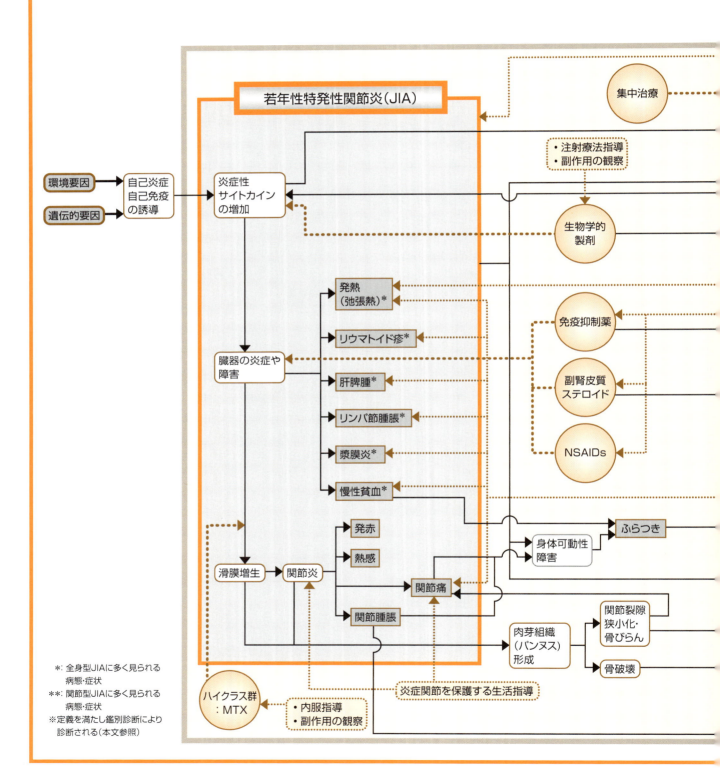

第Ⅱ部 疾患別看護ケア関連図

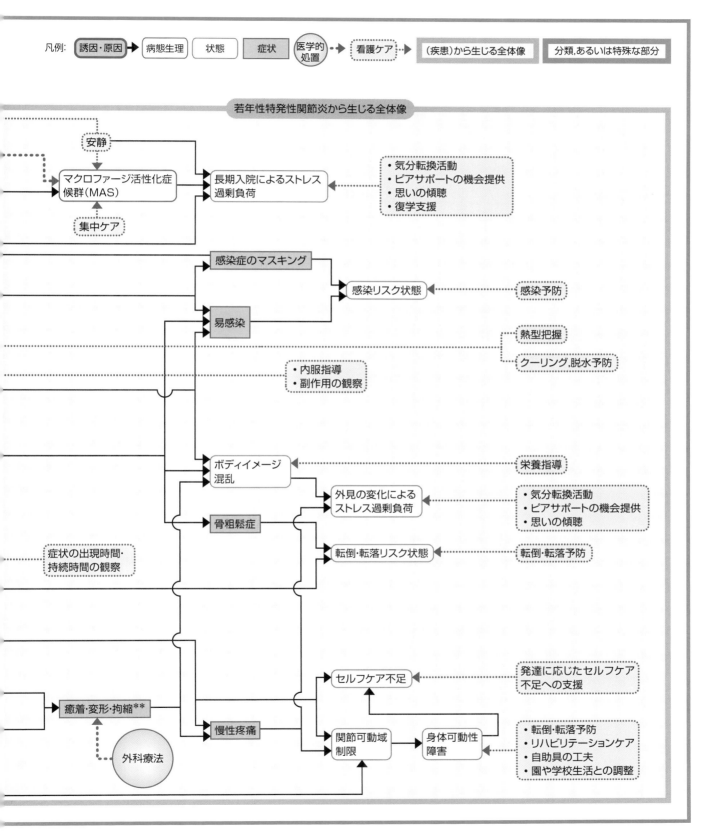

10. 膠原病・免疫・アレルギー疾患

17 若年性特発性関節炎（JIA）

I 若年性特発性関節炎の基礎知識

1. 定義と概要

若年性特発性関節炎（juvenile idiopathic arthritis：JIA）とは，「16歳の誕生日以前に起こった，6週間以上持続する慢性関節炎で，原因の明らかなものは除く」と定義された疾患群である。

JIA主要4病型の臨床像について[表1]に示す。小児慢性特定疾患制度を利用した疫学調査等によれば小児人口10万人あたりの有病率は10～15人と報告されている[1,2]。

以下，疾患の基礎知識については，全身型と関節型に分けて述べる。

[表1] JIAの臨床像

治療分類		全身型	関節型		
JIA病型		全身型	少関節型	RF陰性多関節型	RF陽性多関節型
発症年齢		5.8歳	5.5歳	7.0歳	9.9歳
男女比		1：1.2	1：2.5	1：2.2	1：8.0
関節症状	頻度	100%	100%	100%	100%
	経過	持続・固定性	持続・固定性	持続・固定性	持続・固定性
	罹患関節	大小関節	大関節	大小関節	大小関節
	随伴症状	朝のこわばり	朝のこわばり	朝のこわばり	朝のこわばり
関節外症状	発熱	弛張熱（100%）	無熱	無熱	無熱～微熱
	皮疹	リウマトイド疹（90%）	—	皮下結節	皮下結節
	合併症	胸膜炎・心炎（5～10%），MAS（8%），DIC（5%）	ぶどう膜炎（15%）	—	—
検査所見	赤沈亢進	著明	軽度～正常	軽～中等度	中等度
	CRP増加	高度	陰性～軽度	軽～中等度	中等度
	白血球数	著増（好中球）	正常	正常	正常～軽度増加
	血小板数	増加	正常	正常	正常
	Hb値	低下（Fe欠乏）	正常	正常	正常～軽度低下
	尿所見	正常	正常	正常	正常
	抗CCP抗体陽性	0%	0%	22%	90%
	抗核抗体陽性	3%	27%	22%	39%
	RF陽性	0%	0%	0%	100%
	その他	フェリチン高値	—	—	MMP-3増加

MAS：マクロファージ活性化症候群，DIC：播種性血管内凝固症候群，RF：リウマトイド因子
（武井修治：子どものリウマチ―若年性特発性関節炎（JLA）―その診断と最新治療．日本医事新報 4542：78，2011より）

2．病態生理

1）メカニズム
① 全身型 JIA の病態
　全身型 JIA の病因は不明であるが，自然免疫の調節不全による炎症性サイトカインの過剰産生が病態に関与する。なかでも IL-6（インターロイキン-6）の増加は，全身型 JIA でみられる症状に大きく関与しており[3]，全身型 JIA の症状として弛張熱が生じるのに先立ち，血清 IL-6 の上昇が観察される。IL-6 は単独での生物学的活性はなく，IL-6R（IL-6 レセプター）との複合体を形成することにより生物学的活性を獲得する。IL-6／IL-6R 複合体は細胞表面受容体である gp130（サイトカイン受容体の１つ）に結合し細胞の核にシグナルを送り[4]，炎症を起こす。この他に炎症性サイトカイン IL-1β も病態に関与することが判明している。

② 関節型 JIA の病態
　関節型 JIA の病因は不明であるが，獲得免疫の異常を背景とする免疫反応，環境曝露（感染症などの原因菌やウイルスにさらされること），遺伝などが発症に関与する。関節型 JIA の関節炎の炎症病態の形成に，炎症性サイトカイン IL-1β，IL-6，腫瘍壊死因子（TNF-α）が関与する。

2）分類
　JIA は７つの病型（ILAR*／WHO 分類：❶全身型関節炎，❷少関節炎，❸RF（rheumatoid factor，リウマトイド因子）陰性多関節炎，❹RF 陽性多関節炎，❺乾癬性関節炎，❻腱（靱帯）付着部炎関連関節炎，❼分類不能関節炎）に分類されている（*国際リウマチ連盟〈International League Association for Rheumatology：ILAR〉）。
　JIA ７病型のうち，❶全身型関節炎，❷少関節炎，❸RF 陰性多関節炎，❹RF 陽性多関節炎の４病型は，従来の若年性関節リウマチ（juvenile rheumatoid arthritis：JRA）に相当し，JIA 全体の 92％[5]を占める。

① 全身型若年性特発性関節炎（systemic JIA：s-JIA）
　全身型 JIA は，２週間以上持続する発熱（３日は弛張熱）に加え，次の項目（❶典型的な紅斑，❷全身のリンパ節腫脹，❸肝腫大または脾腫大，❹漿膜炎（心〈外膜〉炎，胸膜炎）の１つ以上の症候を伴う関節炎である。ただし，乾癬や乾癬の家族歴がある場合は除外する。

② 関節型若年性特発性関節炎（少関節型 pauciarticular JIA，多関節型 polyarticularJIA）
　ILAR／WHO 分類の❷〜❹に相当する関節炎である。関節炎が主たる病態であり，発症後１〜２年経過するうちに炎症関節における骨・軟骨の破壊が進行するため，早期診断・早期治療が必須である。

- 少関節型：発症６カ月以内に１〜４カ所の関節に限局する関節炎で，２つの型がある。
  - 持続型：全経過を通して４関節以下に限局した関節炎
  - 進展型：発症６カ月以後に５関節以上に炎症がみられる。RF 陽性例を含む（臨床的にはまれ）
- 多関節型（RF 陰性）：発症６カ月以内に５カ所以上に関節炎がみられる。RF は陰性
- 多関節型（RF 陽性）：発症６カ月以内に５カ所以上に関節炎がみられ，この期間に３カ月以上の間隔で測定して RF が２回以上陽性

3．症状

1）全身型 JIA の臨床所見 ［表１，図１］
① 弛張熱
　弛張熱（体温の日内変動が１℃以上あり，かつ最低体温が 37℃を下回らない）が毎日１〜２回，周期的に反復する。

② リウマトイド疹
　発熱時に紅潮し，サーモンピンク色を呈する皮疹。一過性で非固定性である。

③ 関節炎
　大関節，小関節ともに関節炎がみられるが，約１/３は初期には症状がない。

④ その他の症状
　漿膜炎（心〈外膜〉炎，胸膜炎），肝脾腫の合併がみられる。

2）関節型 JIA の臨床所見 ［表１，図１］
① 関節炎
　主に滑膜の炎症が中心である。局所の発赤を伴うことは少なく，熱感，腫脹，関節局所および関節周囲の疼痛を伴う。

- 少関節型：膝（56％）や足（20％）が中心で，指などは少ない[5]
- 多関節型（RF 陽性／陰性）：膝，足，手，指，肘，頸椎関節などにみられ，好発部位は手関節や指関節（MCP 関節〈中手指節間関節〉，PIP 関節〈近位指節間関節〉）である。

② 関節痛や朝のこわばり感
　起床〜午前中に強く，幼児では昼寝の後，学童では長

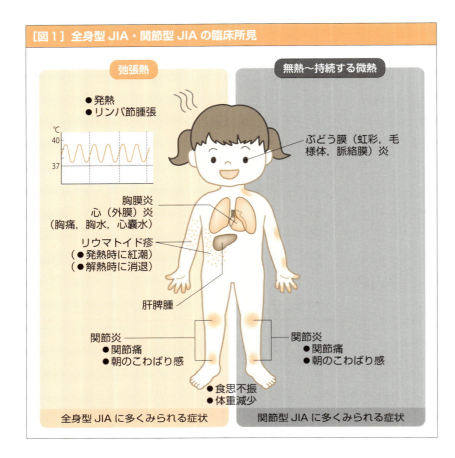

[図1] 全身型JIA・関節型JIAの臨床所見

時間の授業の後など同じ姿勢を長くとった後に増悪する。

③ ぶどう膜炎

少関節型では，ANA（抗核抗体）陽性例の経過中に，ぶどう膜炎（15%）を発症する例がみられる。ぶどう膜炎は無症状のため，放置すると視力障害を生じる。

④ その他の症状

持続する微熱（高熱を呈する場合は全身型JIAとの鑑別が必要），食思不振，体重減少がみられる。

4．検査

1）全身型JIA

血液検査では，白血球数の著しい増加（特に好中球），CRP（C反応性蛋白）上昇，赤沈亢進，ヘモグロビン（Hb）値低下，血小板（Plt）数増加，フェリチン値上昇が認められる。

2）関節型JIA

① 血液検査

少関節型の約60%[5]は，CRPや赤沈値が正常で，MMP-3（マトリックスメタロプロティナーゼ-3：matrix metalloproteinase-3）は半数に増加がみられる。

ANAは20～30%[1]で陽性となるが，RFや抗CCP抗体（抗環状シトルリン化ペプチド抗体）は一般に陰性である[5]。また，RF陰性多関節型では，赤沈の亢進やCRPの上昇は軽度で，RF陽性型より炎症が軽いことが多い。RF陽性多関節型では赤沈は亢進し，CRPも陽性で軽度～中等度の炎症を認める。しかし全身型JIAほどには上昇しない。慢性炎症による貧血のため，ヘモグロビンが軽度低下することがある。抗CCP抗体は約90%の症例で陽性であり，ANAも約40%の症例で陽性となる[5]。

② 単純X線

初期には異常所見は認めないが，関節炎が持続した例で，関節裂隙の狭小化や骨の辺縁不整などを認める。RF陽性例や抗CCP抗体陽性例は，無治療で炎症が持続すると数カ月でX線変化が進行する。

③ 造影MRI

関節滑膜の増生，関節滑液の貯留を認める。

④ 関節エコー検査

滑膜の炎症を観察する画像検査であり，軟部組織の描出に優れている点とリアルタイムに観察できる点，患者への侵襲が少ない点で有用である。

5．診断

1）全身型JIAの診断

全身型JIAの定義を満たし，鑑別診断［図2］により他の疾患の可能性を十分に除外した上で，診断する。

理学的診察による関節炎症の臨床的把握（四肢・顎関節計70関節＋頸椎関節の診察）は不可欠である。家族歴，現病歴の聴取やMRI，PET，Gaシンチグラフィなどの画像検査など，多岐にわたる情報を分析して診断する。特異的な血液検査の所見はない。

初期には関節炎や典型的な皮疹を認めない場合など，診断に難渋することもある。

2）関節型 JIA の診断

理学的診察による関節炎症の把握（四肢・顎関節計 70 関節＋頸椎関節の診察）は診断に不可欠である。診察所見および，関節エコー検査や造影 MRI 検査などによる画像検査により，関節炎・滑膜炎の存在を確認する。

JIA は診断特異的な所見がないため，鑑別診断［図 2］が中心となる[5]。

血液検査では，炎症所見の有無を確認するとともに，血清因子を検査し病型診断を行う。

6. 治療

1）全身型 JIA の治療

強力で即効的な抗炎症作用をもつ副腎皮質ステロイド（グルココルチコイド，GC）が治療の中心である。診断確定までは，非ステロイド性抗炎症薬（NSAIDs）による対症療法を行う。NSAIDs の効果がない場合は，確定診断後に副腎皮質ステロイドによる治療を開始する[4]。寛解導入療法として，NSAIDs に加えてメチルプレドニゾロン（mPSL）パルス療法（30 mg/kg/日×3日間）を 2 クール実施する。後療法はプレドニゾロン（PSL）を維持量（0.7～1.0 mg/kg/日，最大 30～40 mg/日）与薬[6]し，全身性炎症を鎮静化し，寛解を図る。

PSL の漸減は，2 週間ごとに現与薬量の 10％を目安に減量し，約 1.5 年～2 年間で中止を検討する。全身型 JIA の再燃がなく関節炎の所見もない場合に PSL を漸減中止し，治療終了となる[6]。

後療法で寛解が得られない場合，PSL 漸減中に再燃する場合は，小児リウマチ専門医に紹介して，専門治療を受けられるようにする[6]。

全経過を通じて MAS（macrophage activation syndrome，マクロファージ活性化症候群）の発症に注意が必要であり，MAS の疑いがある場合，ステロイドの減量が進まない場合，関節炎の改善がみられない場合，迅速に専門医に紹介する[6]。

2）関節型 JIA の治療

慢性関節炎病態を寛解させ，関節破壊を抑止する治療が中心である[5]。

全身型を疑う所見がなく，JIA を疑う場合に，NSAIDs で対症療法を行いながら鑑別を進め，JIA の診断がつき次第，リスク判定を行う。判定項目は，❶抗 CCP 抗体陽性または RF 陽性，❷手関節炎または足関節炎に炎症マーカー高値を伴う，❸頸椎または股関節病変がある，❹画像で骨破壊や骨髄浮腫を認める，である。❶～❹のうち 1 つ以上あてはまる場合をハイリスク群として，メトトレキサート（MTX）経口療法を追加する[6]。MTX 経口療法では，消化管障害合併症予防のために，内服 24 時間後に葉酸製剤を食後内服することが推奨されている[7]。

ハイリスク群以外は，NSAIDs を継続し，2 週間程度で効果を判定する。関節炎が改善しない場合は，MTX 経口療法を追加する[6]。

NSAIDs と MTX 経口療法の併用治療開始後 2～3 カ月（ハイリスク群は 2 カ月）で寛解が得られない場合は，小児リウマチ専門医による専門治療が受けられるようにする[6]。

寛解中も定期的に画像検査で関節炎の進行の有無を確認し，関節炎の徴候に対して早期に対応する。関節炎改善の目安は，❶腫脹，疼痛，可動域制限のある関節がないこと，❷画像検査で活動性のある関節炎や骨炎がないこと，である[6]。

また，結核・HBV（B 型肝炎ウイルス）感染者，ぶどう膜炎合併の場合も早期に専門医の治療が受けられるよう

［図 2］JIA の鑑別診断

全身型	・感染症 ・感染症に対するアレルギー性反応 ・炎症性腸疾患 ・他のリウマチ疾患 ・腫瘍性病変・悪性腫瘍 ・自己炎症症候群
少関節型	・感染性関節炎 ・外傷 ・他のリウマチ疾患に伴う関節痛，関節炎 ・若年性サルコイドーシス ・アレルギー性紫斑病 ・血液疾患 ・構造的異常
多関節型	・細菌感染性関節炎 ・ウイルス性関節炎 ・ライム病 ・他のリウマチ疾患に伴う関節痛，関節炎 ・整形外科的疾患 ・小児白血病

（横田俊平，武井修治：若年生特発性関節炎トシリズマブ治療の理論と実際．pp11-15，17-23，25-28，メディカルレビュー社，2009 より作成）

にする[6]。

3）生物学的製剤による治療

　全身型，関節型ともに初期治療として2～3カ月以上与薬しても改善せず，寛解に至らない治療不応例は，専門医による生物学的製剤を用いた治療などが考慮される。治療に際しては，「若年性特発性関節炎に対する生物学的製剤治療の手引き」[8～10]を参考とし，判断，治療が行われる。

① 生物学的製剤とは

　生物学的製剤とは，一般に本来生体が生理的に有している分子を利用して作成された製剤（血漿蛋白製剤，ホルモン製剤やワクチンなど）をいう。狭義の生物学的製剤とはリウマチ性疾患の病態や発症の機序において，特定の分子と特異的に結合し，その生物学的活性を抑制して薬理作用を発揮する製剤をいう。JIA治療における生物学的製剤の役割は，「サイトカインの制御」である[11][表2]。

② 生物学的製剤による治療の選択

　生物学的製剤治療は，リウマチ専門医のもと，薬剤の特性を十分に理解した上で，十分なインフォームドコンセント，インフォームドアセント（アセント：患児が自分になされる行為について理解できるように十分に説明され，その選択・決断について納得すること[12]），その患児にとっての効果や不利益について，医学的要因（効果や適応），心理・社会的要因（与薬法による時間的拘束，手技の負担，心理的な負担など）を熟考した上で選択できるようにする必要がある。

[表2] JIAの治療に使用される生物学的製剤

薬剤名	特徴	適応	用法
エタネルセプト（ETN：エンブレル®）	・リコンビナント可溶性TNF-Ⅱ型レセプターとヒトIgG1-Fcの融合蛋白であり，血清中TNF-αおよびLT-β（TNF-β）に結合し，標的細胞膜上のTNF-α受容体との結合を阻害し，抗リウマチ効果を発揮する	4歳以上で，既存治療に効果不十分な多関節に活動性を有するJIA。	2回/週，皮下注射（在宅自己注射療法が可能）。
アダリムマブ（ADA：ヒュミラ®）	・完全ヒト型抗TNF-αモノクローナル抗体である。TNF-αに選択的かつ特異的に結合し，TNF-αの生物学的作用を中和する。MTX併用例でのACR-Pedi30およびACR-Pedi50（JIAの治療効果を客観的に総合評価する指標）の改善率（それぞれ90%，85%）の良さや，MTX併用群とMTX非併用群でのADAに対する中和抗体（抗アダリムマブ抗体：AAA）の出現率の比較から，有効性や副作用の点でMTX併用が望ましいとされる。ただし，AAAは必ずしも効果減弱にはつながらない	4歳以上で，既存治療で効果不十分な多関節に活動性を有するJIA。	1回/2週，皮下注射（在宅自己注射療法が可能）。
インフリキシマブ（IFX：レミケード®）	・ヒト-マウスキメラ型の抗ヒトTNF-αモノクローナル抗体である。血中TNF-αの中和，および膜型TNF-αを有するTNF-α産生細胞の障害により各種疾患の病勢を制御する ・キメラ型構造であるために，異種蛋白に対する与薬時反応に注意が必要である。IFXに対する中和抗体（ヒト型キメラ抗体：HACA）の出現頻度の点からもMTXの併用が望ましいとされる	多関節型JIAやぶどう膜炎合併例での有効性が高いと考えられているが，依然わが国ではJIA関連での小児適応はない[4]。	0・2・4週目，その後8週ごとに，経静脈的に与薬する。
トシリズマブ（TCZ：アクテムラ®）	・ヒト化抗ヒトIL-6レセプターモノクローナル抗体であり，IL-6レセプター（IL-6R）を遮断することにより抗リウマチ効果を発現する ・すべての難治性全身型JIAに適応となるわけではなくMAS移行症例は与薬禁忌である ・2013年に成人関節リウマチ患者に対して皮下注射製剤（1回/2週）が承認されている ・TCZ与薬中は，IL-6の阻害により感染症に伴う症状や検査値が抑制される可能性がある。患児の状態を十分に観察し，症状が軽微で，急性期反応が認められないときでも，白血球数，好中球数の変動，胸部X線などのデータを確認する必要がある	3歳以上の全身型JIAおよび関節型JIA。	全身型JIAでは1回/2週，関節型JIAでは1回/4週，経静脈的に与薬する。

（文献8，9，10，11より作成）

7. 主な合併症

1）マクロファージ活性化症候群（macrophage activation syndrome：MAS）

全身型JIAの経過中に，ウイルス感染やある種の薬剤の使用が引き金になって発症すると考えられる，致死的な炎症病態である．MASへの病態転換をきたすと全身の臓器に細胞のアポトーシス（自然死）とネクローシス（壊死）が進行し，血管内皮細胞の障害に伴う凝固線溶系の活性化・破綻を呈す．

臨床的には，全身型JIAの経過中に突然の稽留熱となり，肝脾腫が増大し，汎血球減少（骨髄での血球貪食像），多臓器不全（肝，腎，中枢神経），凝固異常（DIC）などを起こし，致死的な経過をとる．

MASでは，IL-6/IL-6R，IFNγ，IL-1β，TNF-α，IL-8などの多種の炎症性サイトカインの過剰状態が観察される．サイトカインの定量には時間と費用がかかり，臨床では測定できる施設が限られる．MASの病態を示唆する[表3]のような検査所見[4]を注意深く観察して，病態の把握に努める．

2）関節障害

関節型では関節障害や骨破壊に至ることがある．
少関節型は関節予後が良好であるが，多関節型では，RF陽性例，抗CCP抗体陽性例，ヒト白血球抗原-DR4（HLA-DR4）を有する例で，骨破壊の進展が著しいことが判明している．

[表3] MASの病態を示唆する検査所見

病態	検査所見
血球減少	白血球数↓，血小板数↓
凝固線溶系の破綻	FDP-E↑，Dダイマー↑
サイトカイン誘導蛋白	尿中β_2-ミオグロブリン↑，血清フェリチン↑
細胞障害	AST↑，LDH↑，CK↑，総コレステロール↓，トリグリセリド↑
多臓器不全	PT↑，APTT↑，クレアチニン↑，ALT↑，総ビリルビン↑，アミラーゼ↑

（横田俊平，武井修治：若年性特発性関節炎トシリズマブ治療の理論と実際．pp18-22, メディカルレビュー社，2009より作成）

II 若年性特発性関節炎の看護ケアとその根拠

1. 観察ポイント

1）熱型

定時的な測定に加え，症状（発熱，体熱感や皮疹など）出現時にも測定し，日内変動，特に発熱のピークの時間を把握する．他の症状との関連も把握し記録する．

2）関節症状

❶医師の理学的診察所見
❷関節部位ごとの徴候：関節部位ごとに症状と程度を観察（痛み・腫脹・熱感・可動域制限・こわばり・力の入り具合・症状の持続時間・日内変動など）
❸諸症状の生活行動との関連，日常生活動作（ADL）への影響：歩容，姿勢・変形，拘縮など

- 慢性疼痛による，患児の慢性的なストレス状態について，観察する
- 自覚症状に対しては，痛みなどについての自己評価ツール（VAS：visual analog scale やフェイス・スケール，p205参照）が有用な場合もある
- 「ペットボトルの開栓が可能か」（握力の評価）や，「朝目覚めて起き上がるまでの時間」なども指標になる
- 幼児は，自分の症状や苦痛を伝えることが十分にできないため，観察が重要である．活気がない，ごろごろしている，歩きたがらない，などについて観察し，家族からも情報収集をする
- 自発痛が消失しても，関節炎が真に寛解となっていない時期があるため，医師の理学的診察所見とも併せて関節の状態を総合的にアセスメントする

3）バイタルサイン

- **体温**：疾患活動性の指標となる場合と感染症の徴候の場合が考えられるため，熱型や他の症状との関連など詳細に把握する
- **心拍・脈拍**：循環動態の指標
- **呼吸**：発熱の随伴症状や感染症（一般感染症や日和見感染〈例：サイトメガロウイルス感染による肺炎など〉）の徴候，間質性肺炎の徴候などが考えられるため，他の症状の経過とともにアセスメントする
- **経皮的酸素飽和度（SpO_2）**：酸素化，呼吸状態の指標

- **血圧**：循環動態の指標（循環動態に影響を及ぼす状況，薬剤〈例：副腎皮質ステロイドや免疫抑制薬の副作用など〉の副作用の影響についてアセスメントする）

4）皮膚症状

リウマトイド疹（熱型との関連），日和見感染（例：帯状疱疹など）の皮膚症状，その他の皮膚疾患，乾燥による皮膚統合性障害などについてアセスメントする。

5）消化器症状

慢性疼痛，全身倦怠感，その他の心理的要因による食思不振，内服薬の副作用（例：MTX：嘔気・嘔吐，副腎皮質ステロイド：消化器潰瘍），日和見感染（例：サイトメガロウイルス感染による腸炎症状）などをアセスメントする。

6）その他の身体症状

- 胸痛，胸部不快感，心電図異常，胸水，心嚢水：心（外膜）炎の症状
- 咽頭痛，咽頭違和感：感染症の徴候
- 全身倦怠感
- 副腎皮質ステロイドや免疫抑制薬の上記以外の副作用

7）受診から治療開始後の患児・家族の受け止め

- JIA 診断までの経緯
- JIA という病気の印象
- 自分なりに想像している今後の生活
- 入院生活に対する思い
- 治療に対する思い
- 治療や検査のときの様子，非言語的反応

2．発病時（診断確定時）の看護の目標と看護ケア

1）看護の目標

❶症状の把握と合併症の早期発見
❷症状による苦痛の緩和
❸診断確定までの検査や処置に対する不安の軽減
❹診断の受け止めと治療計画の理解への支援

2）診断までの自覚・他覚症状の適切な観察と苦痛の緩和

- 熱型の把握のために，解熱薬の使用を控えることがある。熱型把握の重要性について説明し，クーリングや水分摂取などのケアで，苦痛緩和に努める
- 関節痛や倦怠感など患児にしかわからない症状もある。患児が表現しやすいような雰囲気や関係づくりが，患児の症状の詳細な把握につながる
- 皮疹も重要な症状であることを説明し，医療者による全身の観察とともに，患児にも報告してもらう

3）診断確定までの検査や処置に対する不安の軽減と診断・治療の受け入れ，および理解への支援

- 検査や処置の際には患児に合わせた説明と，患児の主体性を尊重した検査方法を工夫し，患児が自分の病気のための検査であると納得できるようにする
- 医師の説明時や説明後の患児や家族の反応を捉え，診断や治療，予後に対しての理解や認識，不安や混乱について把握するよう努める。必要時に医師の説明機会の再調整をしたり，思いを傾聴したり，納得して治療が受けられるように支援する

3．日常生活援助に関する看護の目標と看護ケア

1）看護の目標

❶患児のセルフケア能力を高める支援
❷症状のセルフモニタリングへの支援

2）看護ケア

退院後のセルフケア能力を高めるために，発達段階や状況に応じて，入院中から個別に支援する。

① セルフケア不足への援助

- どの程度動かしてよいかについて，医師による関節の診察所見を確認する

本人の訴えだけでなく，関節の理学的所見の情報を得て，炎症関節の安静・保護を図る。治療により関節痛（自発痛）が消失しても，寛解病態が得られるまでは，診察時に他動的な負荷を関節に加えれば関節痛が出現し，屈曲負荷よりも伸展負荷で関節痛が出やすく，慎重な診察による寛解病態の確認が必要である。患児は「どこも痛くない」と表現する場合もあるので注意する

- 関節の症状に合わせた適切な援助を検討する

・症状の日内変動や持続時間により，何をどこまでどのように援助するのかを患児（や家族）と話し合う
▶午前中は，こわばりが強くできないが，午後にはできることがある（例：朝食は看護師による配膳を必

要とするが，昼食，夕食は，自分で取りに行くことができるので見守りでよい，など)
- サポーターや装具により関節の動きを制限することで，関節の安静が得られ，必要以上の負荷をかけずに関節を動かすことができる場合がある
- 道具を活用すれば自分でできる場合がある（例：膝関節が曲げられない場合でズボンをはくときに，ズボンのベルト通しに引っかけて引き上げる道具，筆記が困難な場合に，パソコンを活用すれば文章で表現ができる，など）
- 自分でできることは自分でやるように，手伝う部分を吟味する（例：薬の袋は上の部分を切っておけば，自分で飲むことができる，など）
- 寛解の時期には，生活行動自体がリハビリテーションとなり，残存機能の保持につながる。関節の炎症の鎮静化に伴い，関節機能が改善する場合もある。関節症状に合わせて援助する内容を見直し修正する

② 入院する患児の心理に配慮した援助
- 幼児や学童前期の場合は，入院生活という環境の変化に対するストレスなどから，甘えたい気持ちを前面に出す場合もある。受け止めた上で，励ましや，見守り，時には意図的な甘やかしも用いながら日常生活行動を一緒に行うことで，甘えたい気持ちが充足し，自分でできるようになることもある
- 学童期では，同年代の入院患者との遊びや交流が日常生活行動への意欲につながることも多い。炎症関節の保護が守れる範囲での活動となるように配慮する
- 外観に影響を及ぼす変形や拘縮では，思春期は特に容姿を気にするため，変形を気にして，精神的なストレスを抱えている場合がある

③ 退院後の運動管理について
JIAの関節炎は破壊性であり，治療抵抗性で，炎症が持続している時期に持続的あるいは衝撃的な関節負荷があると，関節破壊をさらに促進する。関節構造の破壊は，変形や関節の偏位を生じる。関節負荷を最小限にする運動管理，生活管理が必要である。

退院後は，入院中に比べて活動量が増加する。患児の部活動や運動習慣の希望を聞いて，関節の状態に合わせて，いつになったらどの程度の運動が可能かについて，医師から具体的に説明を受け，患児が納得して過ごせるよう支援する。

④ 感染予防への援助
● 感染徴候
副腎皮質ステロイド，免疫抑制薬，生物学的製剤の使用により，感染症が重篤化，または感染症状や検査値が抑制されていることも考えられる。治療中は，軽微な感染症状であっても放置せず，症状を把握し医師の診察が受けられるようにする。

● 感染予防行動
感染症が契機となり，再燃を引き起こすことも多い。普段の生活のなかで感染予防行動を習慣化できるような援助が必要である。具体的には，手洗いやうがいの励行，人ごみをなるべく避ける，感冒などの流行時にはマスクを着用する，栄養と睡眠を十分にとる，自分が楽しいと思える活動や時間をもつ，などである。

⑤ 治療や検査中心の入院生活のなかでの患児や家族へのかかわり方
● 患児への説明
診断には，十分な鑑別診断のため，さまざまな検査が行われる。患児が入院や検査や治療に対して抱いている思いを受け止めつつ，検査や治療を進めていく。検査や治療には，患児に合わせた説明が必要である。必要性だけでなく，具体的にどのようにしたらよいのかを示すことで，患児が協力しやすくなる場合もある。

可能な範囲で選択肢を示し患児の希望を取り入れ患児の自尊心に配慮し，患児が自分の病気の検査であることを意識できるようなかかわりを工夫する。うまくできた時には，そのつど肯定的に認める。ほめることで，「こうやればいいんだ」「いやだったけど，頑張ることができた」という気持ちにつながり，次の機会の頑張りや意欲となる。うまくいかない場合は一緒に考え，手伝うといったかかわりで支援する。

年齢によっては検査結果を説明し，主体的に治療に参加する体験を積み重ねられるようにする。

● 休息，安静
倦怠感や慢性疼痛などがありながら次々に検査を受けなければいけない状況に配慮し，検査の合間に休息を取り入れ，気分転換ができるようにケアを計画する。

● 患児の主体性
可能な範囲で患児の希望を取り入れ，患児が治療や検査に主体的に参加できるようにする。患児が自分の病気の検査，治療であることに納得が得られるようにする。

● 患児や家族との信頼関係
検査や治療を安全に確実に行う実施の技術，患児への介助や説明などの丁寧な技術，検査や処置の合間に遊びや休息，ユーモアを取り入れる工夫が必要である。家や学校生活への配慮を示す言葉かけや，患児や家族の頑張りや負担へのねぎらい，精神的な面への支援も併せて行うことは，患児や家族からの信頼につながる。

●その患児と家族の病気体験

確定診断まで時間を要することも多い。治療に難渋する場合もある。どこに向けたらよいのかわからない感情を抱えている様子に対しては，傾聴や気分転換など思いを表出できるようなかかわりで支援していく。これまでの病気体験や思いについて，家族や患児が話せるときがきたら，支持的な態度で傾聴し，偏った認知があれば修正できるよう助言し，自責の念の軽減を図る。

⑥患児のセルフモニタリングを育む援助

●患児が自分の症状を表現する力を育む

患児自身の症状への関心を大切にし，自分で症状を伝えられるように，日々の検査や検温などでのかかわりの際には，看護者は患児が自分の言葉で表現する機会を多くつくり，コミュニケーションのなかで，自分の症状を伝える体験を重ねられるようにする。

●診察が嫌な体験にならないように配慮する

関節の診察の際には，一緒に観察して，患児が自分の身体に関心をもてるようにかかわる。炎症関節がある場合，痛みの生じる部位の診察も含まれる。看護者は，患児の気を紛らわし無理には動かさないことをやさしく説明し，医師が的確に診察できるように介助する。痛みや，痛いのではないか，という不安の軽減に努める。

⑦学校生活[13]における支障を少なくするための指導

退院後の学校生活について，患児本人が理解できるように説明するとともに，家族や学校関係者とも積極的に連携する必要がある。学校での問題と対応について［表4］に示す。

●通常授業

教室内での通常授業には制限はない。

授業中に同じ姿勢をとり続けることによって関節のこわばりが生じやすい。予防としては，ストレッチや歩行が有効である。

●体育や運動

倦怠感などの全身症状がない限り，一律な体育制限や不必要なあるいは過剰な運動制限を避ける。しかし，炎症や機能障害のある関節に衝撃的な力が加わる運動は禁忌であるため，患児の個別性に合わせた学校側への適切な情報提供が必要である。

関節に負担の少ない運動である水泳など，適切な運動は筋力の増強につながり，関節の保護機能を高める。

⑧慢性疾患罹患の受容への援助

●患児本人による生活管理

年齢によって，生活の管理の主体が親から患児自身へと徐々に変化していく。発達段階に合った療養方法であ

[表4] 学校での問題と対応

問題となる障害	学校生活での対応や工夫
長時間着席（授業）による関節のこわばりや不動化	●教室の後方または両端に座席指定，授業中の歩行許可 ●20分ごとに姿勢を変える ●歩く仕事の割り振り（プリント配布係など）
階段の昇降，長い距離の歩行	●エレベーターの設置または使用許可 ●時間割の工夫（階段昇降回数や歩行距離を少なく） ●授業間の休み時間を長めに設定（クラス移動のため） ●必要に応じた車椅子の利用
重い教材（教科書など）や食堂でのトレイの持ち運び	●教科書を2セット配置（クラス用と自宅用） ●友達の助け ●バックパックやショルダーバックの使用 ●食堂の整備（ヘルパーの設置，予約席，カートの設置）
机からの起立	●引き出しのない机，特殊な椅子の使用
筆記作業	●太い鉛筆（幼児ではクレヨン）の使用 ●フェルトペンの使用（後で友人や家族がノートに転記） ●10分ごとに手・指のストレッチ ●ノート筆記代わりにICレコーダーの使用 ●クラスメートのノートのコピー ●レポート等はコンピューターで作成 ●テスト方法の工夫（口述試験，時間延長，コンピューターでの試験） ●教師への説明（字を早く書けない理由を理解してもらう）
着衣が困難（肩の機能障害）	●ゆったりとした服装 ●マジックテープ付きの服 ●作業療法で処方された器具の使用
ロッカーの使用	●ロッカーの改造や保管場所を別に設ける ●鍵の変更（ダイアル式から鍵穴式へ）
挙手が難しい	●代替用具の工夫

(Athreya BH, et al : Managing children with rheumatic diseases. Cassidy JT et al(eds), Textbook of Pediatric Rheumatology, 6th ed, pp168-176, Saunders, 2011より)

るかという視点をもつ一方，その患児の内服や治療への思い，親の思いも受け止めて，その患児と家族に合わせた方法で，患児が治療の中心にいるようにする。

●服薬の援助

思春期は副腎皮質ステロイドの副作用によるボディイメージの変化から，内服薬に関して陰性感情をもつこと

もある。疾患の受容や将来への不安も関連している場合があり、患児の思いを聴いて丁寧に支援していく。症状の軽快と内服の効果が納得できる場合には、内服などの療養行動を受け入れやすい。内服と症状の関連が患児の視点で実感できるようにかかわる。

● 成人患者になるための支援

受診を含めた療養生活の自己管理、医療や健康に関連する情報に自分で関心をもち、自分から医療者に発信して必要な情報を得る能力などを育成する

（汲田明美）

《引用文献》

1) Cassidy JT, et al : Textbook of Pediatric Rheumatology, 6th ed. pp236-304, Elsevier, 2010
2) 武井修治，山下早苗，加藤忠明：小慢データを利用した若年性特発性関節炎―JIA の二次調査. pp102-113, 平成 19 年度総括・分担研究報告書, 2008
3) De Benedetti F, Martini A : Targeting the interleukin-6 receptor : a new treatment for systemic juvenile idiopathic arthritis. Arthritis Rheum 52 : 687-693, 2005
4) 横田俊平，武井修治：若年生特発性関節炎トシリズマブ治療の理論と実際. pp11-15, 17-23, 25-28, メディカルレビュー社, 2009
5) 武井修治：子どものリウマチ―若年性特発性関節炎（JIA），その診断と最新治療. 日本医事新報 4542：78, 80-82, 2011
6) 岡本奈美：JIA の治療総論. 小児科診療 78(8)：1039-1046, 2015
7) 横田俊平，森雅亮，今川智之・他：若年性特発性関節炎初期診療の手引き（2007 年）. 日児誌 111(8)：1103-1112, 2007
8) 横田俊平，今川智之，武井修治・他：若年性特発性関節炎に対する生物学的製剤治療の手引き I．トシリズマブ. 日児誌 112(5)：911-923, 2008
9) 今川智之，横田俊平，森雅亮・他：若年性特発性関節炎に対する生物学的製剤治療の手引き II．エタネルセプト. 日児誌 113(8)：1344-1352, 2009
10) 横田俊平，今川智之，村田卓士・他：若年性特発性関節炎に対する生物学的製剤治療の手引き III．アダリムマブ. 日児誌 115(11)：1836-1845, 2011
11) 村田卓士：生物学的製剤. 小児内科 44(1)：109-113, 2012
12) 片田範子："インフォームド・アセント"とは―小児医療現場における「説明と同意」の現状と課題. 保険診療 59(1)：81-84, 2004
13) 武井修治：小児リウマチ性疾患（膠原病）の運動管理・生活管理. 小児科 53(1)：57-65, 2012

《参考文献》

1) 汲田明美，田﨑あゆみ，山口桂子：JIA で在宅自己注射を行う子どもの家族へのグループインタビュー形式の話し合いの効果. 日本小児看護学会誌 19(2)：1-8, 2010

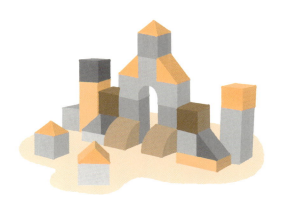

コラム　JIAの在宅自己注射療法

1）在宅自己注射療法の利点と欠点
　若年性特発性関節炎（juvenile idiopathic arthritis：JIA）で使用する生物学的製剤のうち，在宅自己注射療法が可能な薬剤が開発され，十分な指導を受けた上で自宅での皮下注射が可能となった．薬剤や薬効により，1週間に2回または2週間に1回，注射する場合が多い．
①利点：通院回数の減少→学校を休む回数の減少．通院の負担の軽減
②欠点：患児または家族が，自宅で薬剤を調製し皮下注射をするという非日常的行為への負担感．通院回数の減少は，家庭での体調管理，副作用などの観察や対処が患児と家族に任されることとなり，負担感につながる場合もある
＊プレフィルドシリンジの場合は，薬剤の溶解と調製の負担感は改善されている

2）治療の選択
　在宅自己注射療法の選択において，十分な説明を行い，患児と家族の自由な意思決定による選択ができるよう，以下のように援助する．
①リウマチ専門医からの説明を理解できたか，治療を選択する基準やポイントがわかってそれについて考えることができるかなど，理解度や選択する判断力について把握する．不十分な場合は，具体的な不明点についての追加の説明や，説明方法の工夫を行う
②患児の治療について，家族のなかでの意思決定者はだれか，確認する
③患児本人が自分の治療として捉えられているか，意見を言えているか観察する．患児の主体性を育む指導や説明を工夫する

3）治療環境の調整
　在宅自己注射療法の手技の指導だけでなく，その患児と家族の日常生活を踏まえた，以下のような環境調整が必要である．
①一度決めて在宅自己注射療法を選択した場合でも，気持ちや状況に変化があれば，病院で注射する方法にも変更できること，迷ったときに相談できることなどを説明する
②自宅で注射をするという場面をイメージしてもらい，心配なこと，気になることなどを話してもらう
③他の家族員の理解はどうか．医療者から説明したほうがよいか，または，注射場面を見学したほうがよいかなどを確認し，指導計画に追加する
④注射実施者の事情で注射ができない場合の対応について話し合い，注射実施者以外の家族員で注射指導を受けたほうがよい人がいる場合には，指導計画に追加する．または，代替方法（受診して注射するか，近医での注射が可能か）などを相談する

4）注射実施者への指導
　注射手順や指導内容は，製薬会社各社のパンフレットが活用できる．医療廃棄物の処理や，緊急受診方法なども加えてオリジナル版を作成してもよい．
　指導用パンフレットの活用は，どの看護師が指導しても内容が統一されるという利点がある．
　指導時の具体的な注意事項は以下の通り．

① 患児が自己注射する場合
- 指導中は，緊張感や使命感から自己注射指導に従順で，理解力もよく，手技も問題ないことが多い．手技の獲得と並行して，注射への思いについても話を聞く．自宅での実施となってからの様子について，外来で情報収集し，個別に具体的な困りごとがないか確認して対応する
- 一度は自己注射を選択し，何回か行ううちに考えが変化してくる場合もあることを伝えておき，注射についての思いや，家での行動の変化など，患児や家族から気になることを話してもらう．患児が自己注射をする頑張りを肯定的に評価するとともに，負の感情も出してよいことを伝え，一緒に最善の策を考えるという姿勢でかかわることで，患児自身も思いを出しやすくなる
- 治療の効果が関節症状の改善として実感できることは，治療継続への意欲につながる．診察室での医師の説明や診察結果を把握し，診察後に患児と話すなかで，症状と治療の効果について患児自身

の言葉による理解や実感を知ることは，治療継続に関する支援に必要である
- 自助具を活用することで，シリンジ把持の安定感が得られ，注射の穿刺や注入の際の恐怖心が軽減する場合がある。関節の変形や筋力低下から不十分になる手技を補うだけでない自助具の効果について認識してもらい，臨機応変に活用する

② **親が注射を実施する場合**
- 患児が実施する場合の支援は，そのまま親が実施する場合にも当てはまる
- 家で患児に親が注射をするという緊張感や負担感を受け止めた上で，安全な方法であることを伝えたり見せたりすることで緊張を軽減し，患児の特性に合わせた工夫を一緒に考え，親が1人で抱え込まないようにする
- 親は，患児の疾患に関して，自責の念を抱いている場合があり，患児のためにはなんでもしてやりたいと思う気持ちがあることを認識し，親の頑張りを認め，過緊張や頑張りすぎに配慮する
- 患児が参加できる部分，たとえば，場所の準備やアルコール綿の準備，目盛りや空気抜きを確認するときに一緒に患児にも確認してもらうなど，できることは多い。治療が患児自身の病気の治療であることを折に触れて示すことが大切である
- 年齢や手先の器用さや理解度に合わせて，患児が参加する範囲を決めていくこと，成長に合わせて役割分担を変化させていくことが必要である
- 注射は患児の病気の治療であり，その治療のために，家族が努力や協力をしているということを患児が感じられるように，親への注射手技指導の場面には患児も同席してもらう。たとえば，幼児には親を応援する役割をお願いするなど，患児が参加できるように居場所を設定する
- 患児の前で，親の頑張りや手技をほめることは，患児の親への信頼を厚くする
- きょうだいがいる場合は，きょうだいへの説明に関して親が悩んでいないか，家庭で安全に注射が実施できる環境が確保できるかなど，早い段階で情報を得ておく。必要に応じて，きょうだいや他の家族にも説明したり注射の準備や実施を見学してもらったりすることも一案である（見学するかしないかについては，きょうだいの意思や性格，本人や家族の意向を確認する）。注射針が危険なことを理由に，説明しないままきょうだいを注射の場から遠ざけたり，家族が病気の子どもばかりにかかりっきりになったりしないような配慮が大切である

（汲田明美）

《参考文献》
1) 汲田明美，田﨑あゆみ，山口桂子：JIA で在宅自己注射を行う子どもの家族へのグループインタビュー形式の話し合いの効果．日本小児看護学会誌 19(2)：1-8，2010

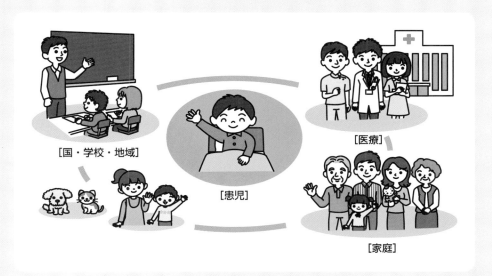

11. 小児がん

18 脳腫瘍

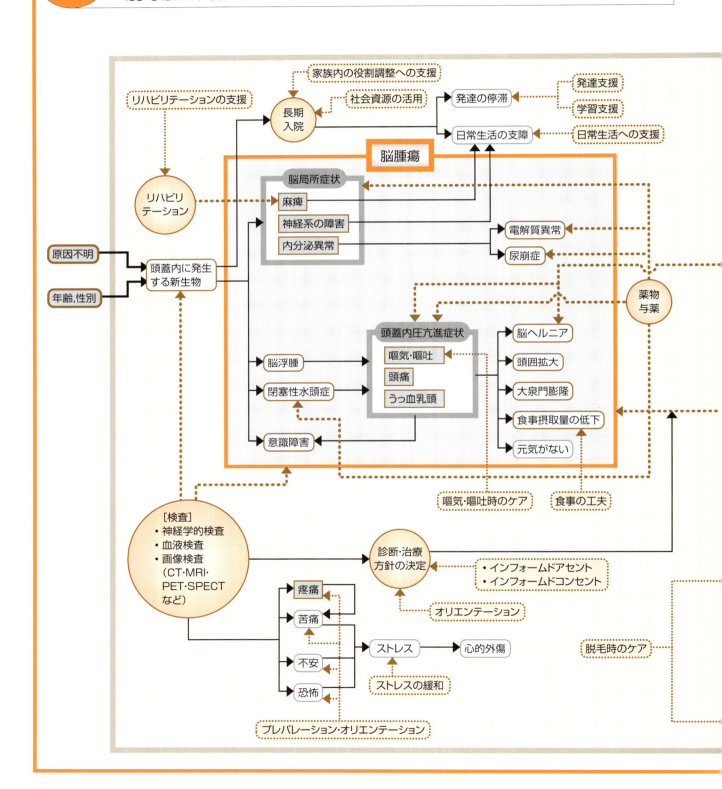

第Ⅱ部　疾患別看護ケア関連図

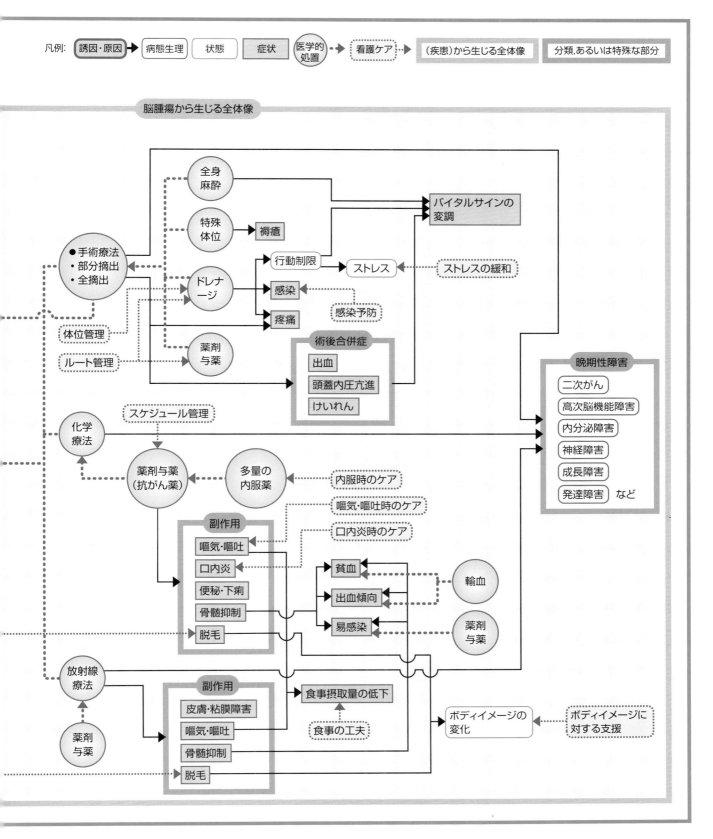

11. 小児がん

18 脳腫瘍

I　脳腫瘍の基礎知識

1．定義と概要

　脳腫瘍（brain〈cerebral〉tumor）とは，頭蓋内に発生する新生物の総称で，頭蓋内腫瘍ともいわれる。頭蓋内占拠性病変の1つである。

　小児慢性特定疾患治療研究事業の登録状況においては，悪性新生物のなかでは，白血病の次に多いものが脳（脊髄）腫瘍であり，小児慢性特定疾患の登録件数（平成22年度）の21.8％を占める[1]。原発性脳腫瘍の病理診断名別では，多い順に，神経膠腫（22.8％），髄芽腫（15.6％），頭蓋咽頭腫（11.1％），星細胞腫（毛細胞性星細胞腫も含む）（8.3％），上衣腫（6.6％）である。

　脳腫瘍の正確な病理診断に基づく日本脳神経外科学会の脳腫瘍全国集計調査報告（2009年度版）と，0〜14歳の病理診断名別の登録人数割合の集計結果との間で，大きな差は認められていない[2]。

　小児の脳腫瘍の好発部位は，テント下や後頭蓋窩で発生する腫瘍が約60％，テント上に約40％発生する（成人の脳腫瘍はテント上が約90％，テント下は約10％である）。しかし，1歳未満と8歳以上ではテント上のほうが多く[3]，全年齢とも男子の発生頻度がやや高い[1]。

2．メカニズム

　脳腫瘍の発生原因は不明である。明らかになっている脳腫瘍の発生関連要因としては，遺伝子の変異，放射線，化学物質などがあげられる。

3．脳腫瘍の分類と症状

1）分類　［図1］

　脳腫瘍の分類は，原発性か転移性かに大別される。原発性脳腫瘍の分類として，❶発生母地を基準とした脳腫瘍組織分類，❷病理組織学的な悪性度分類，がある。どちらも世界保健機関（WHO）の分類法が利用されている。

❶の脳腫瘍組織分類によると脳腫瘍の種類は，130種類を超える。❷の悪性度分類では，Grade Ⅰ〜Grade Ⅳまでの4段階に分類され，悪性度がもっとも低いものがGrade Ⅰとされる。

　小児の脳腫瘍の特徴として，テント下に発生するものが多く，正中に位置するものが多い。そのため脳脊髄液の通過障害をきたしやすく，水頭症を発生しやすい。しかし，頭蓋骨縫合が閉鎖していないため，頭蓋内圧の上昇があまりみられない。

　小児の脳腫瘍の症候学的特徴として，❶臨床経過が速いこと，❷嘔吐がほとんどすべての症例に認められること，❸体温上昇が認められること，❹頭囲の拡大が認められること，❺視床や大脳半球の腫瘍では著明な失調が認められ，小脳腫瘍と間違えられることがあげられる[4]。

2）症状

　小児の脳腫瘍の症状は，主に❶けいれんや視力障害などの脳局所症状，❷頭痛，嘔気や嘔吐などの頭蓋内圧亢進症状，❸水頭症症状である。しかし，これらの症状も発生部位や発症年齢により異なる。

① 脳局所症状

　脳局所症状は，脳腫瘍の発生部位により，その領域の神経細胞が障害を受けて出現する特徴的な症状をいう。麻痺や歩行障害，視力・視野障害，言語障害などがある。下垂体や視床下部腫瘍では尿崩症などの内分泌機能障害を起こす。しかし，幼少期では局所症状を捉えることが難しい。

② 頭蓋内圧亢進症状・水頭症症状

　頭蓋内圧亢進症状や水頭症症状は，頭蓋骨縫合の閉鎖状態により，症状が異なる。頭蓋骨縫合が閉鎖していない新生児や乳児期では，頭蓋骨縫合の離解などにより，ある程度の頭蓋内圧の亢進が緩和されるため，頭囲拡大や大泉門膨隆，頭蓋骨離解が認められる。この場合，頭蓋内圧亢進症状が出現するまでに，相当の日にちを要する。

　頭蓋骨縫合が閉鎖している幼児期以降では，頭蓋内圧の亢進が緩和されないため，頭痛，嘔吐，視力低下などが主な症状として出現する。

　小児は骨が薄いため，骨は脳回に一致した指圧痕を容

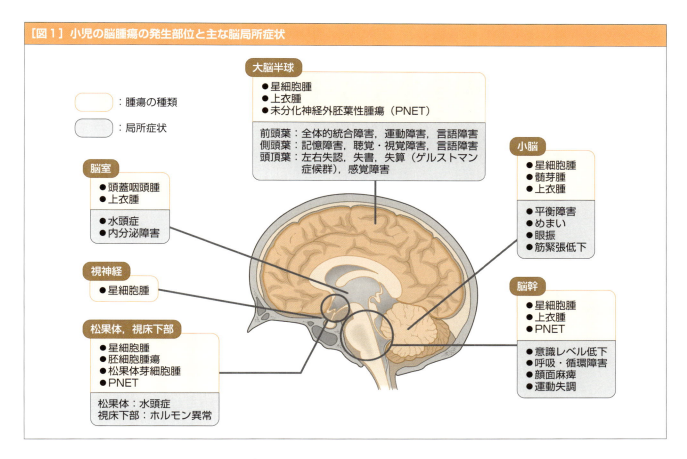

[図1] 小児の脳腫瘍の発生部位と主な脳局所症状

易に生じ，頭皮下静脈の怒張が出現する[4]。頭蓋内圧亢進症状の1つであるうっ血乳頭の出現頻度は少ない[3]。

4．検査・診断

　症状，年齢や性別などから，中枢神経系の疾病が疑われた場合は，画像診断を行う。初診時には比較的簡便で短時間に撮影できるCT検査を行うことが多い[5]。その後にCT検査の画像診断などを参考にしながら，MRI検査などが追加される。これらの画像診断の特徴から大まかな診断の検討をつける。

　その大まかな診断に沿って，それぞれの腫瘍の特徴を考慮して，追加でSPECTやPETなどの画像診断や血液中や脳脊髄液中の腫瘍マーカー，ホルモン負荷試験などの内分泌機能評価なども行う[5]。

　しかしながら，術前の検査を駆使しても，100種類以上ある脳腫瘍の病理診断をすることは困難な場合が多い。そのため，手術により採取された病理学的な組織型と悪性度の確定診断は極めて重要になる[6]。

　初めて症状が出現するころには，風邪や胃腸炎などの一般的な小児疾患の症状と区別をつけにくいことが多く，神経学的所見も乏しいことが多い。初期診断は困難であることをよく認識しておく必要がある[7]。

5．治療

　小児の脳腫瘍は多種多様であり，治療方法は腫瘍の発生部位や種類により異なる。脳腫瘍の治療には，❶手術療法，❷化学療法，❸放射線療法の3つがある。

　治療方法は，病理組織学的診断から決定される。主な小児の脳腫瘍の特徴や症状と治療法を[表1]に示した。治療はそれぞれの治療のエキスパートが担当する。手術療法は脳神経外科医師，化学療法は小児内科医師（血液腫瘍），放射線療法は放射線科医師が行うことが多い。

1）手術療法

　小児の脳腫瘍の治療の基本は「手術によりできるだけ摘出する」ことであるが，脳の機能局在を熟知し，脳障害を引き起こさない範囲に摘出をとどめることも大切である[6]。

[表1] 小児の主な脳腫瘍の特徴と代表的な治療方法

腫瘍の種類	特徴	検査所見	治療
星状細胞性腫瘍	・5歳以上で頻度が上昇する ・脳・脊髄のどこでも発症する ・好発部位：脳幹・視床・視床下部-視神経・小脳半球 ・症状：発生部位で異なる	・CT（吸収域画像） ・MRI 　・T1・T2強調画像 　・FLAIR（フレアー）画像	・手術療法（腫瘍切除が可能である場合） ・化学療法 ・放射線療法 ・3療法を併用する
髄芽腫	・5〜9歳児に多い ・男子にやや多い ・染色体や遺伝子異常が一部確認されている ・好発部位：小脳虫部・第4脳室・両側小脳半球 ・症状：頭蓋内圧亢進症状，水頭症 ・転移：髄腔内転移が約1/3分にみられる	・第4脳室中心の正中部に存在 ・嚢胞や壊死を伴う ・CT（やや高吸収域画像） ・MRI 　・T1・T2強調画像 　・拡散強調画像	・手術療法（肉眼的摘出） 　＊脳幹浸潤時は可及的摘出 ・放射線治療（有効） ・化学療法（補助的治療）
上衣腫	・5〜9歳児に多い 　・退形性上衣腫：0歳代に多い ・第4脳室に発生するものがもっとも多い ・好発部位：脳幹，小脳，大脳半球	・第4脳室中心に存在することが多い ・CT（吸収域画像が不均一，造影でリング状に増強） ・MRI 　・T1強調画像（capping fourth ventricle）	・手術療法（可能な限り摘出） ・放射線療法（比較的抵抗性あり） ・化学療法（比較的抵抗性あり）
胚細胞腫瘍	・10〜20歳が多く，5歳未満は少ない 　・悪性奇形腫：5〜9歳児に多い 　・男子に多い（松果体部・基底核部） 　・神経下垂体部に発生するものは性差なし ・好発部位：松果体部・神経下垂体部・基底核部 ・症状： 　・松果体部は水頭症，複視，垂直性上方注視麻痺，Argyll Robertson瞳孔 　・神経下垂体部は尿崩症（初期症状となることが多い），下垂体前葉症状，視力・視野障害 　・基底核部は徐々に進行する片麻痺	・CT ・MRI ・腫瘍マーカー 　・絨毛がん：血中ヒト絨毛ゴナドトロピン 　・卵黄嚢腫：血中αフェトプロテイン 　・ジャーミノーマ：血中HCGが軽度上昇	・治療は組織型により異なる ・成熟奇形腫：手術療法による全摘出，補助療法はなし ・ジャーミノーマ：手術は生検のみで化学療法・放射線療法を行う
頭蓋咽頭腫	・先天性腫瘍 ・5〜15歳未満 ・好発部位：鞍上部 ・症状：頭蓋内圧亢進症状，水頭症，低身長，視神経症状，	・鞍内および鞍上部に存在 ・CT（嚢腫・石灰化を伴った境界が明瞭な腫瘍陰影） ・MRI 　・T1・T2強調画像 　・ガドリニウム（増強） ・内分泌学的所見（症状として出現しているものは少ない）	・手術療法（全摘出） 　＊鞍内発生型：経鼻的腫瘍摘出術の適応 ・放射線療法（γナイフ） ・GHホルモン補充療法

　手術の適応は，腫瘍の種類（手術療法が効果的か否か），腫瘍の発生部位（手術療法で腫瘍が取り除ける場所か否か，手術療法で出現する障害のリスクはどの程度か）などを考慮する。

　小児の脳腫瘍は水頭症を合併することが多い。頭蓋内圧のコントロールをするために，脳室ドレナージを留置する。脳室ドレナージの留置は，臨床症状の程度や増悪傾向により決定される。

2）化学療法

　小児の脳腫瘍には化学療法が有効なものが多く，特に髄芽腫や胚細胞腫瘍では化学療法の有効性が極めて高い。また，放射線療法の有効性が確立している腫瘍に関しても，化学療法を併用することにより放射線照射量の減量や中止も可能となり，放射線治療の曝気を軽減する効果も期待されている[6]。多くの場合，補助的な目的で用いられる成人とは異なり，治療を目的としていること

から，治療強度は強く，副作用も強いことが一般的である[8]。

しかし血液脳関門があるため，ほとんどの抗悪性腫瘍薬は中枢神経へ移行しないが，腫瘍の存在部位では腫瘍そのものの機械的破壊や血管浸透性の亢進によるものがあり，血液脳関門は一部破壊されている。腫瘍性グリア細胞によって新生された腫瘍血管は血液脳関門を有していない[8]。

一方，腫瘍が進展しつつある腫瘍周囲部位では，少なくとも当初は血液脳関門の破壊は生じていない。したがって悪性グリオーマのように浸潤傾向の強い腫瘍では，腫瘍周辺部位に存在する腫瘍細胞への抗悪性腫瘍薬の効果は乏しいものになる[8]（コラム「化学療法」p195参照）。

3）放射線治療

発達過程にある小児の治療では，発育障害，脳脊髄障害，聴力障害などの長期の合併症を避けるために，下垂体，脊椎，聴覚器（蝸牛）などへの照射は制限する。脳脊髄腫瘍の治療では，必要かつ最小限の照射野と線量を選択することが望ましい[9]。

3歳未満の小児には知能障害を避けるために原則として放射線照射を行わない。それ以上の年齢でも認知障害の危険性を考慮して極力避けるか，照射線量を減量するように努力する必要がある。

3歳未満の乳幼児の脳腫瘍で化学療法が有効であるとされるものに対しては，最初に強力な化学療法を行い，その上で3歳を過ぎてから，最少線量の放射線治療を行うのが望ましいとされている[6]。

6．治療による障害

化学療法や放射線治療，手術療法などの治療によってもたらされた副反応や病気そのものの影響が後々まで残ったり，時には後になって新たに起こってくることがある。これらを「晩期障害」という（コラム「化学療法」p195参照）。

Ⅱ 脳腫瘍の看護ケアとその根拠

1．観察ポイント

脳腫瘍は種類や発生部位，治療前と治療中・後の観察ポイントが異なる。

1）治療前の観察

治療前は，脳腫瘍に関連した神経症状や合併症などの症状の悪化がないかを注意深く観察する必要がある。バイタルサインの変調に注意をしながら，脳腫瘍の増大による脳局所症状の悪化，頭蓋内圧亢進症状の出現や悪化，水頭症や脳ヘルニア症状の出現や悪化の観察を行う。

2）治療中・後の観察
①手術療法

術後管理の目的は次の3点に要約される[8]。
❶頭蓋内圧亢進を救命可能な可逆期に捉えて，頭蓋内圧亢進因子を可逆的に除去する
❷低酸素血症，低脳灌流，アシドーシスなどによる二次的脳障害を回避する
❸頭蓋内および全身の合併症を防ぎ，その発症を早期診断し的確な治療に結びつける

バイタルサインや意識レベル，頭蓋内圧状況，疼痛，水分出納（特に尿崩症を合併している場合），けいれん，感染症状などの観察を行う。また，術前と術後の症状の変化なども観察する必要がある。脳室ドレナージが挿入される場合があり，管理するための観察を行う【図2】。

②化学療法

化学療法の薬剤特有の副作用は，使用する薬剤によって異なり，それぞれの副作用の出現時期が異なる（コラム「化学療法」p195参照）。化学療法は薬剤の大量輸液が行われるため，脳浮腫に注意する必要がある。

化学療法中に問題となるのは甲状腺刺激ホルモン，副腎皮質ホルモン，抗利尿ホルモン（ADH）の欠乏であり，それぞれの欠乏症状を呈する。ホルモンの補充を化学療法開始前に行う必要がある。ADH欠乏が潜在的に合併している場合もあり，コルチゾールなどの副腎皮質ステロイドによる治療により，症状が顕在化する可能性がある。尿崩症の電解質を注意深く観察する必要がある。

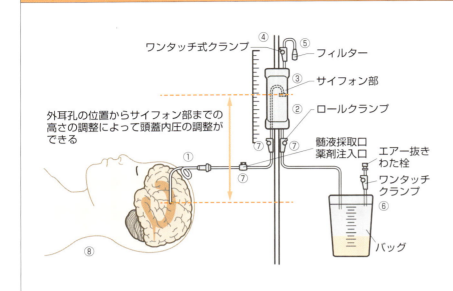

[図2] 脳室ドレナージの回路と管理上の注意点

③ 放射線療法

放射線療法中は一時的な脳浮腫，放射線宿酔症状，皮膚粘膜症状，骨髄抑制，脱毛などの観察を行う。

④ その他

長期的には晩期性障害として血管障害，発達障害，二次がんなどの症状を観察する必要がある。

2．治療前の看護の目標と看護ケア

脳腫瘍の治療のための入院は長期間にわたり，同じような検査や治療が毎日繰り返して行われる。入院生活のなかで一度でも辛い体験をしてしまうと，患児にとってはその後の治療などがとても負担になる。

家族は患児が罹患した事実だけでも辛い思いを抱え，さらに患児自身の精神的負担に対する辛さも共有することとなり，負担は大きい。家族は患児に検査や治療は受けてもらいたいが，それに伴う精神的負担を与えてしまうことに対する板挟み状態に陥る。このようなことを避けるためにも，患児に病気に対する認識をもたせることや，検査や治療に対する精神的負担を緩和することはとても重要である。

患児の精神的負担を軽減するために，患児には発達段階に合ったインフォームドアセントやプレパレーションが必要であり，家族と一緒になって患児の個別性に合った方法や手段を選択することが必要である。

1）看護の目標

❶脳腫瘍の急激な悪化症状の早期発見
❷嘔吐などの症状に対する緩和ケアの提供
❸入院環境の変化に対する患児や家族の不安軽減
❹患児の発達段階に応じた治療の動機づけおよびインフォームドアセントやインフォームドコンセント
❺円滑な検査・処置の実施のための支援

2）看護ケア

治療前の看護ケアは，❶症状の緩和ケア，❷患児や家族の不安の軽減，❸家族の負担軽減のための支援が重要である［表2］。

① 症状の緩和ケアや検査に伴うケア

脳腫瘍は，症状が出現してから発見されることが多く，その多くは，強い症状を呈している。例えば，意識レベルの低下や歩行困難などが起こる。また，嘔気などの不快な症状を呈することも多く，患児への緩和ケアは最大限に行われる必要がある。同時に家族に対してもどのような対応方法があるのかを十分に説明し，見ているだけの苦痛からケアができる安心へと変化させる必要がある。

② 患児や家族の不安軽減のためのケア

これまでの日常生活パターンから，検査や治療に合わせた日常生活パターンへの変化がスムーズに行われるように支援する。それは患児だけでなく，家族も対象とな

[表2] 治療前・中・後の主な看護ケア

		具体的な看護ケア
治療前の看護ケア	症状の緩和ケア	・症状などの観察 ・嘔気・嘔吐時のケア（清潔ケア，環境整備，安静の支援） ・脳局所症状のケア（運動障害・言語障害・視力障害などに対する日常生活援助，ホルモン異常に対する薬物療法の管理） ・薬物療法に対するケア：点滴や内服などの管理
	環境変化に対する患児や家族の不安の軽減	・環境の説明：生活環境，治療に携わる人の紹介，日常生活にかかわる人の紹介 ・環境変化に対応する家族への支援（利用可能な社会資源の紹介，家族内の役割調整への支援）
	患児や家族に対する説明	・疾患・検査・治療に関する十分な説明 ・家族へのオリエンテーション ・患児へのプレパレーション
手術後の看護ケア		・術後合併症の観察 ・薬剤管理：輸液管理（ルート管理），内服管理，点鼻薬管理 ・脳室ドレナージの管理：体位管理 ・感染予防：清潔ケア・輸液管理，ドレナージ管理 ・術後疼痛の管理：疼痛の観察，鎮痛薬の与薬，疼痛緩和ケア ・日常生活援助：清潔ケア・排泄ケア・安静の援助
化学療法中・後の看護ケア		・化学療法の副作用に関する観察 ・薬剤管理：輸液管理（スケジュールの順守，ルート管理），内服管理（スケジュールの順守，内服時の支援），点鼻薬管理 ・副作用の予防とケア 　・嘔気・嘔吐時のケア（清潔ケア，環境整備，薬物与薬） 　・口内炎時のケア（口腔ケアの工夫，食物の選定と工夫，口内炎疼痛の緩和） 　・脱毛時のケア（頭部の保護，頭部の清潔，ボディイメージの変化に対するケア） 　・骨髄抑制時のケア（清潔ケア，感染予防，環境整備，転倒予防や行動制限に対するケア，食物制限に対するケア） 　・便秘時のケア（薬物与薬） ・治療とケアに対する説明：オリエンテーションの実施，プレパレーションの実施
放射線療法中・後の看護ケア		・放射線療法の副作用に関する観察 ・薬物管理：輸液管理（スケジュールの順守，ルート管理） ・皮膚ケア：皮膚や粘膜の保護，清潔ケア ・副作用の予防とケア 　・嘔気・嘔吐時のケア（清潔ケア，環境整備，薬物与薬） 　・骨髄抑制時のケア（清潔ケア，感染予防，環境整備，転倒予防や行動制限に対するケア，食物制限に対するケア） ・治療とケアに対する説明：オリエンテーションの実施，プレパレーションの実施
長期入院に関連した日常生活支援の看護ケア		・日常生活パターンの確立 ・障害に対する支援：リハビリテーション支援 ・発達支援：障害の程度に合わせた日常生活の確立，発達に合わせた日常生活の確立，院内保育士・ホスピタルプレイスペシャリスト（HPS）・チャイルドライフスペシャリスト（CLS）との協働 ・学習支援：院内学級の利用

る。

患児には入院中の日常生活パターンを示し，それに合わせてどのような調整が必要となるか家族を含めて話し合う。また，急な検査や治療に対する調整などを行う。

③ **家族の負担軽減のための支援**

家族に対しては，家族の生活の場が二重になることから，家族内の役割分担が入院する前とは異なり，負担が増加することが多い。そのため，早めの介入を行い，家族内での役割分担の調整や，社会資源の活用などをすすめ，家族の負担を軽減する必要がある。

3．治療中の看護の目標と看護ケア

　入院をきっかけに，患児と家族を取り巻く環境は大きく変化する．入院している病院は患児にとって，成長・発達支援や学習支援が十分に行われる環境にあるとはいえないかもしれない．

　看護師は患児の入院時の成長・発達や学習状況の確認を行い，脳腫瘍による随伴症状を勘案しながら，成長・発達支援や学習支援を行わなければならない．

　脳腫瘍の発生場所によっては，これまでできていたセルフケア行動や学習能力が低下することも多く，患児や家族にとって重大なショックを与えることになる．この状況から引き起こされる不安やボディイメージの変化に対して，十分なケアを行うことが必要である．

1）看護の目標
❶治療に伴う合併症の早期発見と随伴症状に対する緩和ケア
❷食事の制限や行動範囲の制限に伴う日常生活援助と精神的ケア
❸長期入院に関連した日常生活に関する支援（成長・発達支援や学習支援など）

2）看護ケア
　治療中・後の看護ケアとして，❶手術後の看護ケア，❷化学療法中・後の看護ケア，❸放射線治療中・後の看護ケア，❹長期入院に関連した日常生活支援，がある［表2］．

① 手術後の制限に対する支援
　手術後のドレーン管理やステロイド薬の点鼻薬管理，化学療法や放射線治療など今までに患児や家族が経験したことのないような治療が開始される．治療などには，患児が思いもつかない行動制限や食事制限などをしなければならないときもあり，十分な説明が必要である．

② 服薬に対する工夫
　治療中は内服の数が多くなり，中にはまずい薬や形状が内服しにくい薬もある．特に低年齢の患児の場合，内服時に患児が前向きに治療にのぞめるように，患児や家族への説明やインフォームドアセント，インフォームドコンセントを行う．また家族から服薬に関する情報収集を行い，内服開始時から内服ゼリーの併用など，患児に合った十分な内服支援計画を立て，内服することが困難にならないようにする工夫が必要である．

③ 事故防止のための支援
　患児が低年齢である場合には，事故防止に極力気をつけなければならない．入院環境は患児にとって安全な環境とはいいがたい．家族には事故につながる危険な場所や状況を併せて具体的に説明し，事故防止への協力を得ることも必要である．

④ チーム医療の確立
　小児の脳腫瘍の治療や看護は，多職種のチーム医療によって成立する．看護職のほかに小児科医師による化学療法の管理や脳外科医師による手術療法，放射線科医師による放射線治療，リハビリテーションのための理学療法士（PT），薬剤の説明や管理などを行う薬剤師，発達や保育を手伝うホスピタルプレイスペシャリスト（HPS）やチャイルドスペシャリスト（CLS），学習の手助けを行う院内学級教師，検査をする検査技師など，患児・家族にかかわる職種は多い．チームメンバー間の情報共有と戦略的治療や看護計画などを患児と家族を含めて話し合い，よりベストな治療法や支援方法を模索し続けることが大切である．

（河村昌子）

《引用文献》
1）加藤忠明：平成21年度，および平成22年度の小児慢性特定疾患治療研究事業の全国登録状況．平成23年度厚生労働科学研究費補助金（成育疾患克服等次世代育成基盤研究事業）「小児慢性特定疾患の登録・管理・解析・情報提供に関する研究」分担研究報告書，pp13-57，2010
2）前掲1），pp67-71
3）山浦晶編：脳神経外科学体系6 脳腫瘍I．pp104-113，中山書店，2004
4）鈴木一郎：最近の小児の脳腫瘍―診断と治療の現状．小児保健研究 71（1）：6-9，2012
5）柳澤隆昭：1．悪性新生物 2）脳腫瘍．小児科臨床 65（4）：623-631，2012
6）原純一：小児脳腫瘍に対する化学療法の流れ―最新トピックス．脳神経外科速報 20（7）：814-820，2010
7）井上洋：小児脳腫瘍に対する放射線治療の流れ．脳神経外科速報 20（10）：1168-1176，2010
8）高倉公明・他編：図説脳神経外科10 小児脳神経外科手術．pp14-19，メジカルビュー社，2001
9）原純一：小児脳腫瘍のケア．こどもケア 6（5）：67-71，2011

《参考文献》
1）新井一・他編：小児脳神経外科 診療ガイドブック．メジカルビュー社，2013
2）小野寺久監：ナースのためのやさしくわかるドレーン・カテーテル管理．ナツメ社，2013
3）太田富雄・他編：脳神経外科学I．金芳堂，2004
4）日本脳神経外科学会・日本病理学会編：臨床・病理 脳腫瘍取扱い規約，第3版．pp2-7，2010

コラム　化学療法

　小児がん領域では，抗がん薬に対する感受性が高く，化学療法（chemotherapy）は小児がん治療の中心的役割を担っている。また，小児がん治療では，複数の抗がん薬を組み合わせた多剤併用療法が基本である。抗がん薬はがん細胞だけでなく，正常な細胞にも影響を及ぼすため，抗がん薬の種類によって，さまざまな副作用がそれぞれの時期に発症する。

　副作用の発症を最小限にとどめ，治療計画に沿った化学療法が進められるよう援助することが，小児がん治療においてもっとも重要であるため，抗がん薬の副作用と発生時期について理解し，予測的に観察し，異常の早期発見や予防に努めることが重要である。

1）主要な抗がん薬と副作用

　小児がん領域で使用される主要な抗がん薬と副作用，発生時期については［表1］に示す通りである。副作用の発症時期を予測しながら症状の観察を十分に行い，以下のような予防的および対症的に介入することが大切である。

- 嘔気・嘔吐に対しては，制吐薬を与薬し，嘔気・嘔吐のコントロールを図ることが重要である
- 脱毛は，抗がん薬治療を受ける患児にとっても

［表1］小児がん領域でよく用いられる主な抗悪性腫瘍薬（○：副作用出現率5％以上のもの）

抗がん薬 一般名 （商品名）	嘔気・嘔吐 与薬後0日〜	口内炎 与薬後7日〜	脱毛 与薬後14日〜	腎機能障害 与薬後0日〜	出血性膀胱炎 与薬後0日〜	便秘・下痢 与薬後2日〜	骨髄抑制 与薬後7日〜	その他の副作用
アルキル化剤								
シクロホスファミド（エンドキサン）	○	○	○		○	下痢○	○	炎症性・肝障害
イホスファミド（イホマイド）	○		○	○	○		○	炎症性
ブスルファン（ブスルフェクス）	○						○	色素沈着，肺線維症
メルファラン（アルケラン）	○	○	○			下痢○	○	
テモゾロミド（テモダール）	○		○			便秘○	○	
代謝拮抗薬								
メトトレキサート（メソトレキセート）	○	○	○				○	肝障害，中枢神経障害
シタラビン（キロサイド）	○						○	
メルカプトプリン（ロイケリン）	○		○				○	肝障害
L-アスパラギナーゼ（ロイナーゼ）	○							アナフィラキシー，凝固異常，急性膵炎，高脂血症，肝障害，中枢神経障害

[表1] つづき

抗がん薬 一般名 (商品名)	嘔気・嘔吐 与薬後0日〜	口内炎 与薬後7日〜	脱毛 与薬後14日〜	腎機能障害 与薬後0日〜	出血性膀胱炎 与薬後0日〜	便秘・下痢 与薬後2日〜	骨髄抑制 与薬後7日〜	その他の副作用
抗がん性抗生物質								
ドキソルビシン（アドリアシン）	○	○	○				○	心筋梗塞，漏出にて壊死・潰瘍
ダウノルビシン（ダウノマイシン）	○	○	○				○	
ピラルビシン（テラルビシン／ピノルビン）	○	○	○				○	
イダルビシン（イダマイシン）	○	○	○				○	
ミトキサントロン（ノバントロン）	○	○	○				○	心筋梗塞
アクチノマイシンD（コスメゲン）	○	○	○				○	漏出にて壊死・潰瘍
微小管阻害薬								
ビンクリスチン（オンコビン）						便秘○	○	起壊死性・末梢神経障害・難聴・SIADH*
白金製剤								
シスプラチン（ランダ／ブリプラチン）	○			○			○	炎症性・聴力障害・末梢神経障害
カルボプラチン（パラプラチン）	○			○			○	炎症性・視覚障害
トポイソメラーゼ阻害薬								
エトポシド（ラステット／ベプシド）		○	○				○	炎症性
分子標的治療薬								
トレチノイン（ベノサイド）						○		レチノイン酸症候群，皮膚・口唇の乾燥，皮膚炎

＊SIADH：抗利尿ホルモン不適合分泌症候群

ショックの大きい副作用である。スカーフやかつらなどを使用し，精神的ストレスを和らげることが大切である
● 口内炎は，痛みや食欲低下を引き起こしたり，二次的な細菌感染を起こすことがあるので，口腔内を清潔に保つことが重要であり，歯磨きやうがいを励行し，予防に努める
● 腎機能障害に対しては，大量輸液を行い，利尿を図ること，出血性膀胱炎に対しては，予防的にメスナ（ウロミテキサン®）を与薬したり，大量輸液を行うなどの対策を行う
● 骨髄抑制については，輸血，G-CSF薬の与薬に

[表2] 小児がんの主な晩期障害

		主な障害・問題
身体的問題	内分泌障害	低身長，性腺機能障害，甲状腺機能障害
	中枢神経障害	知的障害，運動麻痺，てんかん，学習障害，認知障害，白質脳症
	心毒性	拡張性心筋症，心不全
	二次がん	二次性白血病，二次性脳腫瘍，乳がん，その他のがん
	肝障害	C型肝炎，肝硬変
	骨・歯の異常	大腿骨頭壊死，骨粗鬆症，側彎，欠損歯
	感覚器の異常	視力低下
	その他の異常	腎障害，呼吸障害，皮膚の異常，免疫異常，消化器障害
心理的問題		PTSD*，その他
社会的問題		学業問題，就職問題，結婚問題，その他

＊PTSD：心的外傷後ストレス障害

て対応する
- 便秘や下痢に対しては，整腸薬や止痢薬，下剤や浣腸による排便コントロールを行うことが大切である

2）晩期障害

がん疾患自体の侵襲あるいは治療によると考えられる直接的，間接的障害を総称して晩期障害という。晩期障害は，成長・発達の途上にある小児においては，深刻な問題であり，小児がん治療を行う上で重要な課題である。晩期障害は，[表2]に示す通りで，身体的問題，心理的問題，社会的問題に分けられる。

小児がんの長期生存が可能となった現在，これらの晩期障害を念頭に置きながら，フォローアップを行い，個々の問題に対し適切に対応していくことが重要である。

（服部淳子）

《参考文献》
1）別所文雄，横森欣司編：よく理解できる 子どものがん，診療を深めるための最新の知識とケア．永井書店，2006
2）菊池陽編：小児科臨床ピクシス10，小児白血病診療．中山書店，2009
3）水谷修紀監，土井庄三郎編：年齢・体重ですぐわかる！ 小児の治療薬の選び方と使い方．羊土社，2011

11. 小児がん
19 白血病

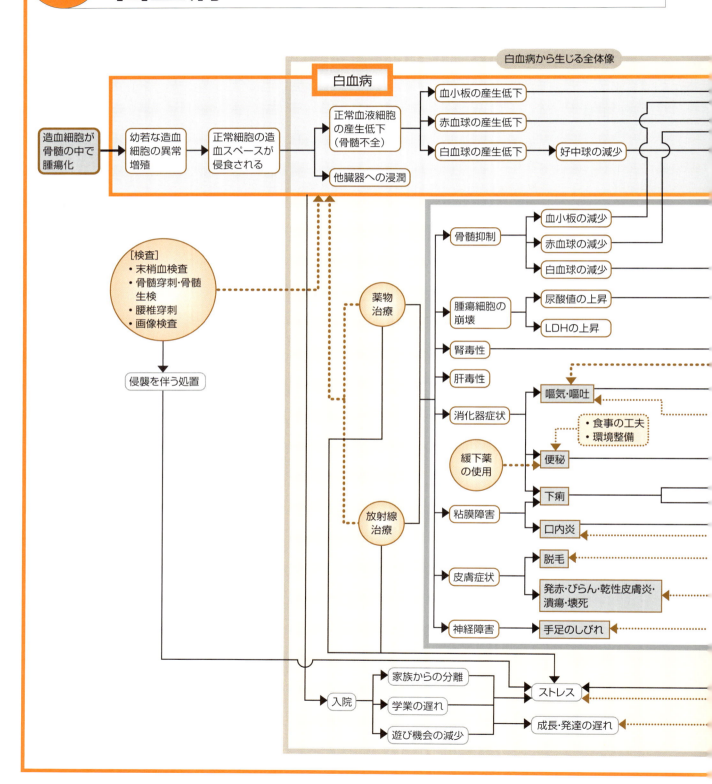

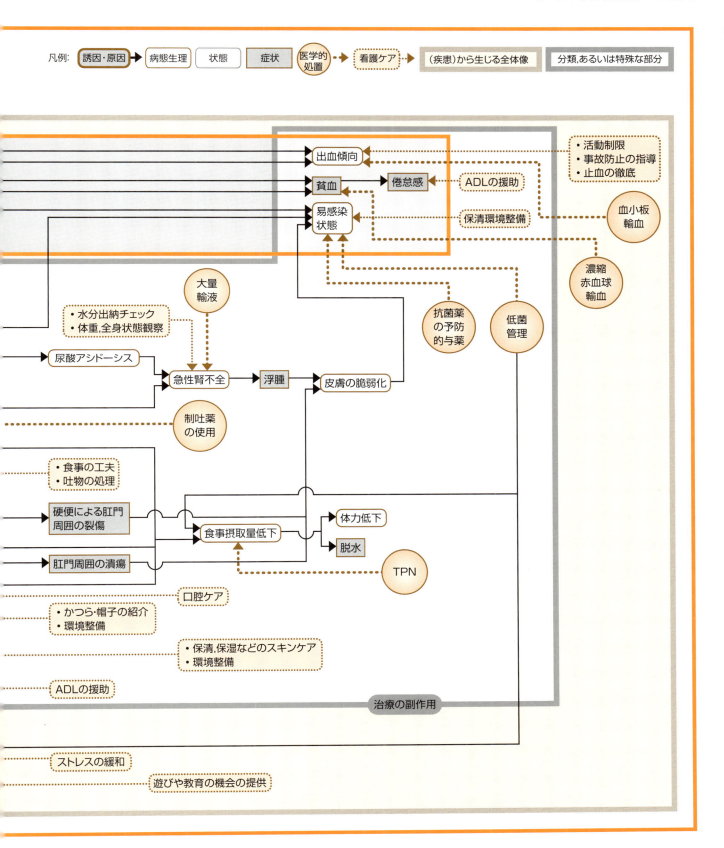

11. 小児がん

19 白血病

I 白血病の基礎知識

1. 定義

白血病（leukemia）とは，造血器官である骨髄の造血細胞が，各種の血液細胞に分化・成熟する過程で腫瘍化し無制限に増殖した結果，正常な造血が阻害された疾患である。いわゆる血液のがんである。

2. 病態生理

1）メカニズム

白血病の原因はまだ完全には明らかにされていない。急性リンパ性白血病（acute lymphoblastic leukemia：ALL）の場合，ダウン症候群（Down syndrome）やブルーム症候群（Bloom syndrome），毛細血管拡張性運動失調症などの先天性・遺伝性疾患などが原因となることもあるが，5％未満と少ない。その他の染色体や遺伝子異常をはじめとしたさまざまな因子が関与している。

急性骨髄性白血病（acute myelogenous leukemia：AML）も同様に，ほとんど原因はわかっていない。しかし，ダウン症候群やファンコニ貧血（Fanconi anemia）など種々の先天性疾患では発症率が高く，放射線照射，ある種の薬剤の使用の影響で二次性に発症することもある。

慢性骨髄性白血病（chronic myelogenous leukemia：CML）は，患者のほぼ全例に遺伝子の転座によって形成されるフィラデルフィア染色体（Philadelphia chromosome, Ph染色体）が認められる。この転座によってできた遺伝子によってつくられる異常蛋白の作用により，多能性幹細胞レベルでの異常増殖が起こるとされている[1]。

2）分類

白血病は，腫瘍化した血液細胞が成熟障害を伴うか否かによって急性と慢性とに分類される。さらに異常をきたしている白血病細胞の種類によって，リンパ性と骨髄性に分類される。小児白血病の95％が急性白血病，5％以下が慢性白血病である。急性白血病のうち，70〜80％がALL，20〜30％がAMLである。小児の場合，慢性白血病はすべてCMLである。

白血病の形態学的分類は，1976年に提唱されたFAB分類が用いられてきた。しかし近年，白血病の細胞遺伝学的特徴や分子生物学的特徴がより明らかとなり，2000年にWHOが新たな分類を発表した。WHO分類は，腫瘍化の原因である染色体・遺伝子異常をもとに分類しているため，より的確な治療や予後の推定に役立つと考えられている[2]。

3. 症状

白血病の症状には，白血病細胞により骨髄が占拠されることによって，正常な造血機能が阻害され，赤血球，白血球，血小板が著しく減少することによって生じる骨髄不全症状と，白血病細胞が骨髄外臓器に浸潤することによって生じる症状がある【図1】。

しかし，乳児や年少幼児では自覚的な症状を訴えることができないため，発熱や体重増加不良，哺乳不良，多呼吸，なんとなく元気がないといった症状でみつかることも多い。

一方，白血病に対する治療が開始されると骨髄抑制やその他の抗がん薬の副作用による種々の症状がみられるようになる。

以下に白血病症状に加え，抗がん薬治療によって引き起こされる症状について主なものを示す。

1）骨髄不全・骨髄抑制に伴う症状[3]

前述のように，発症時などには白血病細胞の増殖により骨髄不全が起こる。また，抗がん薬によって造血細胞が障害を受けた場合でも，正常な造血が行われず，白血球・赤血球・血小板の産生が低下（骨髄抑制）し，汎血球減少の状態に陥るため，種々の症状がみられる。

① 易感染

白血球のなかでも好中球数の減少は易感染性を示す目安となり，500/μL以下では種々の感染症に対する注意を要する。標準的ながん化学療法では，抗がん薬与薬後7〜14日で末梢血中の好中球数は最低値となり，21日ごろには回復するのが一般的である。感染しやすい部位と主な症状を【図2】に示した。

[図1] 白血病の症状

骨髄不全症状	赤血球減少	貧血症状：めまい，ふらつき，動悸，頭痛，倦怠感，顔色不良
	白血球減少	易感染：発熱，咳嗽，咽頭痛，リンパ節腫脹
	血小板減少	出血傾向：皮下出血（紫斑），歯肉出血，鼻出血，血尿
骨髄外臓器浸潤症状	髄腔内浸潤による髄腔内圧上昇	骨痛，叩打痛
	中枢神経	頭痛，嘔気・嘔吐，背部痛，意識障害，脳・脊髄神経麻痺，多飲・多尿，肥満
	歯肉	歯肉腫脹，肉腫の形成による歯肉痛，歯肉出血
	リンパ節	リンパ節腫脹による疼痛
	網膜	視力障害
	肺	咳嗽，喀痰，喘鳴，呼吸困難，呼吸数増加，チアノーゼ
	肝臓	腹部膨満感，黄疸，出血傾向
	脾臓	腹部膨満感，脾膜伸展による疼痛
	腎臓	浮腫，腹痛，腎不全
	腸	腹部膨満感，腹痛
	皮膚	腫瘤形成による疼痛
	生殖器	精巣腫大，卵巣腫大，月経異常，不正性器出血
	骨・関節	疼痛（四肢痛，関節痛，腰痛），骨・関節腫脹
腫瘤形成	縦隔腫瘍	上大静脈症候群，呼吸困難
	皮膚腫瘤	体表（皮下）の腫瘤，腫瘤形成による疼痛
	緑色腫	歯肉腫脹，神経の圧迫症状，眼瞼腫脹など
代謝異常	腫瘍崩壊症候群	腫瘍細胞の急速な崩壊による高リン血症，高カリウム血症，高尿酸血症など
	播種性血管内凝固	出血しやすい，血が止まりにくい
	高カルシウム血症	意識障害，多飲・多尿

② **出血傾向**

血小板は，抗がん薬与薬後約1週目から減少し始め，2～3週目で最低値になる。出血しやすい部位とその症状については［図3］に示した。

③ **貧血**

赤血球減少は，赤血球の寿命が約120日と長いことから，ゆるやかに出現する。皮膚色不良，末梢冷感，活動時や安静時の呼吸数増加や心拍数増加などが貧血の徴候となる。自覚症状としては，ふらつきや倦怠感，頭痛などが出現する。

2）治療の副作用による症状

① **嘔気・嘔吐**

嘔気・嘔吐の発生機序は完全には解明されていないが，❶化学受容器引金帯（CTZ）からの刺激，❷消化管からのセロトニン産生による迷走神経刺激，❸不安などの精神的・心理的刺激，❹前庭器官を通じての刺激，❺脳圧亢進による機械的刺激などが，延髄の嘔吐中枢に伝わり起こると考えられている[4]。

嘔気・嘔吐には，化学療法後0～24時間以内に発現する急性のものと，24時間以降に発現する遅発性のもの，そして化学療法開始前から発現する予測性のものがある。

② **下痢・便秘**

下痢の原因としては，抗がん薬やその代謝産物による腸粘膜の障害，腸内細菌叢の変化や感染，不安などの心因性ストレスがある。一方，便秘の原因としては，抗がん薬に起因した自律神経系の障害による腸管運動の抑

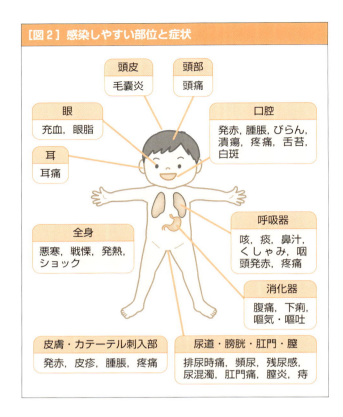

[図2] 感染しやすい部位と症状

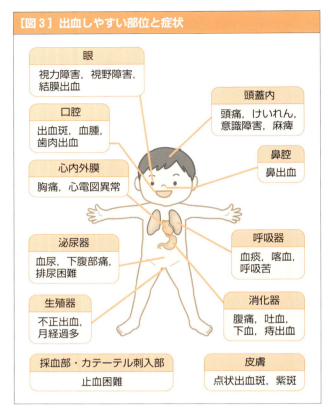

[図3] 出血しやすい部位と症状

制，制吐薬による腸管運動の低下，動揺や緊張など心因性ストレスがある[5]。

③ 口内炎

口内炎の原因には，抗がん薬や放射線の直接作用によるもの（一次的口内炎）と，骨髄抑制による易感染状態での局所感染によるもの（二次的口内炎）がある。一般的には抗がん薬与薬後数日から粘膜炎の徴候が出現し，7〜10日でピークになる。消失には骨髄機能の回復が必要なため，2〜3週間を要する。

④ 疼痛

白血病の治療中に多く経験する痛みには，❶粘膜炎（口腔，肛門周囲）による痛み，❷末梢神経炎による痛み，❸骨痛，❹頭蓋内圧亢進による頭痛，❺骨髄穿刺・腰椎穿刺などの検査や処置による痛みなどがある。

治療の副作用による痛みはある程度予測されることも多いため，子どもたちの体験する痛みを最小限にするような取り組みが必要である[6]。

⑤ 倦怠感

がんに伴う倦怠感の要因としては，身体的要因，心理的要因，社会的要因が考えられている。そのうち，身体的要因の機序としては，筋代謝の異常蓄積，サイトカインの産生，神経筋機能の変化，ATP合成異常，セロトニン調整異常，求心性迷走神経の活性化がある。

高頻度に倦怠感を体験している成人であっても自ら訴えることは少ないため，その把握や対応は難しい。小児においてはよりいっそうの困難が生じる[7]。

⑥ 皮膚障害

皮膚障害には皮疹，搔痒感，脱毛などのほか，造血幹細胞移植時に出現し生命予後にかかわるような重症皮膚移植片対宿主病（GVHD）までさまざまな症状がある。化学療法を受ける患者の皮膚は，抗がん薬により基底層と汗腺が傷害され，それにより皮膚組織の再生能力と皮脂分泌機能が低下することで，皮膚バリア機能が損なわれている[8]。

脱毛は，抗がん薬により毛母細胞が傷害されることにより生じ，その傷害の程度により成長期脱毛（傷害が高度の場合で，抗がん薬与薬後10日程度から脱毛が始まる）と休止期脱毛（軽度の場合で，抗がん薬与薬後3〜6カ月後に抜ける）がある[9]。

4. 検査・診断

1）検査
① 末梢血検査
血算（赤血球，白血球，血小板の数），白血球分画（好中球，好酸球，好塩基球，単球，リンパ球の割合，芽球の有無），形態異常，血液生化学（肝逸脱酵素〈AST・ALTなど〉，尿酸，LDH〈乳酸脱水素酵素〉，K〈カリウム〉，Ca〈カルシウム〉，P〈リン〉など）などをチェックする。特に，LDHは白血病細胞の増加や崩壊により上昇していることがある。

② 骨髄穿刺・骨髄生検
骨髄穿刺は白血病の診断ならびに病型を決定する上で重要な検査である。骨髄液による検査には，形態学的検査，免疫学的マーカー検査，染色体検査，遺伝子学的検査などがある。乳児では脛骨上部，成人は胸骨からも骨髄検査は行われることがあるが，通常の小児の場合は安全性を考慮して腸骨を穿刺するのが一般的である。芽球の増殖が顕著な場合，骨髄穿刺では骨髄液を吸引できないことがあり，その場合，骨髄生検が必要となる[10]。

③ 腰椎穿刺
白血病細胞が中枢神経系（脳・脊髄）に浸潤する場合があるため，腰椎穿刺を行い，髄腔内への浸潤の有無を検査する。

④ 画像検査
骨髄外臓器への浸潤や転移，感染症の合併などを調べるために，X線撮影，CT，エコー，MRI，Gaシンチグラフィ，PET（陽電子放射断層撮影）なども行われる。

2）診断
診断は，上記の検査結果に基づき形態診断，免疫診断，分子・細胞遺伝学的診断により行われる。

白血病は，診断時にはすでに白血病細胞が全身に及んでいる全身性疾患であるため，固形腫瘍のように病気の広がりを示す病期という分類は行わない。治療の選択には，予後因子（中枢神経系への白血病細胞の浸潤，白血球数，年齢，白血病の型，細胞遺伝学的・分子生物学的特徴など）を組み合わせたリスク分類，初発か再発かといった白血病の時期が関連する。

5. 治療

白血病の治療は，白血病そのものに対する治療と支持療法からなる。白血病そのものに対する治療は白血病の種類によって異なる。

1）白血病そのものに対する治療
① ALLの治療
治療は予後因子を組み合わせたリスク層別の治療計画に沿って行われる。詳細な内容はプロトコールによって異なるが，寛解導入療法に引き続き，強化療法（地固め療法），中枢神経予防療法（聖域療法），再寛解導入療法（後期強化療法），維持療法の流れで行われる。治療期間は約2年を要する。

② AMLの治療
寛解導入療法と寛解後強化療法（地固め療法）からなる。ALLと異なり，維持療法の必要性は見出されていない[1]。

③ CMLの治療
慢性期CMLに対する第一選択薬は，成人CMLと同様に分子標的治療薬であるイマチニブ（グリベック®）である。しかし，イマチニブが臨床使用されるようになって10年もたっておらず，長期毒性の有無，いつまで内服するのかなどの課題は存在している。

④ 造血幹細胞移植
血液細胞のもとである造血幹細胞を，輸血のように静脈から注入する方法である。大量化学療法と全身放射線照射（TBI）後の造血細胞の補充と移植片対白血病（GVL）効果を期待して行われる。化学療法に抵抗性または難治性の白血病，再発例，CMLの急性期や急性転化期などに行われる。

⑤ 放射線療法
中枢神経系や髄膜腔，精巣や卵巣への浸潤が認められるときに行われる。また，その他の臓器に抗がん薬の与薬後も腫瘍が残存している場合などに局所治療として使用される[10]。

2）支持療法
白血病治療の副作用に対する予防策や治療を支持療法という。適切な支持療法により副作用をコントロールすることは，化学療法の成功のためには極めて重要である。

① 輸血
貧血に対して濃厚赤血球を輸血する。また，出血傾向に対しては濃厚血小板輸血を行う。

② 感染対策
抗菌薬の予防内服が行われる。好中球減少などの易感染状態時には，環境整備として，患者の清潔隔離（HEPAフィルター下での管理〈アイソレーターの使用〉，空気清浄機〈エンビラケアなど〉の使用など），植物やドライフラワーなど

の持ち込み禁止，食品制限などが行われる。また，抗菌薬の予防与薬が経静脈的に行われることもある。

③ 急性腎不全の予防
　輸液量の増量，高尿酸血症治療薬の与薬を行う。

④ 嘔吐対策
　嘔気・嘔吐の分類（急性，遅延性，予測性）と催吐レベル（高度，中等度，低度，最小）に基づいた嘔吐対策が行われる。

6. 主な合併症

　すでに症状として述べているように，疾患そのものや治療に伴って生じる感染・出血・貧血状態を起点とした合併症が主なものである。発症時には播種性血管内凝固障害（DIC）を起こすこともある。

Ⅱ　白血病の看護ケアとその根拠

1. 観察ポイント

1）骨髄不全・骨髄抑制に伴う症状
　骨髄不全・骨髄抑制によって引き起こされる汎血球減少に関連した諸症状に対する，予測をもった意図的観察が必要である。

① 易感染状態における感染症状
　感染しやすい部位と主な症状を［図2］に示した。血液データでは，白血球数，好中球数，CRPなどをチェックする。

② 出血傾向
　出血しやすい部位とその症状については［図3］に示した。血液データでは，血小板数，プロトロンビン時間（PT），活性化部分トロンボプラスチン時間（APTT），フィブリン分解産物（FDP）などをチェックする。小児の場合は，日常生活や遊びのなかで，叩打や転倒などの出血のリスクについても確認する。

③ 貧血
　赤血球減少はゆるやかに出現するが，赤血球数のほか，ヘマトクリット（Ht），ヘモグロビン（Hb），平均赤血球容積（MCV），平均赤血球ヘモグロビン量（MCH），平均赤血球ヘモグロビン濃度（MCHC）などをチェックする。自覚症状では，ふらつきや倦怠感，頭痛などの有無や程度を確認する。小児の場合，自覚症状を訴えられない場合も多いことから，皮膚色不良の有無，末梢冷感の有無，活動時や安静時の呼吸状態，心拍数なども確認する。

2）治療の副作用による症状

① 嘔気・嘔吐
- 嘔気・嘔吐は，発現時期により急性，遅発性，予測性に分類される。出現する時期のほか，回数や程度，吐物の量や性状，水分出納バランス，機嫌を含めた全身状態を観察する
- 嘔気・嘔吐に対して薬物療法が行われた場合は，その効果についても評価する
- 各種抗がん薬の催吐性リスク分類などを参考にし，嘔気・嘔吐の出現を予測し，介入する

② 下痢・便秘
　抗がん薬の影響や精神的な状況により下痢・便秘いずれをも起こす可能性があることから，回数や間隔，性状や量といった排便の状況，腹部の症状（腸蠕動音，腹痛，腹部膨満感の有無など），水分出納バランス，肛門周囲の皮膚の状態などを確認する。

③ 口内炎
　口内炎の出現状況（部位，程度：大きさ，深さ，数），口腔内の状況，痛みなどの随伴症状のほか，水分や食事の摂取状況も確認する。

④ 疼痛
- がんの痛みは，その原因に合わせて鎮痛薬を選択する必要があるため，痛みの原因を的確にアセスメントすることが重要である。しかし，痛みは非常に主観的なものである上に，小児の場合，言語的に伝えることが難しい場合がほとんどである。身体に触れたり，人形を指し示してもらったりして痛みの部位を把握していく
- 子どもの発達段階に合わせ，CHEOPS（東部オンタリオ子ども病院スケール）やOPS（objective pain scale）のような行動スケール，Wong-Bakerのフェイス・スケールやVAS（ビジュアル・アナログ・スケール）のような自己申告スケール，痛みの履歴書などを用いて痛みの程度をアセスメントしていく［表1］

⑤ 倦怠感
- がんに伴う倦怠感は，一般には，がん治療による影響を含む身体的要因（貧血，疼痛，嘔気など），心理的要因（抑うつ，不安など），社会的要因（サポート不足など），そして不活動など，その他の要因が絡み合って起こると

[表1] 痛みの評価スケール

スケール	解説	適用	利点	欠点
東部オンタリオ子ども病院ペインスケール（CHEOPS）	啼泣・表情・声・体幹・触れ・肢位の6項目の行動を観察する。	もともとは手術後の痛みと針の穿刺による痛みに用いられた。 1〜5歳	簡単に習得し使用できる。 観察者間信頼性は80%確保されており、同様に妥当性も検討されている。	長期間持続する痛みに対しては無効である。 挿管していたり麻痺があったりする患児には使用できない。
OPS（objective pain scale）	血圧，啼泣，動き，興奮，言語的評価／ボディランゲージ	4カ月〜18歳	使いやすく，観察者間の信頼性がある。	血圧測定により新生児は反応してしまう可能性がある。 挿管していたり麻痺があったりする患児には使用できない。
フェイス・スケール	さまざまな段階の痛みを表した顔の表情のイラストから患児に選んでもらい，痛みを数量化する。	6〜8歳	調査—再調査による信頼性が確立されている。	年少児は笑っている顔を選びたがる。または極端なほうを選ぶことがある。
	●Wong-Baker によるフェイス・スケール 0　1　2　3　4　5 0＝まったく痛みがなくとても幸せ　1＝ちょっとだけ痛い　2＝それよりも少し痛い 3＝もっと痛い　4＝かなり痛い　5＝必ず泣くほどではないが，想像できる最も強い痛み。 今の痛みを最もよく表す顔を患者に指してもらう			
ビジュアル・アナログ・スケール（VAS）	ことば，あるいは数が書かれた縦線または横線で連続する痛みの強さを示す。	5歳以上	信頼性，妥当性が確立されている。	使用する患児が割合ということが理解できていなければならない。スケールの感覚と子どもの感じる痛みの感覚が異なる可能性がある。
	●VAS（10 cm） 痛みなし　　　　　　　想像する最悪の痛み			

（笹本忍：子どもの痛みの看護ケア—子どもの身体的痛みの評価と対応．小児看護 34（8）：949-957，2011 より改変）

考えられている
- 小児患者では，倦怠感を体験していても，それを倦怠感と認識できなかったり，うまく表現できなかったりすることもある。表情や機嫌，活動性や集中力など，状態や行動を十分に観察し，アセスメントしていく[7]

⑥ **皮膚障害**

皮膚障害には皮疹や搔痒感，脱毛などがある。皮膚の乾燥の程度や範囲，脱毛の様子や脱毛への思い，環境整備の様子などを観察していく。

2. 看護の目標

❶骨髄不全・骨髄抑制に関連した症状（感染症・貧血・出血）の予防
❷化学療法の副作用による苦痛の軽減
❸疾患や治療に関する理解を促す援助
❹治療に伴うボディイメージの変化に対する受け止めを促す援助
❺患児・家族が心身ともに安定した生活を送るための支援

❻退院に向けた在宅療養に関する指導および学校などに関する調整

3．骨髄不全・骨髄抑制に関連した合併症（感染症・貧血・出血）の予防

① 感染予防への支援
白血球や好中球が減少し，感染が重症化しやすい状態にある患者への看護ケアには，感染予防を目的として，病室環境の調整，口腔内や身体の清潔，抗菌薬の予防与薬，中心静脈カテーテル（または輸液ルート）の管理，食事制限があり，そしてそれに伴って生じるストレスに対するケアが必要である。また，発熱時には，クーリングなど安楽への援助や，随伴症状による苦痛の軽減を図る援助を行う。

② 出血傾向への支援
血小板減少に伴う出血傾向がある場合，皮膚や口腔粘膜を傷つけない工夫（身体を洗う際に強くこすらない，柔らかい歯ブラシを使うなど），打撲や外傷の予防（転倒・転落の防止，ベッド柵の保護など），排便コントロール（硬便は肛門裂傷の原因となるため）などを行う。

特に，貧血の進行がなく活気はあるが，血小板が減少している場合などに，遊びのなかで転倒や転落が起こりやすいことから，注意が必要である。

③ 貧血症状への支援
赤血球減少に伴う貧血症状に対しては，あらかじめ起こりうるふらつきなどの症状や，転倒・転落などの危険防止のための注意点を説明する。

4．化学療法の副作用による苦痛の軽減

白血病の治療は，多剤併用で行われるため，複数の副作用が同時に生じる場合が多い。化学療法の副作用に対するケアについて[表2]にまとめた。看護師による援助と同時に，患児，家族へセルフケアの指導も行う。

5．疾患や治療に関する理解を促す援助

① 患児への病気説明
病気の説明は，患児がきょうだいなど家族と離れて入院し，治療や検査を乗り越えて行くために必要なものである。藤井ら[13]は，幼児や学童でもやさしい言葉で説

[表2] 化学療法の副作用に対するケア

症状	ケア	症状	ケア
嘔気・嘔吐	・制吐薬の使用 ・環境調整：照明，温度，湿度，においなど ・食事の工夫：口当たりのよいものなど ・気分転換とリラックス ・排便コントロール ・安楽の援助：体位や服装の工夫 ・胃部（心窩部）クーリング	口内炎	・口腔ケア：口腔内の清潔と乾燥予防 ・食事の工夫：刺激物を避けるなど ・疼痛管理 ・MTX与薬時のホリナートカルシウム（ロイコボリン®）含嗽 ・クライオセラピー ・薬物療法
味覚異常・食欲不振	・味覚回復のための含嗽と乾燥予防 ・食事の工夫 ・食事環境の工夫	疼痛	・薬物療法 ・マッサージ ・罨法，リラクセーションなど ・体位の工夫
下痢	・腹部温罨法 ・食事の工夫：温かく食物残渣の少ない消化のよいものなど ・薬物療法 ・肛門周囲のスキンケア ・脱水予防のための水分摂取	倦怠感	・環境調整 ・日常生活援助 ・休息・睡眠の援助 ・気分転換とリラックス ・適度な運動
便秘	・薬物療法：適切な下剤の使用，浣腸の実施 ・水分の摂取 ・食事の工夫：食物繊維や乳酸菌の多く含まれているものなど ・腹部マッサージ	皮膚障害	・予防的スキンケア：清潔の保持，化学的・物理的刺激の除去，浸軟・乾燥の防止 ・帽子やバンダナなどによる頭皮保護 ・爪のケア ・日焼け対策（クリーム塗布，着衣の工夫）

（文献11，12より作成）

明すれば十分に病気の理解が可能だとしており，また，患児たちも，小学生の約80％，中学生の約85％，高校生では約95％が，がん告知をしてほしいと考えていることが示されている[14]。

②病気説明の方法

実際に病気や治療について患児に伝える場合，❶患児にどのように（誰から，誰と一緒に，どこで，どのような方法〈ツールなどの利用〉で）説明を行うか家族と話し合い，❷患児の発達や年齢に合わせて説明し，❸心のケアが行える体制（信頼関係の構築，ゆっくり話を聞く時間をつくる，環境調整など）を整え，患児自身が病気や治療過程を肯定的に捉えられるように援助を行う。

6．治療に伴うボディイメージの変化に対する受けとめを促す援助

①小児にとって大切なボディイメージ

小児のケアにおいて，ボディイメージが重視される理由としては，❶小児期は成長・発達の途上で，いまだボディイメージが未確立であり，自己概念が非常に不安定な時期であること，❷身体そのものが大きな変動期の渦中にあり，ただでさえボディイメージが大きく揺らぎやすい状況にあること，❸そういったハイリスクな状況にある上に，病気による身体の外見上，あるいは機能上の大きな変化に立ち向かわなければならないということなど[15]がある。

特に思春期の場合，容姿の変化は大きな問題であり，脱毛のほかにも，ムーンフェイス（満月様顔貌）や身長が伸びないことを気にすることも多い。

②ボディイメージに変化が生じたときの支援

ボディイメージの変容をきたした小児へのケアとしては，脱毛などの症状が起こる前に，本人が理解できることばで，それが起こることと，なぜ起こるのかを説明する。また，容姿の変化の多くが一時的であることも説明する。外見の変化を患児自身がどのように受け止めているかを表出できるようかかわり，思いを理解する。また，友人に指摘された場合にどのように答えるのかなど，ともに準備を行ったり，必要時には学校に協力を得たりするなど，患児を取り巻く環境にアプローチしていく。

7．患児・家族が心身ともに安定した生活を送るための支援

①ケア対象となる患児・家族

子どもががんにかかると，家族は衝撃を受け，患児と同様に身体的，精神的，社会的影響を受ける。さらに，家族の感情や行動は，患児の情緒や生活に影響を与えるため，患児だけではなく，家族も含めた視点で看護にあたることが求められる。

②患児の親への支援

親への援助としては，❶新しい親役割の認識と遂行へのサポート，❷面会や付き添いなどによる疲労へのケア，❸丁寧な説明と情報提供などがある。

小児がん患者の家族が安定した療養生活を構築していくためには，父親と母親が支え合う関係を維持できるような援助と，効果的なソーシャルサポートが活用できるような援助が不可欠である[16]といわれている。

③患児のきょうだいのための援助

小児がん患児のきょうだいは，前日まで一緒に生活していた患児が入院していなくなったり，親の付き添いや面会などに伴い生活が一変したりする。さらに，きょうだいによっては，患児に何が起こっているのかわからないまま疎外感を抱いていることもある。

また年長児になれば，周りの大人たちを察し，自分の思いを押し殺し，我慢していることもある。そのため，きょうだいへの病気説明や情報共有，患児の入院がきょうだいに与える影響を両親に説明するなどのかかわりを行っていく。

8．退院に向けた在宅療養に関する指導および学校などに関する調整

小児の白血病は，ほとんどの場合，退院後も治療が続く。病院という環境から退院できる喜びと同時に，再発や感染症，社会復帰などさまざまな不安がある。退院前には，注意すべき症状や受診の目安，日常生活の注意点などを患児や家族に説明し，退院に向けての不安を軽減する。さらに，退院後も外来受診などを通して，サポートを継続する。

また，多くの場合，患児たちは復園，復学するため，受け入れる園や学校側もさまざまな不安を抱く。園や学校とは，患児の安寧のためにも入院当初より親や院内学級などを通じて関係を継続し，退院前にはカンファレンスをもつなどの連携を図ることが大切である。

（若狭亜矢子）

《引用文献》

1）神谷尚宏，真部淳：白血病．丸光恵・他監，ココからはじめる小児がん看護．pp95-106，へるす出版，2009
2）別所文雄：白血病 i）総論．別所文雄・他編，新小児がんの診断と治療．pp180-184，診断と治療社，2007

3) 赤塚ももこ：骨髄抑制のケア．Expert Nurse 22(14)：82-86，2006
4) 東山峰子：症状マネジメント　悪心・嘔吐．子どもの白血病 最新の知識と基本的ケア．小児看護 36(8)：1064-1072，2013
5) 山崎紀江：症状マネジメント　下痢・便秘．子どもの白血病 最新の知識と基本的ケア．小児看護 36(8)：1073-1079，2013
6) 小澤美和：小児白血病・リンパ腫のアップデート　疼痛管理・終末期医療．小児科診療 73(8)：1407-1411，2010
7) 濱田米紀：症状マネジメント　倦怠感．小児看護 36(8)：1091-1097，2013
8) 前田留美：症状マネジメント　皮膚障害．小児看護 36(8)：1098-1109，2013
9) 渡部和子・他：症状マネジメント　脱毛．小児看護 19(11)：1499-1502，2006
10) 阿部俊子監：エビデンスに基づく疾患別看護ケア関連図．pp194-206，中央法規，2004
11) 森毅彦，八島朋子：急性白血病を理解しよう．プロフェッショナルがんナーシング 3(4)：417-427，2013
12) 松本祐佳里：疾患別看護過程　小児白血病．プチナース 18(15)：43-61，2009
13) 藤井裕治・他：病気説明を受けた小児血液・悪性腫瘍患児における病気の理解度．小児がん 39(1)：24-30，2002
14) 古谷佳由理：健康な小児が抱くがん，白血病のイメージについて．千葉看会誌 4(2)：39-46，1998
15) 藤崎郁：小児へのケアとボディイメージ．小児看護 25(7)：859-863，2002
16) 田邉美佐子・他：小児がん経験者の子どもを持つ父親と母親の語りからみる療養生活構築のプロセス．Kitakanto Med J 58：35-

コラム　造血幹細胞移植

1) 造血幹細胞移植とは

　造血幹細胞は，自己を複製する能力をもつとともに，すべての血球（赤血球，白血球，血小板，リンパ球など）に分化しうる細胞で，その多くは骨髄中に存在している．造血幹細胞移植（hematopoietic stem cell transplantation）は骨髄（造血組織）を根本的に入れ替えることを治療の目的とする場合（再生不良性貧血，先天性免疫不全，白血病など），または超大量化学療法や放射線治療後の造血・免疫系の再構築を目的とする場合（悪性リンパ腫，その他感受性のある腫瘍）の治療手段である．

　造血幹細胞移植は使用する造血幹細胞の源（幹細胞を採取してきた場所）の違いにより，それぞれ骨髄移植（bone marrow transplantation：BMT），末梢血幹細胞移植（peripheral blood stem cell transplantation：PBSCT），臍帯血幹細胞移植（cord blood stem cell transplantation：CBT）に分類され，これらを総称して造血幹細胞移植とよんでいる [表1]．

　また，造血幹細胞移植はドナー（提供者）とレシピエント（患者）との関係により，自家移植，同系移植，同種移植にも分類される [表2]．

2) 移植の適応疾患

　小児に対する造血幹細胞移植の適応疾患には，急性リンパ性白血病などの血液腫瘍疾患，神経芽腫などの固形腫瘍および再生不良性貧血などの非腫瘍性血液疾患，さらに一部の先天性疾患（免疫不全症，代謝異常症）などがあげられる．

3) 移植前処置

　移植をする前には移植前処置として強力な化学療法が行われ，しばしば全身放射線照射（total body irradiation：TBI）が併用される．移植前処置は，腫瘍を根絶するための抗腫瘍効果と，移植された造血

[表1] 移植する造血幹細胞の源による分類

骨髄移植	全身麻酔下で，殿部の腸骨に，骨髄採取針を繰り返し穿刺して注射器で採取し，採取した骨髄液から脂肪と骨片を除く．
末梢血幹細胞移植	G-CSF*与薬後，骨髄中から末梢血中に動員された幹細胞を成分献血のように連続採血し，器械にかけ幹細胞を含んだ細胞を分離して採取する．
臍帯血幹細胞移植	臍帯血幹細胞は臍帯血に含まれているため，分娩時に臍帯血を臍帯から直接注射器で採取し保存する．

* G-CSF：granulocyte-colony stimulating factor，顆粒球コロニー刺激因子

[表2] ドナー（提供者）とレシピエント（患者）の関係による分類

自家移植	患者自身の造血幹細胞を保存しておいて，これを化学療法や全身放射線照射後に患者自身に戻す方法．
同系移植	一卵性双生児間での移植．HLAはまったく同一であるので，自家移植と同様だが同系移植とよばれている．
同種移植	きょうだい，骨髄バンク，臍帯血バンクなどのように，他人の造血幹細胞を移植する方法．

《参考文献》
1) 英国小児医学・保健学会編，片田範子監訳：子どもの痛み；その予防とコントロール．日本看護協会出版会，2000．
2) Schechter NL, Berde CB, Yaster M : Pain in infants, childrens, and adolescents. Williams & Wilkins, Boltimore, 1993
3) The Royal College of Nursing Institute. clinical practice GUIDELINES : The recognition and assessment of acute pain in children. 1999.
4) Whaley L, Wong DL : Nursing Care of Infants and Children, 6th ed, p1158, Mosby, St Louis, 1999.
5) 前掲4)，pp2040-2041
6) 前掲4)，p1555
7) 医療情報科学研究所編，神田善伸監：病気がみえる⑤　血液，第2版．pp64-67，メディックメディア，2009
8) 前掲1)，pp68-83
9) 渡邉眞理，寺岡和美：脱毛．濱口恵子，本山清美編，がん化学療法ケアガイド，改訂版．pp208-216，中山書店，2012
10) 名古屋祐子・他：症状マネジメント　口内炎．小児看護 36(8)：1056-1063, 2013
11) 丸光恵・他監：症状マネジメント―ココから始める小児がん看護．pp242-244，へるす出版，2000
12) 前掲11)，pp237-240
13) 前掲11)，pp222-234
14) 前掲11)，pp1080-1090
15) 松井優子：脱毛．Expert Nurse 29(9)：102-105, 2013

幹細胞を患者に生着させるための免疫抑制効果を期待して行われている。

4）移植後の合併症
① GVHD
移植片対宿主病（graft-versus-host disease：GVHD）とは，移植片中に含まれるドナーのTリンパ球が移植された患者の細胞に遭遇すると，これを非自己，すなわち異物であると認識し，これを攻撃することで発症するいわば医原性疾患である。GVHDは原則として，移植後100日より前に発病するかどうかで急性型と慢性型に分類される。

② 感染症
移植後は，全身放射線照射や抗がん薬を用いた移植前処置の影響により，造血が阻害されるだけでなく粘膜傷害，免疫抑制薬などが加わり，種々の感染症を合併しやすい。移植後早期（移植30日まで），中期（生着から移植後100日前後），後期（移植後100日以降）でそれぞれに好発感染症がある。

③ 肝障害
移植後の肝障害は種々の原因で引き起こされるが，代表的な病態は肝中心静脈閉鎖症（veno-occlusive disease：VOD），または類洞閉鎖症候群（sinusoidal obstruction syndrome：SOS）である。これは，移植前処置により肝内の門脈系の静脈が，主として血栓によって閉塞することにより，腹水，肝腫大，肝の圧痛，体重増加をきたす病態である。

④ 血栓性微小血管障害
移植後に発症する血栓性微小血管障害（thrombotic microangiopathy：TMA）は，移植後の血管内皮障害によって細動脈内に血栓を生じた結果，末端の組織が壊死に陥り，腸管の出血，皮疹，黄疸（閉塞性胆管障害による）をきたす。

⑤ 晩期障害
小児期に造血幹細胞移植が実施されると，実施時の年齢や移植前処置および移植後の合併症などによって後年，不妊や成長障害，二次がんといった晩期合併症をきたす場合が多い。

5）移植における看護
移植の看護としては移植前処置の副作用や移植後合併症の早期発見のための観察と予防的ケアおよび出現した症状への対処，そして日常生活への援助がある。日常生活への援助には，感染予防のための環境整備や身体の清潔，点滴などのカテーテル類の管理や食事の管理なども含まれる。

また，造血幹細胞移植中の患児は，移植した造血幹細胞が生着し，造血機能がある程度回復するまでクリーンルームという限られた空間で生活することとなる。そのため，発達段階に応じた気分転換や遊びの提供，体力低下予防のための自主トレーニングの介助なども行われる。

（若狭亜矢子）

《参考文献》
1) 日髙道弘，髙尾珠江編，河野文夫監：造血幹細胞移植の基礎知識，造血幹細胞移植の看護，第2版．pp1-6，南江堂，2014

12. 脳神経系疾患

20 てんかん

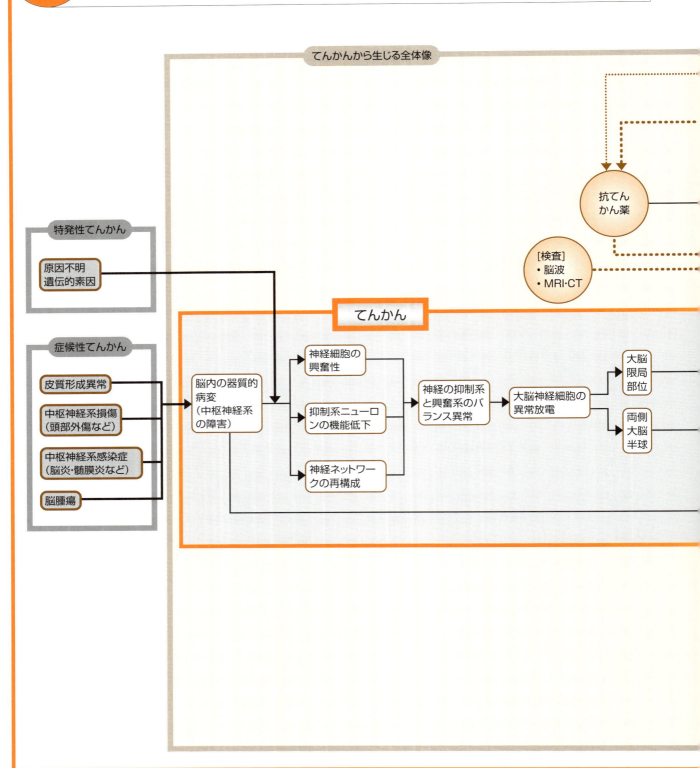

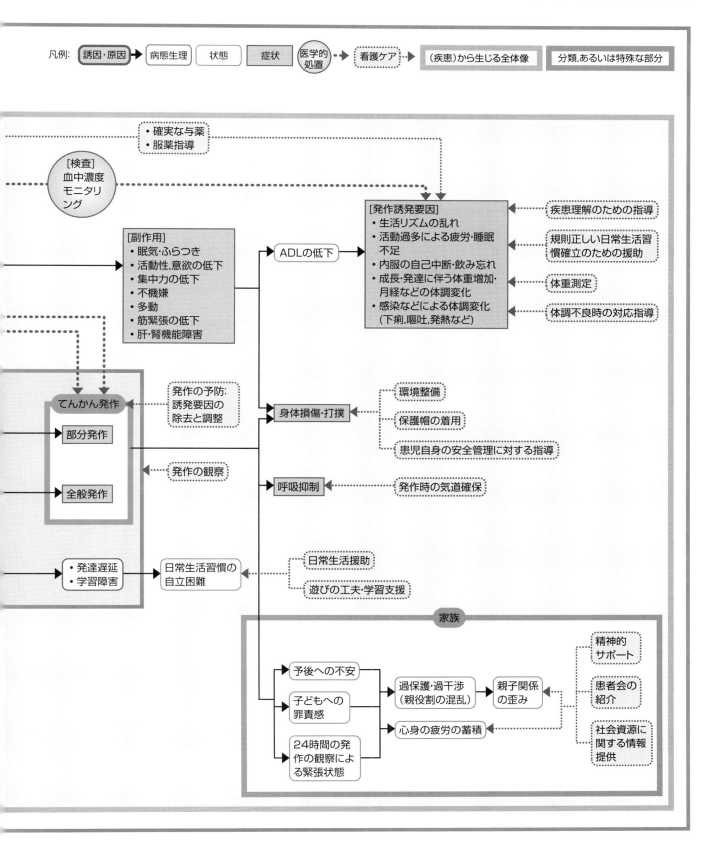

12. 脳神経系疾患

20 てんかん

I てんかんの基礎知識

1. 定義と概要

　てんかん（epilepsy）とは，大脳の神経細胞（ニューロン）の過剰な放電によって繰り返す発作（てんかん発作）を主徴とする慢性の脳疾患である。小児期に発症するてんかんは，予後が良好なものから難治的な経過をたどるものなどさまざまである。
　小児期にみられる代表的な難治性てんかんには，点頭てんかん〔ウエスト症候群（West syndrome）〕やレノックス-ガストー症候群（Lennox-Gastaut syndrome）がある。

1）点頭てんかん（ウエスト症候群）

　4～9カ月の乳児期に好発する。突然全身に筋攣縮が起こり，一点を注視し，四肢を屈曲または伸展し，頭部を前屈する。発作は数分のうちに数回から数十回繰り返すシリーズを形成することが多い。多くは精神発達遅滞を合併する。

2）レノックス-ガストー症候群

　2～8歳に多く，点頭てんかんから移行することもある。難治性のてんかんで，強直発作，脱力発作，ミオクロニー発作，強直間代性発作などの発作症状をもつ，1つの症候群である。

2. メカニズム

1）病因

　てんかんは原因によって，特発性てんかんと症候性てんかんの2つに大きく分けられる。特発性てんかんは，明らかな原因がわからないてんかんのことであり，遺伝的要因が関与しているとされている。
　症候性てんかんは，脳に原因となる器質的病変があるてんかんのことであり，主な原因は，脳の皮質形成異常，染色体異常，出産時の障害（低酸素性虚血脳症，頭蓋内出血など），頭部外傷，髄膜炎・脳炎，脳腫瘍などがある。

2）病態

　大脳の神経細胞（ニューロン）は，興奮性神経細胞と抑制性神経細胞があり，両者がバランスをとって情報を伝達し電気的活動を行っている。この情報の伝達には，興奮性のシナプス伝達としてグルタミン酸受容体（GluR）が，抑制性のシナプス伝達としてGABA受容体が働いている。例えば，グルタミン酸受容体が増加すると神経細胞の興奮性が高まる，という仕組みである。
　てんかんの病態は，この「興奮性のシナプス伝達」と「抑制性のシナプス伝達」の電気的活動のバランスが崩れ，大脳の神経細胞に異常な放電が起こりてんかん発作が発症する。
　大脳は部位によって機能が分化しているため，脳神経細胞の異常な放電が起きる部位（焦点）によって，発作の症状は異なる。

3. 分類

　病因で述べた分類のほかに，てんかんの代表的な分類として，国際抗てんかん連盟（International League Against Epilepsy：ILAE）が提唱したてんかん発作型分類（1981）[図1][1]と，てんかんとてんかん症候群分類（1989）がある。
　てんかん発作型分類は，部分発作と全般発作に大きく分類され，てんかんとてんかん症候群分類では，局在関連性てんかん，全般てんかん，未決定てんかんの3つに分類される。部分発作を症状とするてんかんを局在関連性てんかんといい，全般発作を症状とするてんかんを全般性てんかんという。なお，てんかん発作の国際分類については，2010年ILAEにより改訂案が出され，現在，概念の標準化に向け検討中である。

1）部分発作

　大脳皮質の限局した部位の異常放電が引き起こす発作をいう。部分発作は，発作時に意識障害がない単純部分発作，意識障害を伴う複雑部分発作に分けられる。また，発作波が両側の大脳半球全体に拡がり全身けいれんに至る二次性全般化発作もある。
　単純部分発作は，さらに運動発作，感覚発作などがあり，大脳皮質の異常放電を起こしている部位によって症

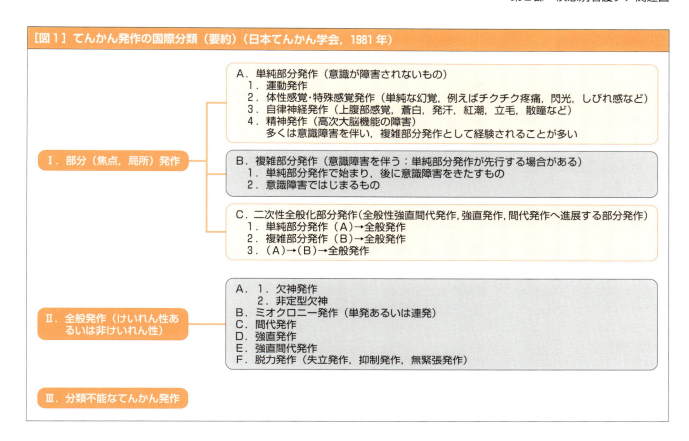

[図1] てんかん発作の国際分類（要約）（日本てんかん学会，1981年）

状が決まる。

2）全般発作

大脳の両側半球全体に神経細胞の異常放電がみられる。発作の症状は全身に現れ，発作開始時から意識は消失する。全般発作は，欠神発作（小発作），非定型欠神，ミオクロニー発作，間代性発作，強直発作，強直間代性発作（大発作），脱力発作に分類される。

4．症状

1）単純部分発作

① 運動発作（けいれん，姿勢の変化，音声異常）

運動発作は，運動領野の一部に異常放電の焦点があり，焦点と反対側の身体部位にけいれんが現れる（例えば，右脳なら身体の左側部位の強直やけいれんなど）。また，身体のある部位に発生したけいれんが，次々に全身に拡がっていくジャクソン（Jackson）発作もある。

姿勢発作は，姿勢に関連した筋の強直のため不自由な体位姿勢となることをいう。

音声発作は，言語中枢に発作の焦点があり，言語の停止，発声・発語がみられる。

② 体性感覚・特殊感覚発作（知覚・視覚・嗅覚など感覚器の異常）

感覚領野に発作の焦点を有し，焦点と反対側の手，腕，顔などの身体部位に「チクチクする感じ」や「しびれる感じ」などの知覚異常がみられる。

③ 自律神経発作

胃部不快感，異常な発汗，顔面紅潮など。

④ 精神発作

記憶障害，錯覚，幻覚など。

2）複雑部分発作

意識障害のある場合，動作の停止や凝視，無意味な動作を無意識に繰り返す自動症（口唇をなめる，手をもぞもぞ動かすなど）を認める。

3）全般発作

① 欠神発作

意識消失を主体とする発作で，突然ぼんやりして動作を止め，数秒で意識を回復する。

> **MEMO　てんかん（けいれん）重積症**
>
> 　てんかん重積症とは，「発作がある程度の長さ以上に続くか，または短い発作でも反復し，その間の回復のないもの」と国際抗てんかん連盟（ILAE, 1981）は定義している。
> 　重積症状の原因としては，てんかん以外に，脳炎・脳症・髄膜炎，熱性けいれん，代謝性疾患（電解質異常，低血糖，先天代謝異常など）がある。けいれん重積状態に伴う脳浮腫や意識障害などによる呼吸・循環への影響は大きい。

② ミオクロニー発作
　突然起こる短い筋の攣縮で，全身性または顔面，体幹，四肢の一部に限局して，一瞬ぴくつかせる発作である。

③ 強直発作
　持続して筋肉が収縮する強直性けいれんである［図2］。

④ 強直間代性発作
　発作開始時より意識は消失し全身を強直させ，その直後にガクガクと間代性けいれん［図3］に移行し次第に動きが緩やかになり，数十秒から2〜3分程度で終了する。チアノーゼが現れることもある。発作後は全身が弛緩し，そのまま睡眠に移行する場合がある。

⑤ 脱力発作
　筋の緊張が急激に抜けて倒れる発作で，十数秒で意識を回復する。

5．検査・診断

1）診断
　はじめて発作があった場合，まずはてんかんではない発作性疾患（状況関連性発作，心因性非てんかん発作）を除外する。状況関連性発作とは，例えば，代謝異常（低血糖，テタニー）や，電解質異常（下痢など）によって起こるけいれん発作などをいう。その他に熱性けいれん，心因性による発作などがある。
　てんかんが疑われた場合は，発作型・原因の有無・MRI 画像所見などから特発性か症候性かを判断し，年齢・脳波所見・画像所見・経過などを参考に，さらに細かくてんかん分類を行う[2]。病歴に関する詳細な情報，発作症状，検査から，総合的に判断し診断が行われる。

2）検査
① 脳波検査
　脳波は，大脳ニューロンの過剰な放電を記録するてんかんの診断にもっとも有用な検査である。異常なてんかん波には，神経ニューロンの興奮を現す，棘波・棘徐波・多棘徐波として認められる脳波異常［図4］と，高振幅徐波などてんかん性とはいえない脳波異常がある。
　発作時の脳波を記録することは実際は難しいため，発

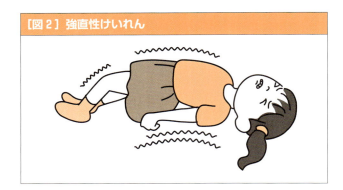

［図2］強直性けいれん

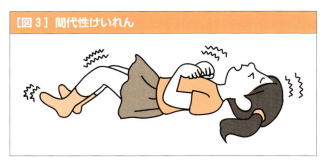

［図3］間代性けいれん

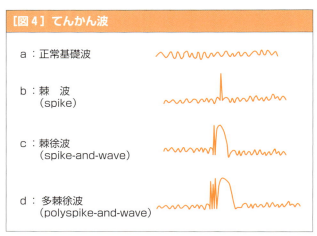

［図4］てんかん波

a：正常基礎波
b：棘　波（spike）
c：棘徐波（spike-and-wave）
d：多棘徐波（polyspike-and-wave）

（森本武彦：全般てんかんの症状，検査，診断．小児看護 30(2)：154, 2007 より）

作間欠時の脳波が診断や治療の参考となる。
　また，てんかん発作に類似した発作症状はみられるが脳波異常を示さない偽発作や状況関連性発作と，てんかんとの鑑別のために，脳波検査時にビデオを同時に記録するビデオ脳波同時記録（MEMO参照）がある。発作症状と脳波所見の関係を分析し正確な診断に有用となる。

② **画像検査（MRI・CT）**
　MRIにより，てんかんの原因となる脳の器質的病変の有無を調べる。病変部位がてんかん発作焦点となっている可能性がある。CTは脳の石灰化や頭蓋骨の形状を検出できる。

● SPECT
　脳血流または脳の抑制性伝達物質受容体を検査する核医学検査である。発作を起こしていないときは血流が低下し，発作時には血流の増加を認める。発作時と発作間欠時を比較することで，てんかん病変部位の推定のために有用である。

● PET
　脳のブドウ糖代謝を測定する検査で，てんかん病変部位ではブドウ糖の取り込みが低下する。

③ **血液検査**
　血糖や血清検査，生化学検査は，低血糖，電解質異常などが原因となる非てんかん性の発作と鑑別するために行う。また，「発達遅滞のある小児に難治性のてんかんがみられた場合には，代謝性の基礎疾患を考えて，アンモニア，乳酸，ピルビン酸，アミノ酸分析などの検査を行う」とされている[3]。

6. 治療

　てんかんの治療目的は薬物療法による発作の抑制が基本となるが，薬剤による副作用，てんかんに合併する発達の遅れ，行動異常などによる日常生活・学校生活への適応状態も考慮し治療が進められる。難治性てんかんの一部には外科的療法も行われる。

1）薬物療法

　発作型・てんかん分類に基づいて抗てんかん薬を選択し，内服治療を開始する。代表的な抗てんかん薬の副作用については，[表1] に示す。主な薬物療法の一般的原則は，以下の通りである。

❶薬剤は原則として単剤から開始されることが推奨されている。効果が十分でない場合には，眠気，ふらつきなどの副作用，薬物血中濃度を確認しながら，薬用量の変更や，薬剤の変更を試み，最初からの2剤以上の併用は避ける
❷服薬の中止は急激な断薬ではなく，徐々に減量する

● 点頭てんかんにおける薬物治療
　点頭てんかんにおける薬物治療では，ビタミンB_6の大量療法やバルプロ酸（VPA），ゾニサミド（ZNS）の与薬が行われ，効果がなければ，副腎皮質刺激ホルモン（ACTH）療法が行われる。

・ACTH療法：短期的な発作抑制にもっとも効果があるとされている。副腎皮質刺激ホルモン（コートロシン®Z筋注0.5 mg）を連日筋肉内注射する。血中濃度は与薬後2時間で最高に達する。初期与薬が効果不十分な場合，同量または増量して連日与薬を延長する。

2）外科的療法

　抗てんかん薬で発作が抑制できない難治性（専門医が多剤治療を2年以上施行しても1回/週または月以上の発作を認める場合）の局在関連性のてんかんの場合は，手術による外科治療の適応を検討する。

　手術には大きく2つの方法があり，代表的な術式として，❶てんかん発作を起こしている脳の部位（焦点）を切除する皮質焦点切除術，病巣切除術など，❷大脳の片側に発作を引き起こす病巣があり，そこから発作波が反対の大脳へ伝わる経路（左右の大脳を繋ぐ脳梁）を断ち切ることで，発作波の拡がりを抑制する脳梁離断術などがある。

MEMO　ビデオ脳波同時記録

　専門の病院への入院によって検査が行われる。病室で自由に動いている状態で患者の動作と脳波を記録しながら発作を待ち，発作症状のビデオ記録と脳波所見を分析することにより正確な診断につなげることができる。

[表1] 代表的な抗てんかん薬

一般名（略語）	商品名	有効血中濃度（μg/mL）	半減期（時間）	副作用	服用中の注意点
フェノバルビタール（PB）	フェノバール	10～30	40～70	眠気，注意力・集中力低下，多動，運動失調，不穏，発疹，顆粒球減少・血小板減少	けいれん重積時の治療にも選択される。
フェニトイン（PHT）	アレビアチン ヒダントール	5～20	15～20	歯肉増殖，眠気，注意力・集中力低下，多毛，運動失調，発疹，眼振，肝機能障害	有効血中濃度と中毒域が近いため副作用に注意。
バルプロ酸（VPA）	デパケン デパケンR ハイセレニン セレニカR	40～100	8～12（徐放剤は12～26）	肥満，消化器症状，脱毛，夜尿，高アンモニア血症，肝障害，膵炎，出血傾向	重篤な肝障害のある場合は与薬しない。
カルバマゼピン（CBZ）	テグレトール	4～10	8～20	眠気，運動失調，発疹，複視，白血球減少	グレープフルーツジュースに含まれる成分が本剤の血中濃度を上昇させるので，一緒に飲まない。
エトスクシミド（ESM）	ザロンチン エピレオプチマル	40～100	30～60	眠気，消化器症状，頭痛，吃逆，SLE様症状，汎血球減少	消化器系副作用の予防のため，食後の服用が望ましい。
クロナゼパム（CZP）	ランドセン リボトリール	0.02～0.1	24～48	眠気，運動失調，筋緊張低下，気道分泌物亢進	服用開始時の副作用に性格変化，興奮などもみられる。
クロバザム（CLB）	マイスタン	—	10～30		血中濃度と有効性の関連が明らかではないため，発作と副作用の観察が重要である。
ゾニサミド（ZNS）	エクセグラン	10～30	50～60	眠気，運動失調，活動性低下，発汗減少，発疹，汎血球減少，腎結石	発汗減少のため高体温になり熱中症に至ることがある。夏季は注意が必要。

（福田光成：てんかんの治療―薬物・外科. 小児看護 30（2）：161, 2007 より一部改変）

Ⅱ てんかんの看護ケアとその根拠

1. 観察ポイント

1）てんかん発作時の観察

① 発作時の状況

　発作の時刻，覚醒中（寝起き・活動中），睡眠中（入眠直後・熟睡中・出眠期），入浴中，発熱時などの誘発因子の有無。

② 発作の症状

　発作の型（けいれん・強直・ぴくつきの有無，発作症状の起始部位と拡がり方，上下肢の運動症状の左右差），発作持続時間，回数，シリーズ形成の有無，意識レベルの変化，眼球偏位の方向，発声，自動症の有無と部位・状態，異常運動の有無，知覚異常の有無，チアノーゼ・失禁・嘔吐の有無。

③ 発作後の症状

　意識状態，麻痺の有無・程度，記憶の有無。

④ 前駆症状の有無

　不安表情，動作の緩慢，眠気，あくび，自覚症状の有無など。

2）抗てんかん薬内服中の観察

① 副作用

　眠気，ふらつき，集中力低下，活動性の低下，意欲の低下，筋緊張低下，多動の有無，便秘などを把握する。

② 検査

　薬物の血中濃度モニタリング，脳波検査の所見をみる。

③ 一般状態

　機嫌の良し悪し，活気の有無，食事摂取量，食欲の有

無，体重の増減，疲労度，感染症の徴候などを把握する。

④ **服薬状況**

薬の飲み忘れ・自己断薬の有無，薬物療法に関する知識と理解度を把握する。

3）ACTH療法中の観察
① **易感染状態**

感染に対する免疫力が低下するため，感染徴候，血液検査所見などをみる。肺炎，尿路感染，胃腸炎，中耳炎などに注意する。

② **副作用**

浮腫，満月様顔貌（ムーンフェイス），高血圧，電解質異常（特に低カリウム血症），体重増加，不眠，不機嫌，興奮，食欲増進，眠気，皮膚の色素沈着の有無などをみる。また，心合併症が72〜90％にみられるとの報告がある[4]ため，心筋肥大，不整脈，徐脈など循環器症状に注意する。

4）日常生活状況の観察

てんかん発作の誘発因子を最小限とするために，規則正しい生活リズム，睡眠時間，身体疲労度，過度のストレスや緊張の原因となる出来事の有無，便秘，月経などの有無や状態を観察する。

2．発作時の目標と看護ケア

1）看護の目標
❶発作時の安全・安静の確保
❷確実な与薬および服薬指導
❸家族の疾患受容および不安軽減のための援助

2）看護ケア
① **けいれん発作時の対処**
● **けいれん発作時**

けいれん発作時には気道の確保を行う。また，気道分泌物や吐物の誤嚥を防ぐため，側臥位にする，または頭部を横に向ける。けいれんによる転倒・転落，打撲などの外傷を防止するため，周囲の危険な物を除去し安全を確保する。発作後，意識障害が続く場合はベッドに寝かせて安静を保ち，経過を観察する。

● **けいれん重積状態時**

気道の確保とともに，医師の指示により血管確保，抗けいれん薬の静脈注射，輸液などの処置を行う。抗けいれん薬の与薬により呼吸抑制，血圧低下が予測されるため，バイタルサイン，経皮的動脈血酸素飽和度（SpO$_2$）を測定し，一般状態を観察する。酸素吸入，吸引の準備も行う。

● **環境整備**

発作による打撲，外傷を予防するため，ベッド上の整理整頓を行い危険な物を置かないことや，ベッド柵にタオルやスポンジなどを巻き保護する。

また，個々の発作の状態に応じて，頭部打撲の防止のため保護帽（ヘッドギア）を着用することを患児と母親に説明し，患児自身も安全に関する自己管理意識を高められるようにする。

② **確実な抗てんかん薬の与薬と服薬確認**

毎日できる限り同じ時刻に与薬し，全量を確実に内服できたかを観察，確認する。乳幼児の場合は，患児に合った与薬方法を選択・工夫し母親へ説明する。学童の場合は，服薬の必要性を患児本人にも説明し，自分で服用できるように促す。

また，服薬の継続が難しい患児には，視覚的にわかる服薬確認表などを提供し，継続の動機づけとなるように工夫する。

③ **家族への支援**

家族の疾患受容，薬物治療や発作のコントロール，予後，育児困難感など疾患管理や養育に対する不安や悩みを受け止め，家族もともに治療に参加し患児の養育ができるように，家族と適宜話し合いの時間をもち支援する。

3．ACTH療法中の看護の目標と看護ケア

1）看護の目標
❶ACTH療法の安全な実施および副作用の早期発見・早期対処
❷感染予防

2）看護ケア
① **ACTH療法の安全な実施および副作用の早期発見・早期対処**
● **コートロシン®Z筋肉注射**

筋肉注射の部位について，新生児・乳児では殿部の筋量が十分でなく坐骨神経損傷の危険性があるため，日本小児科学会は「大腿前面外側を勧めており，最近は大腿前面外側に注射する施設が多い」としている[5]。その際，

注射部位が硬結しないように，左右交互に部位を決めて行うなど同一部位を避ける。

・**食欲亢進に対する対処**

空腹が強いときは乳児ではミルクを分乳する。不機嫌，興奮状態のときは，発達段階に合った遊びを工夫し，気分転換を図る。

② **感染予防**

治療中は個室隔離し，感染を予防する。患児の清潔の保持，面会者への感染予防の徹底を行う。

4．在宅時の目標と看護ケア

1）看護の目標

❶疾患や薬物療法，家庭生活における健康管理の必要性とその方法に関する理解を促す患児本人および家族への援助

❷幼稚園（保育園）・学校生活への支援

2）看護ケア

① 疾患理解のための援助

てんかん発作の誘発因子を含めた疾患理解を促すために，患児本人と母親（家族）に，疾患の正しい知識，確実に毎日同じ時間に服薬を行う必要性について説明し，発作の誘発因子となる睡眠不足，疲労，ストレス，怠薬，発熱，感染症罹患に注意し，規則正しい生活を心掛けることを指導する。

② 発作時対応に関する教育

てんかん発作時の対処方法として，発作時に家族が慌てないように，気道の確保，誤嚥予防のための体位を指導する。また医療機関への受診判断について，❶大発作が長く続くとき，❷1つひとつの発作は軽いがチアノーゼが強く長く続くとき，❸転倒時に頭部を強く打って頭蓋内出血が疑われるとき，❹眼球を強く打って視力障害や眼球運動障害が出現しているとき[6]など，受診の判断が家族にできるように説明する。

③ 服薬指導

薬物療法の継続について，抗てんかん薬の効果，副作用を説明し，「発作がないから」「眠気などの副作用のため生活に支障があるから」という理由などで，自己判断による断薬や量を減らさないことを説明する。また，できる限り毎日，同じ時間に服薬することを母親および患児本人に指導する。

④ 服薬忘れへの対応に関する指導

薬を飲み忘れたときの対応として，飲み忘れに気がついたときにはすぐに服用してもらい，次の服薬との時間間隔が短い場合は少し後にずらす[7]など，母親（家族）が対応できるように母親へ指導する。

また，服薬後に嘔吐した場合は，服薬後15分以内に嘔吐し，吐物のなかに薬剤が混入しているのを確認したら，すぐに1回分を追加して服薬する[7]ことを母親へ指導する。

なお服薬後，30分を目安としている場合もあるため，主治医に確認する。

⑤ 嘔吐・下痢時の対応

嘔吐や下痢，発熱などの体調不良時は，体内の薬物血中濃度が変化しやすいため，早めの受診により回復を促すことや，抗てんかん薬の服薬は継続することが大切であることを説明する。

⑥ 定期受診継続のための支援

定期受診の必要性について，けいれんがコントロールされていても，定期的な受診や検査が必要であることを母親と患児本人に説明する。

⑦ 幼稚園（保育園）・学校生活への支援

てんかん治療と並行して，患児が保育園・幼稚園，学校生活を快適に送り成長・発達が促進されるように，保育園・幼稚園，学校関係者へ疾患に関する正しい知識，発作時の対応などについて説明し，てんかんをもつ子どもの理解を促す。

また，患児の社会生活の適応に向けたかかわりについての共通理解や情報交換ができるように連携をとる。

（西原みゆき）

《引用文献》
1) 内山聖監，原寿朗・他編：標準小児科学，第8版，p630，医学書院，2013
2) 高橋幸利：てんかんの診断から治療の流れ，藤原建樹監，小児てんかん診療マニュアル，第2版増補版，pp19-20，診断と治療社，2010
3) 若本裕之：部分てんかんの症状，検査，診断．小児看護30(2)：148，2007
4) 前掲2)，今井克美：てんかんのACTH療法．p148
5) 前掲2)，今井克美：てんかんのACTH療法．p146
6) 前掲2)，久保田裕子：患者家族への指導—家庭生活．p306
7) 木下真幸子：てんかん，けいれん発作発症後のケア．BRAIN NURSING 25(8)：37，2009

NOTE

12. 脳神経系疾患

21 脳性麻痺

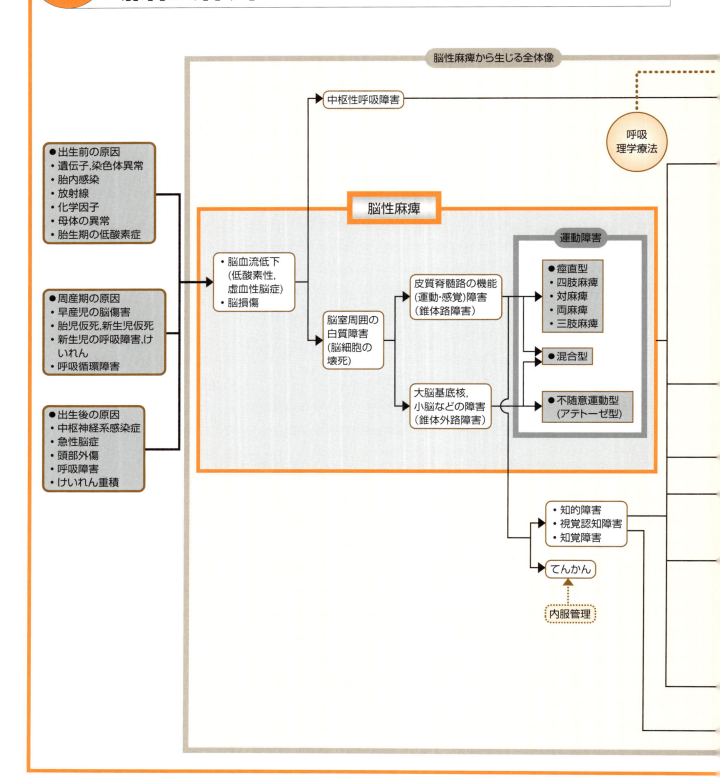

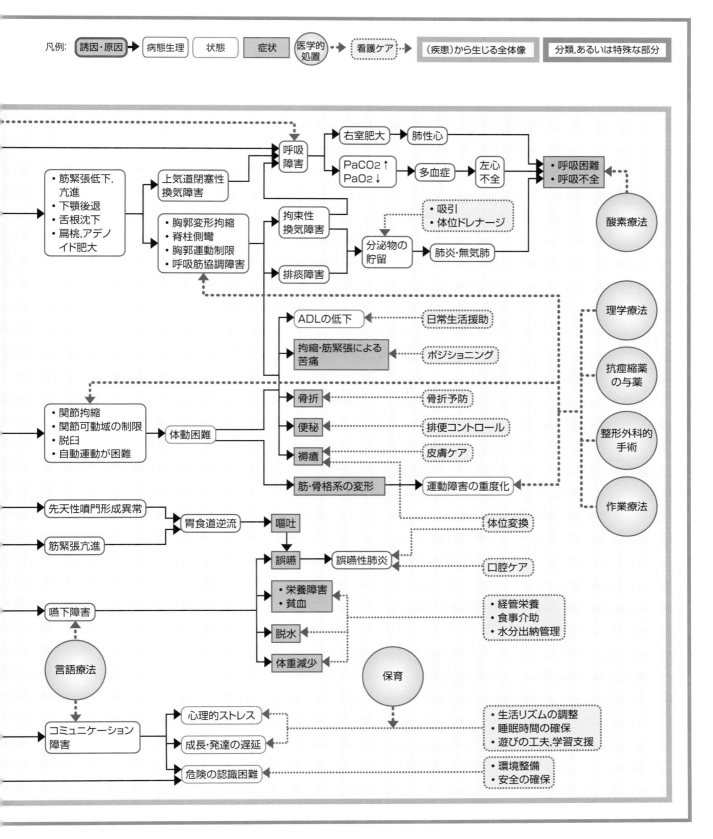

12. 脳神経系疾患

21 脳性麻痺

I 脳性麻痺の基礎知識

1. 定義と概要

脳性麻痺（cerebral palsy：CP）とは，日本においては「受胎から4週間以内の新生児までの間に生じた，脳の非進行性病変に基づく，永続的な，しかし変化しうる運動および姿勢の異常である。その症状は満2歳までに発現する。進行性疾患や一過性運動障害，または将来正常化するであろうと思われる運動発達遅滞は除外する」[1]と定義されている。

脳形成早期の病変により，知的障害やてんかんなどの中枢神経系の障害を合併することが多い。

「日本における脳性麻痺の発生率は，出生数1,000人当たりおよそ2.0であり，ほかの先進諸国でもほぼ同じである」[2]と報告されている。

2. メカニズム

病因は主に周産期における脳の障害が関連している[表1]。病理学的には，周産期では早産児の低酸素性虚血性脳病変，新生児仮死では大脳皮質層状壊死，基底核壊死，脳室周囲白質軟化，脳幹壊死などの虚血性脳病変が認められる。

脳性麻痺は，大脳皮質の運動野から始まる運動神経の経路である皮質脊髄路（錐体路）の損傷により運動麻痺が起こる。脳損傷により，この神経線維が行き来する脳室周囲にある白質部位の血流が低下することで，細胞は壊死を起こし（脳室周囲白質軟化），運動障害・麻痺が起きる。特に脳室周囲は下肢を支配する神経線維が通るため，上肢に比べ下肢に障害の症状が強くみられる[図1]。

また，「脳性麻痺は皮質脊髄路の病変以外に大脳基底核や小脳の病変によっても起こる。大脳基底核は運動や姿勢の変化に伴う四肢や体幹の筋の緊張を調整しており，この部位を損傷すると不随意運動が起こることがある（アテトーゼ型など）」[3]といわれている。

3. 分類と症状

脳性麻痺は，障害の部位や程度により，次の4つの

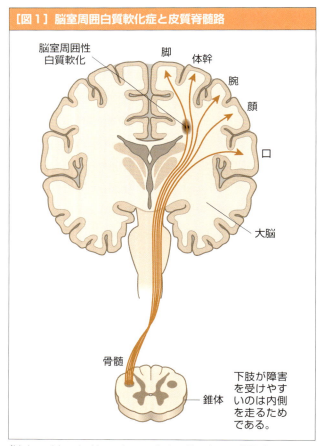

[図1] 脳室周囲白質軟化症と皮質脊髄路

下肢が障害を受けやすいのは内側を走るためである。

(Volpe JJ, ed：Neurology of the Newborn. WB Saunders, Philadelphia, 2001／仁志田博司：新生児学入門，第4版．p378，医学書院，2012より一部改変)

[表1] 脳性麻痺の主な病因

発生時期	病因
出生前	遺伝子・染色体・代謝異常，先天性感染症など
出産期	早期産・多胎・高齢出産・遷延分娩などによる低酸素性虚血性脳病変，新生児仮死，核黄疸など
出生後	低出生体重児の脳内出血，呼吸窮迫症候群，髄膜炎，脳炎，外傷など

(奈良間美保：系統看護学講座専門分野Ⅱ小児看護学 2，第13版．p388，医学書院，2015より一部改変)

病型に分類される。錐体路症状，錐体外路症状を認め，特徴的な四肢・体幹の運動機能障害を呈する[表2]。

1）痙直型

脳の錐体路（主に運動をつかさどる神経経路）の損傷による運動麻痺である。この部分に損傷を受けると筋は異常な痙縮と筋緊張を認める。四肢麻痺，対麻痺，片麻痺，両麻痺，三肢麻痺に分けられる。

痙縮とは「筋肉に力が入りすぎて動かしにくい」状態で，下肢に痙縮があると歩行に影響する。また，姿勢の異常が進行して関節の変形・拘縮を生じ，尖足，はさみ足などをきたす。

2）不随意運動型（アテトーゼ型）

脳の錐体外路（主に無意識に起こる運動をつかさどる神経経路）の損傷による麻痺をいう。顔面，四肢の不随意運動や斜頸，非対称性緊張性頸反射（片側が伸びて反対側が縮まる形）を認める。

3）混合型

1）と2）の混合型。

4）失調型

深部感覚，平行感覚の障害であり，自立歩行できても不安定なため転倒しやすい。

4．検査・診断

脳性麻痺の診断は，重度の障害を除いて「一般には脳性麻痺による運動障害は生後6カ月以降にならないとその全体像を把握することはできない」[4]といわれ，症状が一過性ではなく，進行性疾患が除外された場合に脳性麻痺と診断される。発達の遅れや筋緊張，原始反射などの所見による神経学的評価，画像診断，脳波所見など，総合的評価により診断を行う。

① 画像検査

運動発達遅滞が認められた場合，頭部画像検査が有効である。脳室周囲白質軟化や脳皮質形成異常などは，頭部MRI検査による評価が有用[5]である。頭部CTでは，水頭症・脳萎縮などの形態異常などを評価する。

② 脳波

合併症としてのてんかんの診断に重要である。

③ 発達検査

脳性麻痺は，運動と姿勢の異常を中心とする複合障害であるが，その他の症状として，知能障害，認知・知覚障害などがある。これらは年齢によって変化，重症化していく可能性があるため，発達検査は，発達状況を診断し治療の手がかりを得るために必須である。

主な発達検査には，遠城寺式乳児分析的発達検査，Denver発達スクリーニング検査，津守・稲毛式乳幼児精神発達診断法，新版K式発達検査などがある。

④ 遺伝子・DNA検査

遺伝性疾患の診断のために行われる。

5．治療

脳性麻痺の治療には，運動機能・日常生活活動（ADL）の改善，骨・関節の変形予防・改善を目的とした機能訓練，整形外科的治療がある。痙縮が長期間続くと，関節の拘縮や骨格の変形が進行しADLに影響を及ぼすため，早期からの機能訓練や身体機能に合わせた治療を開始することが重要となる。

1）機能訓練

運動療法を主とする理学療法（PT），ADLなどを練習する作業療法（OT），摂食嚥下のための食事訓練や言葉を発声訓練するための言語聴覚療法（ST）を中心とする機能訓練が行われる。

[表2] 脳性麻痺の分類と原因

		筋緊張	運動障害の分布	主な原因
痙直型（錐体路の損傷）	痙性対麻痺	痙性	両上肢＜両下肢	脳室周囲白質軟化
	痙性四肢麻痺	痙性	両上下肢	脳室周囲白質軟化（重度），多嚢胞性脳軟化（低酸素・虚血症による），大脳皮質形成異常（両側性）
	痙性片麻痺	痙性	片側上肢＞同側下肢	脳梗塞，脳室周囲の出血性梗塞，大脳皮質形成異常（片側性）
アテトーゼ型（錐体外路の損傷）	錐体外路型	強剛	両上肢＞両下肢	重度仮死，核黄疸

（高橋孝雄：脳性麻痺．内山聖監，原寿朗・他編，標準小児科学，第8版．p668，医学書院，2013より一部改変）

2）筋緊張亢進に対する治療

痙縮を緩和するために，ベンゾジアゼピン系薬や抗痙縮薬の内服治療，ボツリヌス毒素の筋肉注射（ボトックス治療）が使われることがある。

外科的治療としては，バクロフェン髄腔内持続注入法（薬剤の入ったポンプを腹腔内に埋め込み，24時間持続的に脊髄に注入する）や，選択的脊髄後根離断術（筋緊張を起こす神経を脊髄から部分的に切除する）などが行われる。

3）整形外科的治療

痙性の強い筋肉（多くは多関節筋）を緩め関節を動きやすくする手術や，尖足がある場合にはアキレス腱延長術，股関節脱臼に対して大腿骨骨切り術[6]などが行われる。また，変形予防や矯正，機能の改善を目的に装具・補助具が作製，使用される。

6．主な合併症

特に重度の障害がある場合に合併症をきたすことが多い［表3］。

1）骨格

成長するにつれて，筋緊張や不随意運動が強まり，骨変形，関節拘縮，変形性関節症，股関節脱臼，脊柱側彎などを生ずることが多い。

2）胃食道逆流症

胃から食道への逆流防止機構の変形や筋緊張のため腹圧がかかり，胃から食道への逆流を生じる。不機嫌，嘔吐，胃出血などの症状を繰り返す。

【表3】脳性麻痺の主な合併症

消化器，栄養	胃食道逆流症，発育不良，便秘，齲歯
呼吸器	気管支肺異形成（未熟児），無気肺，誤嚥性肺炎
皮膚	褥瘡
骨格	拘縮，変形性関節症，股関節脱臼，脊椎側彎，骨折
神経	てんかん，精神発達遅滞，学習障害，注意欠陥多動性障害
感覚器	聴力障害（特に核黄疸），未熟児網膜症，難聴，斜視，白内障

（高橋孝雄：脳性麻痺．内山聖監，原寿朗・他編，標準小児科学，第8版．p669，医学書院，2013より一部改変）

3）呼吸障害

閉塞性呼吸障害，拘束性呼吸障害，中枢性呼吸障害によるものがあり呼吸不全，無気肺，肺性心につながる。

① 閉塞性呼吸障害

筋緊張の亢進や低下による下顎の後退・舌根沈下，扁桃・アデノイド肥大などが原因となり気道の狭窄を起こし，空気が通りにくくなる状態をいう。

特に睡眠時に出現し，喘鳴，陥没呼吸，閉塞性無呼吸，酸素飽和度の低下などをきたす。

② 拘束性呼吸障害

筋緊張亢進による胸郭呼吸運動の制限，呼吸筋活動低下，呼吸筋と補助呼吸筋の協調障害や胸郭・脊柱の変形拘縮により，胸郭がうまく広がらないために空気が入りにくい状態をいう。

Ⅱ 脳性麻痺の看護ケアとその根拠

1．観察ポイント

1）一般状態

脳性麻痺児は，生理的機能の発達が未熟であり，適応力の幅も狭いことから外的変化に影響を受けやすい。抵抗力も低く感染を起こすと重症化・遷延化しやすいため，バイタルサインや全身状態の観察が重要となる。

2）呼吸

胸郭や脊柱の変形，筋緊張の亢進，体位，中枢性の障害などにより慢性の換気障害をもたらす。さらに，臥床状態や呼吸筋力低下による排痰困難により分泌物が貯留し，気道閉塞や無気肺，呼吸器感染症を生じやすい。

① 呼吸状態

呼吸数，努力呼吸の有無（鼻翼呼吸，下顎呼吸，陥没呼吸），胸郭運動の左右差，呼吸の速さ・深さ，呼吸音の左右差（無気肺や炎症のある患側は弱くなる），肺雑音の有無，喘鳴の有無，経皮的動脈血酸素飽和度（SpO_2）など。

② 随伴症状

分泌物（痰）の量，色調，粘性，混入物の有無，咳嗽（乾性，湿性，犬吠様），顔色，口唇色，チアノーゼの有無，末梢冷感の有無，肺炎の徴候（発熱の有無，血液データでは，WBC，CRPを確認する）など。

3）栄養と食事

筋緊張や運動障害によって生ずる食べるための機能の障害や，呼吸不全，胃食道逆流症などにより，経口摂取が難しく誤嚥を生じやすい。そのため低栄養や脱水状態にもなりやすい。

① 摂食機能
捕食・咀嚼・嚥下の状態。

② 栄養状態
血液データでは，総蛋白（Tp），アルブミン（Alb），赤血球数（RBC），ヘマトクリット（Ht），ヘモグロビン濃度（HGB），電解質をチェックする。水分出納バランス（流涎・発汗の増加と尿量・尿回数の減少とのバランス），体重の増減，皮膚・粘膜の乾燥の有無など。

③ 経口摂取の場合
食事摂取量，食事の形態，食欲，食事中の姿勢，咀嚼・嚥下の状態，食事中のむせ，筋緊張の状態，口周囲と全身の過敏の有無など。

④ 経管栄養の場合
腹部状態（腸蠕動音，腹部膨満の有無，腹痛の有無），嘔気・嘔吐の有無，注入前胃内容吸引時の残渣の有無（量・性状），吐物の性状・量・回数，栄養注入中のむせ・咳嗽の有無，栄養注入中の呼吸苦・チアノーゼの有無，栄養注入の速度，注入時の体位，胃管チューブ挿入の長さ，固定状況，胃管チューブ固定のテープ下の皮膚の状態など。

4）排泄

運動機能の障害に伴い活動量が少なく経口摂取が困難なため，水分摂取量が不足しやすく，便秘傾向にある。便秘は筋緊張の亢進やけいれん発作の誘因となる。

一方で，経管栄養により消化不良を起こし下痢を生ずることもあり，便秘・下痢両面から観察が必要である。

① 排便状況
排便回数，1回量，便の硬さ，便意の有無。

② 排泄習慣
排泄の時間，排泄時の姿勢，排泄の方法（排泄用具）。

③ 緩下薬の使用状況
浣腸・下剤の使用の有無と頻度。

④ 随伴症状
腹部状態（腸蠕動音，腹部膨満・緊満の有無，腹痛の有無），嘔気・嘔吐の有無。

⑤ 食生活
食事内容・食事形態，食事摂取量，水分摂取量，食欲不振の有無，栄養注入の速度。

5）麻痺による変形拘縮による影響

重度の麻痺による自発運動の低下，抗重力性低下，栄養状態不良，抗てんかん薬内服による骨萎縮，筋緊張異常，変形拘縮，危険への認識ができないことなどにより，少しの外力によって骨折を起こしやすい。

- 身体状態：身長，体重，姿勢，麻痺の状態，関節可動域，関節の変形，拘縮の状態，筋緊張の状態，運動機能（移動動作，物をつかむ・離す動作）
- 骨折の徴候：四肢の左右差，熱感，腫脹，皮膚色の悪化，打撲痕，全身の皮膚の外傷などの有無
- 末梢冷感の有無，末梢チアノーゼの有無
- 機能訓練時の苦痛表情
- 装具装着部位の皮膚障害の有無

6）精神面とストレス反応

言語や精神発達の程度で，患児から示される表現方法は多様で反応がわかりにくいことが多い。そのため，ニーズが十分に満たされないことや，感情が伝わらないことにより，患児は心身のストレスを蓄積しやすい。

その患児個々の機嫌の良し悪しをはかるサインをみつけ，患児の行動や表情の変化の意味を推測しながら全身状態の細かな観察を行う。また，養育者から患児の表現の特徴を情報収集し，確認することも有効である。

① 精神機能の発達
ことばの発達，コミュニケーション能力，周囲に対する関心，音への反応，遊びへの関心の程度を確認する。

② ストレス反応
不快表情，表情の変化がいつ・どこで・どのようなときに・どのように起きるのか，表情の変化が起きないときはどのような状況のときか，そのほかに泣く，苦痛表情，筋緊張，不機嫌，活気のなさ，嘔吐，便秘，脱毛，消化管出血，拒食，過食，異食，不眠，寡黙，自傷，他害，暴力，遺糞，遺尿などの有無を確認する。

③ 生理的反応
脈拍・血圧の変動，発汗や筋緊張の有無を観察する。

7）生活リズム

筋緊張の亢進やけいれん発作，脳障害により，夜間睡眠不足となり1日の生活リズムが乱れやすい。そのため24時間を通しての活動と休息のパターンや催眠薬・鎮静薬の内服の有無と効果などを観察する。

8）成長・発達

障害のある子どもは個々のペースで成長・発達してい

くため，その子どものもつ能力を把握することが重要である。そのため，身体・運動機能や情緒・社会性の発達（認知・言語・社会性・情緒），感覚機能，日常生活習慣の自立度について観察する。

9）家族の生活・心理状況

障害のあるわが子に対する自責の念を抱きながら，患児の育児・介護を中心的に担う母親の心身の負担は大きい。さらに，きょうだいがいる家族の場合，きょうだいの育児に十分な時間を取ることができない状況にあるなど，母親および家族のもつ問題は多様である。

家族構成，家族背景，母親の心理，母親のサポート体制，家族員の生活状況，社会資源の利用状況などの情報収集を行う。

2．看護の目標

❶呼吸器合併症の予防
❷誤嚥の予防および食行動自立の促進
❸便秘予防および排泄行動自立の促進
❹口腔および皮膚の衛生に関する問題の予防
❺けいれん発作，筋緊張の異常，拘縮・変形，骨折などの予防による，安全・安楽な生活の保障
❻遊びや学習の保障による成長・発達の促進
❼障害受容過程における家族への精神的支援

3．呼吸器合併症予防に対する援助

ポジショニング，排痰，呼吸筋のリラクセーション（胸郭の呼吸運動の改善）が基本である。

ポジショニングでは，側臥位・腹臥位をとることにより胸郭が動きやすくなる。また，安楽な体位によりリラクセーション効果もある。

体位ドレナージと呼吸介助法により気道分泌物の喀出を促し，分泌物の貯留時は適宜吸引を行う。

気管切開を行っている場合は気管カニューレ挿入部の清潔を保持し，肉芽形成，出血，気管カニューレの予定外抜去に注意する。

急変時に備え，ベッドサイドには酸素吸入器とアンビューバッグを準備しておく。

4．誤嚥の予防および食行動自立の促進

安全で楽しい食事摂取のためには，個々の障害のタイプ，重症度に応じたアプローチが必要となる。頸部の角度が後ろに反り返った姿勢（後屈姿勢）は，嚥下しにくく誤嚥しやすい。脳性麻痺の患児は後ろに反り返った姿勢になりやすいため，枕やタオルを使い，中間位か軽い前屈位に保持するのが一般的である。

しかし，軽い後屈位の角度は，❶嚥下の不十分さを代償している，❷気道が開き呼吸をしやすくしている，の理由で，平常から後屈位となっているケースもある。そのため，摂食時に軽い前屈位〜中間位にすると呼吸が苦しくなる場合もある。

呼吸状態を観察し，誤嚥を防ぐ個々の望ましい姿勢に近づけながら摂食を進める必要がある。

1）食事介助

頭部と口腔が垂直位に近い位置になるように，体幹と頸部を安定させる。

食物の形態は，口腔機能の発達に応じて，ゼリー状・ペースト状・刻み状などを選択する。患児に適した食事介助用具を準備することで，食事行動の自立を促す。

2）経管栄養法

経鼻経管栄養法と胃瘻による栄養注入がある。体位は食道への逆流，誤嚥を防ぐために，上体を挙上する。注入前に胃の内容物を吸引し，量，性状を観察し消化状況を確認する。吸引した残渣物の量が多い場合，コーヒー様残渣がある場合，新鮮血・緑黄色の胆汁が混入している場合は，医師に報告し，指示を確認する。

栄養注入時に嘔吐がみられた場合は，注入を止め，顔・体幹を横に向け誤嚥を予防する。栄養注入により水分が入ることで，喘鳴が増強する場合もあるため，注入前に肺音を聴診し，必要時吸引を行う。

5．便秘予防・排泄行動自立の促進

1）便秘予防

脳性麻痺児の多くは，咀嚼や嚥下能力が低下しているため，経管栄養や刻み食などの食事形態の加工が必要となり，水分や食物繊維の摂取量が不足しやすい。さらに，運動量の不足，抗てんかん薬の副作用，また筋緊張異常により排便時に適切な腹圧をかけることができないなどの理由で，便秘に傾きやすい。

便秘はけいれん発作の要因になるため，水分摂取を促すことや緩下薬の服用，坐薬，浣腸を適宜使用することや，他動運動などを取り入れ排便管理を行う。

2）排泄行動自立の促進

排尿，排便のサインがあり自立している患児は，トイレへ移動し排泄介助を行う。その際，患児の身体機能に合わせて尿器の使用や便座での座位保持の介助を行う。

また，移動が困難な場合は，ベッド上や病室でプライバシーを守りながら，個々の患児に適した方法で排泄介助を行う。

6．口腔・皮膚の清潔保持とトラブルの予防

1）口腔ケア

脳性麻痺児は開口状態を保つことが難しく，経管栄養のみの場合は，口腔の動きもないため自浄作用が低下し，口腔内の清潔を保持することが難しい。齲歯，歯周病予防のため，毎食後，歯ブラシでブラッシングを行い口腔内の清潔を保持する。

2）皮膚ケア

自動運動が少ないことから褥瘡の発生リスクは高い。さらに，オムツの着用，筋緊張による発汗，流涎などにより全身の皮膚は汚染されやすい。皮膚の生理的機能（保護・体温調節・細菌の繁殖防止など）の保持，皮膚トラブルの予防，血行促進，爽快感・リラックス効果を得るために，毎日清潔ケアを行う。皮膚乾燥に対しては保湿剤の塗布，肛門周囲の発赤・びらんなどには皮膚粘膜保護剤の塗布などを行い，悪化しないようにする。

7．安全・安楽な生活の保障

けいれん発作時には気道の確保を行い，気道分泌物や吐物による誤嚥を予防するため，側臥位にしたり，頭部を横に向ける。また，けいれんによる外傷を防ぐため周囲の危険な物を取り除く。抗けいれん薬を処方されている場合は，毎日同じ時間に確実に与薬する。

骨折や外傷を起こさないように，体動・筋緊張でベッド柵から患児の四肢が出る場合は，ベッド柵にカバーをつけるなど環境整備を行う。

体格の大きい患児では体位変換，移乗，移動時は，介助者が単独で行わず，複数の介助者でタイミングを合わせて行う。更衣の際は，健側から脱衣し，麻痺側または拘縮の強い側から着衣し，過度の内外転・ひねりを加えない。筋緊張が強い場合は，リラックスを促し緊張をほぐしながら援助を行う。

8．遊びや学習の保障による成長・発達の促進

患児の発達段階に合わせた遊びを提供することで，楽しさ・満足感を感じストレスが発散できるようにする。遊びの工夫により，患児の感覚機能を刺激することで発達やコミュニケーション機能を伸ばす学習の機会になる。また，患児の社会性の獲得と拡大を図ることも視野に入れ，医療保育士と連携をとり，集団保育へ積極的に参加できるようにケアの時間や環境を調整する。

9．障害受容過程における家族への精神的支援

障害のある子どもの出産後より，育児と介護に追われる毎日を送り，特に母親と患児は社会から孤立した状態にあり精神的にも不安定となる。障害受容過程は「ショック→否認→怒り→落ち込み→受容」の段階があるが，受容に至るまでの期間はさまざまである。

患児が幼少期の間は母子が孤立しないように，訪問看護の導入や親の会の紹介など医療者が積極的に介入し，母親の精神的サポートを十分に行う。

また，在宅療養のため親が医療的ケアを習得する必要がある場合は，親が自信をもって手技を獲得できるように段階を追って指導する。

患児の急変時の対処方法や健康状態の管理について，親が予測して患児の観察と判断ができるように具体的な指導を行う。

（西原みゆき）

《引用文献》
1) 厚生省特別研究：脳性小児麻痺の成因と治療に関する研究．昭和43年度第2回班会議，1968
2) 髙橋孝雄：脳性麻痺．内山聖監，原寿朗・他編，標準小児科学，第8版．p668，医学書院，2013
3) 杉本健朗，二木康之，福本良之：障害医学への招待―特別支援教育・自立支援法時代の基礎知識．p68，クリエイツかもがわ，2009
4) 前掲3)，p72
5) 岡明：脳性麻痺．小児科診療73（増刊号）：726，2010
6) 前掲5)，p727

《参考文献》
1) 北住映二，尾本和彦，藤島一郎編：子どもの摂食・嚥下障害―その理解と援助の実際．pp151-155，永井書店，2007

12. 脳神経系疾患

22 髄膜炎

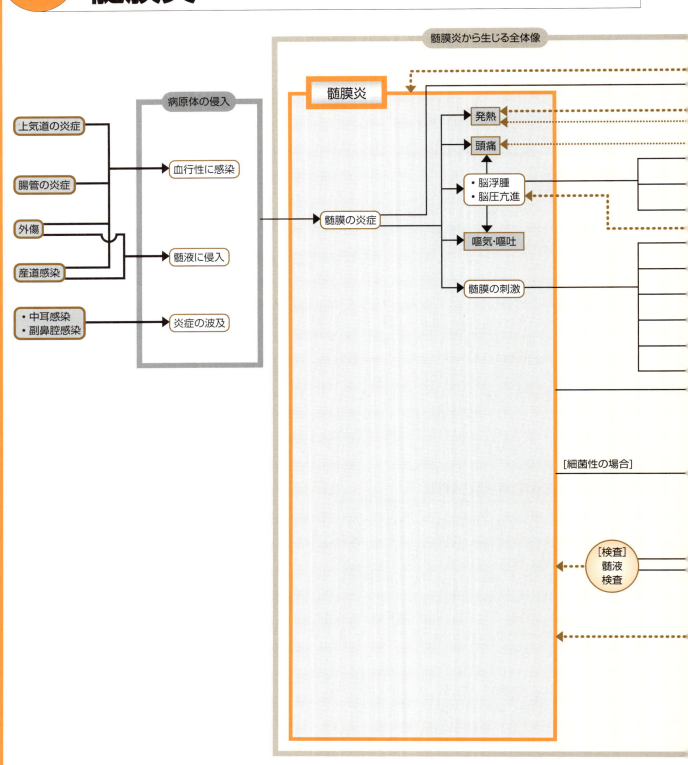

第Ⅱ部 疾患別看護ケア関連図

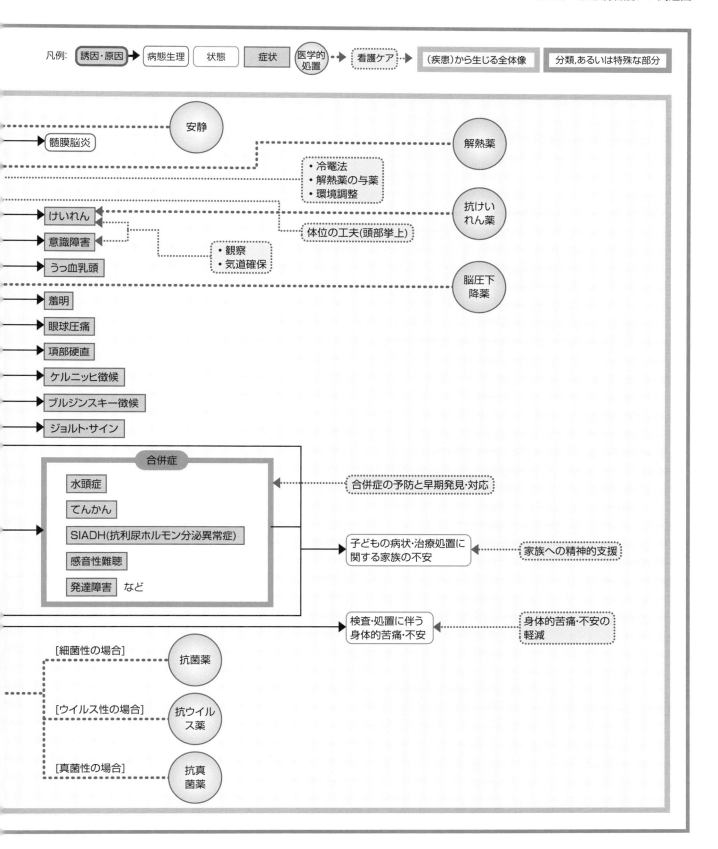

12. 脳神経系疾患

22 髄膜炎

I 髄膜炎の基礎知識

1. 定義

頭蓋骨の内側は硬膜・クモ膜・軟膜の3層の膜で覆われており，これを髄膜と総称する。この髄膜のうち軟膜に生じる感染による炎症性疾患を，髄膜炎（meningitis）という。

2. 分類とメカニズム

髄膜炎は，主に細菌性髄膜炎と結核性髄膜炎，無菌性髄膜炎，真菌性髄膜炎に分類される。

1）細菌性髄膜炎

細菌性髄膜炎では，細菌が髄膜腔に侵入して炎症を起こす。髄膜腔，特に脳溝，脳槽に膿性滲出物が集積し，組織学的には多くの好中球，赤血球，フィブリン，単核細胞が認められる。回復・慢性期には髄膜の線維化がみられる。多くの症例で，炎症は病理学的に脳実質や脳室内にも波及しており，髄膜・脳・脳室炎の形をとる。

細菌性髄膜炎の大部分は血行性であり，細菌が鼻咽頭，肺に付着し，血管内に侵入して増殖し，軟膜を主座とする炎症を起こすことで成立する。さらに外傷性や，中耳・副鼻腔などの炎症から波及するものがある。また，産道感染や腸管，水頭症のシャントから侵入する場合もある。

細菌性髄膜炎の起因菌は年齢によって大きく異なる[表1]。

2）無菌性髄膜炎

無菌性髄膜炎は，髄膜刺激症候群，髄液のリンパ球優位の増加を呈し，病原細菌が検出されない病態の総称であり，多くはウイルス性である。

発熱と頭痛，嘔吐，ケルニッヒ徴候（Kernig's sign）などの髄膜刺激症状と特徴的な髄液所見（髄液の混濁はない）を呈する症候群である。しばしば起因ウイルスが髄液から分離される。エコーウイルス，コックサッキーウイルスなどのエンテロウイルスやムンプスウイルスが起因ウイルスとなる。

症状は軽く数日で軽快し，後遺症はなく治癒する。

診断確定のためあるいは頭痛軽減のため，病初期に腰椎穿刺により髄液を採取する。髄液の蛋白量は正常あるいはやや上昇し，糖は正常である。

3）真菌性髄膜炎

全身性，深在性真菌症の部分症状としてみられるもので，基本的には免疫機能が低下した宿主に起こる。小児では免疫能が未熟な新生児に起こりやすい。小児ではクリプトコッカスによるものが多い。真菌は気道への吸入で感染し，肺の初感染巣から血行性に中枢神経系へ感染することが多い。

4）結核性髄膜炎

結核性髄膜炎は，結核菌の感染が中枢神経系にまで及んだ場合をいう。

結核菌は通常肺に初期変化群を形成し，その後血行性に全身に播種するが，この際にさまざまな臓器に感染巣を形成する。この結核菌感染が中枢神経系に及ぶと髄膜炎を発症し，主に脳底髄膜炎の形をとる。症状は頭痛，発熱は2～3週間以上続き，その後嘔気・嘔吐を伴い，けいれん，意識障害を呈する。

診断には，胸部X線写真，髄液検査所見および中枢神経画像を必要とする。

適切な処置がされないと生命の危険を伴う疾患で，重篤な後遺症を残すことが多い。

[表1] 細菌性髄膜炎の年齢別起因菌

年齢	主要な起因菌
新生児・乳児期前半	大腸菌・B群溶連菌・ブドウ球菌・グラム陰性桿菌
乳児期後半・幼児期	インフルエンザ菌・肺炎球菌
学童期・成人期	肺炎球菌・髄膜炎菌

（水口雅：炎症性免疫性疾患．日本静脈経腸栄養学会編，NEW小児科学，改訂第2版．p571, 南江堂, 2003より許諾を得て改変し転載）

3. 症状

　発熱，頭痛，嘔気・嘔吐が主症状で，髄膜刺激症状は起因菌や年齢により著明に出現したり，はっきりでない場合もある。頭痛は頸部の前屈，咳嗽・光・音の刺激によって増強する。また，嘔気・嘔吐に関しては，突然噴き上げるように嘔吐することがある。

　髄膜刺激症状には，羞明，項部硬直，ケルニッヒ徴候，ブルジンスキー徴候（Brudzinski's sign），眼球圧痛，ジョルト・サインなどの神経徴候がみられる**［図1］**。しかし，新生児・乳児では，髄膜刺激症状を示さないことがあるので注意が必要である。

　頭蓋内圧亢進が続くと亢進症状のうっ血乳頭，意識障害，けいれんなどを起こす。そのまま炎症が脳の実質に及ぶと，髄膜脳炎となり，不可逆的な障害をもたらすこととなる。

　髄膜炎では，発熱・嘔吐・頭痛が中心的な症状だが，20〜30％でけいれんを生じる。また，感染，炎症が脳や髄膜に限局していても，けいれんの出現，呼吸抑制，播種性血管内凝固障害（DIC）のよる出血傾向など，全身に影響が波及する。そのため，髄膜炎に対する治療だけでなく，呼吸・循環を含む全身管理を適切に行い，二次的障害を最小限に食い止めることが重要である。

4. 検査・診断

① 検査

　髄膜炎の鑑別診断のためには，脳脊髄液（髄液）検査**［表2］**が重要で，細胞数，増加した細胞の種類，蛋白，糖の値から病原体の種類を推定し，確定診断のための検査を追加する。

② 診断

　髄膜炎の診断は**［図2］**に示す流れに沿って行われる。

5. 治療

　治療の基本は安静を確保することであり，その上で，頭痛，発熱の対症療法を行う。必要時，抗けいれん薬の与薬や，頭蓋内圧亢進が強い場合には，濃グリセリン（グリセオール®），D-マンニトールの与薬を行う。

　細菌性髄膜炎に関しては，できるだけ早く，抗菌薬を与薬する。その場合，菌が同定されていなくても年齢や基礎疾患を考慮して，抗菌薬を選択し実施する必要がある。薬物の感受性試験の結果が明らかになった場合は，感受性，髄液移行性が高く，副作用の少ない抗菌薬に変更する。また，副腎皮質ステロイドを使用し，後遺症の発生率を低下させることもある。

　無菌性髄膜炎では，単純ヘルペスウイルスⅠ，Ⅱ型，水痘・帯状疱疹ウイルスによる髄膜炎を疑う場合は，ア

［図1］髄膜刺激症状

①羞明：光を異常にまぶしく感じる

②眼球圧痛：眼球を軽く圧迫すると痛みを生じる

③項部硬直：あごが胸につかない／痛みを伴うことが多い

④ケルニッヒ徴候：抵抗があり伸展できない

⑤ブルジンスキー徴候：頸部の屈曲と同時に股関節と膝関節も屈曲

⑥ジョルト・サイン：「イヤイヤ」をするように頭部を左右に振ると，頭痛が増強する場合は陽性

[表2] 主要髄膜炎の髄液所見（急性期）

各種髄膜炎	外観	圧（側臥位）(mmH$_2$O)	細胞数 (permm^3)	蛋白 (mg/dL)	糖 (mg/dL)	その他
正常	水様透明	70〜180	5以下	15〜45	50〜80*	Cl血清値よりやや高く120 mEq/L前後
ウイルス性髄膜炎（無菌性髄膜炎）	水様（日光微塵）	100〜300	30〜300 リンパ球	50〜100	50〜80	PCR，各種抗体検査
細菌性髄膜炎	混濁，膿性	200〜600	500以上 多形核白血球	50〜1,000	0〜20	IL-1↑，TNF-α↑ ラテックス凝集反応
結核性髄膜炎	水様，時にキサントクロミー	200〜600	30〜500 リンパ球，単球	50〜500	40以下	PCR，ADA増加 線維素網（+），Cl値低下
真菌性髄膜炎	同上	同上	30〜500 リンパ球，単球	50〜500	40以下	クリプトコッカスが多い

*髄液糖／血糖値比＝0.6〜0.8
ADA：adenosine deaminase（アデノシンデアミナーゼ），TNF：tumor necrosis factor（腫瘍壊死因子）
（庄司紘史：髄膜炎．水野美邦監，標準神経学，第2版．p353，医学書院，2012より）

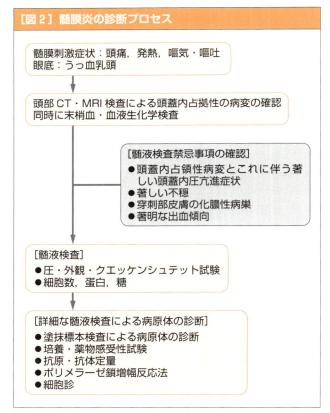

[図2] 髄膜炎の診断プロセス

（加茂力：髄膜炎．関野宏明・他監，Nursing selection 6 脳・神経疾患．p209，学研メディカル秀潤社，2002より一部改変）

シクロビルを早期から与薬することが必要である。
　結核性髄膜炎が疑われた場合は，死亡率が高く治療が遅れると重篤な病態を呈するので，早期に強力な抗結核薬を開始する必要がある。また，脳浮腫には濃グリセリン（グリセオール®）などを，重症患者には副腎皮質ステロイドを用いることがある。
　真菌性髄膜炎は緊急に治療を要する重篤な疾患であり，感染を疑った時点で抗真菌薬の与薬が行われる。

6．合併症（*細菌性髄膜炎によるもの）

　水頭症，てんかん，抗利尿ホルモン分泌異常症候群（SIADH），感音性難聴，発達障害（片麻痺・不随運動などの運動障害・知的障害）などがあげられる。

II　髄膜炎の看護ケアとその根拠

1．観察ポイント

- 発熱，頭痛，嘔気・嘔吐，けいれんなどの症状の観察
- 検査・処置に対する不安徴候（患児の表情，言動，食欲低下，不眠，腹痛・下痢などの身体症状など）の観察
- 腰椎穿刺後の穿刺部や背部の痛みの観察
- 患児の病状，治療・処置に関する親の不安

2．看護の目標

1. 発熱，頭痛などの症状による身体的苦痛の緩和
2. 腰椎穿刺などの検査・処置に伴う身体的苦痛および不安の軽減
3. けいれんや合併症の予防および早期発見・対応
4. 安静臥床を保持するための援助
5. 患児の病状，治療処置に関する家族の不安の軽減

3．看護ケア

1）安静臥床の保持
- 全快するまで基本的には，安静である。静かな環境で過ごせるように調整を行う
- 症状悪化を防ぐためにも部屋の照明や騒音にも気を配る必要がある
- 症状を考慮して，年少児のオムツの交換時は，下肢を高く持ちあげないようにする
- 遊びも静かに遊ぶことができるように工夫する

2）発熱の対症看護
- 冷罨法，解熱薬の与薬，衣類や室温の調整を行う
- 発熱が患児の体力を奪うことになるため，早急な対応を行う

3）頭痛の対症看護
- 頭痛は髄膜刺激や脳圧亢進によって起こるため，頭部側を10〜30°挙上する体位になるよう工夫することで，頭痛の軽減を図る

4）嘔気・嘔吐の対症看護
- 激しいときは禁食とする
- 嘔吐後の誤嚥に注意し，必要時には吸引を行う
- 嘔吐を誘発する臭いの強いものなどは避ける
- 嘔気や嘔吐が認められるときは，誤嚥しないように体位の工夫も行う

5）けいれんの対症看護
- けいれん発作時は，顔色，呼吸状態，意識レベルなどを観察する
- 気道の確保と誤嚥を防止する。顔色の悪いときは酸素吸入などの準備を行う
- 抗けいれん薬の確実な内服を行う
- 発作時に打撲やベッドからの転落などが起きないように，事故防止に努める

6）検査の不安と腰椎穿刺部の痛みに対する苦痛緩和
- 患児や家族には，腰椎穿刺実施後は数日間痛みが持続することを説明し，罨法などで安楽を図る
- 検査・治療に伴う患児の不安に配慮し，患児の年齢に合わせてわかりやすく説明を行う
- 検査中は安心できるようにかかわり，検査前後は，頑張りをほめる

7）親の不安
- 患児の嘔吐が止まらないときや啼泣しつづけ機嫌が直らないとき，ぐったりしているときなどは，親の心配も強くなるため，細かな対応が必要である
- 治療方針，処置の内容，検査の方法などはその都度わかりやすく説明する
- 親が付き添いをする場合などは，親の健康状態にも注意を払う

（村木由加里）

《参考文献》
1）甲田英一・他監：脳・神経疾患 疾患の理解と看護計画．p226，学研メディカル秀潤社，2011
2）細菌性髄膜炎の診療ガイドライン作成委員会編：細菌性髄膜炎の診療ガイドライン．2007
3）竹内一夫監：標準脳神経外科学，第6版．医学書院，1994
4）桑野タイ子・他編：新看護観察のキーポイントシリーズ 小児Ⅱ．中央法規，2011
5）林雅晴：脳炎・脳症・髄膜炎の病理所見からわかること．小児内科 45（2）：191-194，2013
6）林拓也・他：脳炎・脳症・髄膜炎の支持療法―全身管理．小児内科 45（2）：215-218，2013
7）青天目信：けいれん重積の治療と再発防止．小児内科 45（2）：219-223，2013
8）沖永剛志：＜特定の病原体による脳炎・脳症・髄膜炎＞リステリア菌による髄膜炎．小児内科 45（2）：318-320，2013
9）藤井克則：＜特定の病原体による脳炎・脳症・髄膜炎＞結核性髄膜炎．小児内科 45（2）：321-324，2013
10）吉川秀人：＜特定の病原体による脳炎・脳症・髄膜炎＞真菌性髄膜炎．小児内科 45（2）：325-329，2013

コラム　発達障害

1）発達障害とは

　発達障害（developmental disorder）の概念は，過渡期にあるといってよい。ひと昔前は，肢体不自由や知的な遅れに伴って日常生活に支障をきたす場合に使用される言葉であったように思われる。その後，軽度発達障害という言葉が出現するが，これは教育現場で，社会性・コミュニケーション・想像力に障害を抱える自閉症のなかで，知的な問題をもたない子どもや多動で注意散漫な子どもがクローズアップされるようになったことが背景にある。2004年には，発達障害者支援法が制定され，「"発達障害"とは，自閉症，アスペルガー症候群その他の広汎性発達障害，学習障害，注意欠陥多動性障害その他これに類する脳機能の障害であってその症状が通常低年齢において発現するもの」と定められた。

　ところが，2013年5月にアメリカ精神医学会が定める精神障害に関するガイドラインが改訂され（DSM-5），アスペルガー症候群（Asperger syndrome）や特定不能の広汎性発達障害の語は扱われなくなり，自閉症スペクトラム（Autism spectrum disorder：ASD）という診断名に変更された。

　このように，発達障害をめぐる話題はつきないが，看護職として押さえておきたいことは1点である。それは，発達障害は早期の適切な支援があれば，日常生活に適応できることにある。反対に，不適切な環境におかれれば，彼らはたちまち頻繁にパニックを起こしたり，自宅にひきこもったりなどの二次的な問題を抱えてしまう。厚生労働省が公表した「ひきこもりの評価・支援に関するガイドライン」（2010）が指摘するように，発達障害はひきこもりや不登校とも関係が深いことが知られ，社会的な関心も高くなっている。そのようななかで，子どもに携わる看護職には，発達障害に対する正しい理解の上で支援することが望まれていることを強調し，その支援について以下に述べていく。

2）子どもへの支援の基本

　社会性・コミュニケーション・想像力に障害を抱えた子どもに起こりやすい事象の一端を紹介する。
- その場の雰囲気がわからず，いわゆる場違いな行動をしてしまう。たとえば教師の怒った口調を察し静まりかえった場面でも態度を変えられない。このため1人だけが教師にひどく叱られる
- 自分に興味があることは他の人も興味があると思い，延々と同じ話題を続け相手を不快にさせる。しかし，相手の状況に気づくことができない
- 言葉を額面通りに受け取ってしまうため，ちぐはぐなやりとりになりやすい。忙しいときに「猫の手もかりたい」とつぶやけば，「猫って君の家にいるの」と真剣に応じることもありうる。「あなたは，暇でいいね」といった皮肉や冗談が通じないことが多い
- 普段と違う場面は予想しづらい。時間割が変更になっただけで，不穏になる。また，普段のやり方が一番落ち着くため，自分のやり方（マイルール）にこだわる

　これらのようなことが重なれば，変わり者や頑固者だと周囲にからかわれ，いじめの対象になりやすい。また，失敗体験として積み重なると，子ども本人はひどく傷ついたり，被害的な認知をもつようになったりもする。これを放っておけば，不登校や暴力といった不適応状態につながる。こういった不適応につながらない環境をつくることが何より大切であり，彼らの特性を踏まえた成長を促すことが支援の基本である。

3）子どもへの支援の具体的な方法

　一口に発達障害といっても，子どもによって苦手なことはさまざまである。社会性・コミュニケーション・想像力の3つだけでなく，聴覚・嗅覚・触覚が過敏で，特定の洋服しか着用できないといった感覚過敏がある子どもや，発達性協調運動障害とよばれる不器用さが極端に目立つ子どもも多い。まずは，目の前の子どもがどのような点に困っているのかを冷静に観察し，理解することが重要である。苦手なことがわかれば，それに応じた支援を実践していく。次に，発達障害に有効だといわれる代表的な支援方法を紹介する。

① 視覚支援

　彼らは視覚的な情報処理が得意な場合が多い。長々と説明を受けても理解しづらいことも，紙面で

明示すればたちまち理解がよくなる。たとえば，学級のルールや日課を紙面に提示すると，子どもはそれに沿った行動ができる。ただし内容は曖昧な表現を避け，簡潔明瞭であることが重要である。暗黙のルールは通じないと考え，明瞭にルールを示すと，叱られる場面や失敗体験を減らすことができる。

注意喚起を促す場面では，口頭ではなく，サッカーの審判がイエローカードを提示するように，カラーカードの提示が有効な場合もある。

② 見通しをつける

日課を明示することで自分のやるべきことがわかれば，彼らは，毎日律儀にそれを実行する。ただ，毎日が永遠に続くことはなく，時には運動会といった特別な日がおとずれる。通常とは異なるスケジュールになれば，誰もが多少は緊張するだろうが，ある程度予測を立てながら臨機応変に行動する。しかし彼らは，こうした特別な日に柔軟な対応をとることが大の苦手である。見通しが立たない状況はパニックになりやすい。

そこで，あらかじめ見通しをつけさせることが重要になる。具体的な時間や手順を示しておくことで，子どもなりに見通しが立てば不安な気持ちが減少し，パニックという事態を避けることができる。

③ 自己肯定感を高める

発達障害のある子どもは，何かと誤解を受け叱られる場面が増える，あるいは適切な支援がなく心細く感じる機会が多くなりがちである。また，感覚過敏で苦手な音や臭いにさらされるといった不快な環境のなかで過ごしていることも多い。このような環境下では，イライラしたり抑うつ的になったりということもうなずける。これでは，「自分はかけがえのない存在である」という感覚をもちにくい。

だからこそ，子どもの自己肯定感を高めるかかわりは重要になる。些細なことでも見逃さずほめることが大切である。こうした，よいところを探しほめるかかわりには，トークン・エコノミーとよばれる行動療法の技法を用いることがある。

具体的には，望ましい行動1つひとつに，シールやスタンプといった代用貨幣を渡し，それが貯まると，たとえば遊ぶ時間が増えるといった特典が与えられる。こうした技法を用いると，不適切な行動が目立つようになった場合，注意ばかりを与えて自己肯定感が下がるという悪循環を断つことになる。反対に子どもの望ましい行動が増えほめる機会が増え，その結果子育てによい循環を生み出せる。

さて，これまで示した支援を踏まえて，発達障害のある子どもが，身体的な疾患で病院に通院や入院した場合の工夫を考える。病院は，子どもにとって，予測できないことが待ち受けており大の苦手な場所といえる。パニックに陥って，大騒ぎの域を超えた暴れ方をしてしまうこともある。看護職にはそのことを踏まえた対応が必要である。あらかじめ家族から子どもの苦手なことを確認し，有効な支援を情報収集しておくとよい。聴覚過敏があれば耳栓をする，あるいは処置の手順をカードに示しながら子どもに説明するといった工夫が必要になる。入院中に確実な内服が必要になった場合は，薬が飲めたらシールを貼っていき，最終的にそれが大きな絵になるという試みを導入しても面白い。

このようにアイデア次第で病院に対する苦手意識が激減する可能性がある。こうした取り組みは，小児看護の醍醐味とよべるのではないだろうか。

4）家族にかかわるとき

発達障害は，あくまでも脳機能の障害であることを忘れてはならない。発達障害のある子どもの親が「育て方に問題がある」と誤解され責められることがまだまだ多いからである。周囲に責められてきた（あるいは責められたと感じてきた）家族は，子どもに関する言葉に敏感に反応し傷つくことがある。

したがって家族にかかわるときは，まず家族の話に耳を傾け，家族の悩みやストレスを理解することが最優先となる。子育てに関する助言や発言は，その点を踏まえた配慮がほしい。

（加藤明美）

《参考文献》
1) 本田秀夫編：自閉症スペクトラム．こころの科学 174：9-51，2014
2) 久枝高子・加藤明美：軽度発達障害がある（あると疑われる）子どもの判断・看護と継続支援．こどもケア 8(6)：21-28，2014
3) 加藤明美・箕浦双郁子・他：アスペルガー症候群．精神看護エクスペール 12 こどもの精神看護．pp109-118，中山書店，2005

索引

記号
Ⅱ型アレルギー　161
Ⅲ型アレルギー　161

数字
1型糖尿病　96, 98
　―の自然経過　100
　―の分類　100

欧文
ACTH療法　215
AML　200
basal-bolus療法　103
BNP　83
BPD　40
B-Tシャント術　92, 94
CGM　104
CHEOPS　205
CKD　148
CLS　194
CML　200
CNSループス　161
CP　222
CRF　148
CSII　103
CSII療法　103
DDH　114, 116
DIC　204
DKA　101
DM　98
Down syndrome　30
DSM-5　234
DW　150
Evans症候群　135
GVHD　209

HbA1c　104
HD　153
HLA　99
HPS　194
INSURE　38
ITP　130, 132
IVH　38
JIA　172, 174
　―の在宅自己注射療法　184
KTx　153
LOS　87
MAS　174
MDI　103
MTX経口療法　177
nasal CPAP　38
NEC　40
OPS　205
PC線　44
PD　150, 152
PDA　38, 40
PSL　177
RDS　34, 36
Roux-en-Y脚腸管　53
RSウイルス感染　83
SDNS　141
SIADH　232
SLE　158, 160
SMBG　104, 107
SOS　209
SSPE　76
TBI　208
TMA　209
VAS　205
VOD　209
VSD　80, 82

あ
アイゼンメンジャー症候群　82
亜急性硬化性全脳炎　76
悪性グリオーマ　191
アシドーシス　101
アスペルガー症候群　234
アセスメント　23
アテトーゼ型　223
アフェレーシス療法　163
アポトーシス　179

い
易感染状態　126
移行支援　157
意志の伝達　21
移植片対宿主病　209
イマチニブ　203
イメージ促進型プレパレーション・ツール　13
インスリン　98
インスリン拮抗ホルモン　99
インスリン頻回注射法　103
インスリン療法　107
陰性感情　165
インフォームドアセント　166, 178

う
ウィーニング　39
ウイルス分離　74
ウエスト症候群　212
運動発作　213

え
会陰式肛門形成術　46
会陰術式　46
液性免疫　168
塩分制限　143

お
オーバーヘッド牽引　117
音声発作　213

か
カーボカウント　103, 112
外胆瘻造設　53
開排制限　116
化学療法　195
　―の副作用　206
可逆性後頭葉白質脳症　142, 143
獲得免疫　168
隔離　78
かくれ絵本　14
顎裂　56, 58
家族からの分離の禁止　21
家族への説明　86
カタル期　74
学校管理指導表　95
学校での問題と対応　182
カットバック法　46
体拭き　70
感覚過敏　234
カンガルーケア　41
肝管腸吻合術　53
肝管閉塞型　52
眼球圧痛　231
肝硬変　54

看護計画 24
看護診断モデル 24
環軸椎脱臼 28, 32
緩徐進行1型糖尿病 100
関節型JIA 175
関節型若年性特発性関節炎 175
間代性けいれん 214
肝中心静脈閉塞症 209
陥没呼吸 37
肝門部腸吻合術 53, 54
肝門部閉塞型 52

 き

気管支透亮像 37
気管支肺異形成 40
起座位 85
基礎‐追加療法 112
基礎分泌 99
気道内分泌物 68
ギプス固定 117
休止期脱毛 202
急性骨髄性白血病 200
急性白血病 200
急性発症1型糖尿病 100
急性リンパ性白血病 200
吸啜力 60
教育・遊びの機会の保証 21
きょうだい 185, 207
強直間代性発作 214
強直発作 214
胸膜炎 143
棘波 214
筋緊張亢進 224

 く

クラミジア肺炎 67
グリセオール® 232
グリソン鞘 52
クリックサイン 116

 け

経管栄養法 226
痙縮 223
痙直型 223
軽度発達障害 234
経鼻的持続陽圧呼吸法 38
けいれん 233
けいれん重積状態 217
けいれん発作 217
劇症1型糖尿病 100
血液透析療法 153
結核性髄膜炎 230
血管内溢水 141
欠神発作 213
血栓性微小血管障害 209
欠損孔 82
血糖コントロール 109
血糖の記録の項目 112
ケルニッヒ徴候 231
牽引療法 117
健康問題 18
言語障害 59
倦怠感 101

 こ

抗悪性腫瘍薬 195
口蓋裂 56, 58
口渇 101
抗がん薬 195
後屈姿勢 226
高血糖 99, 106
膠原病交流会 171
口唇口蓋裂 56, 58
口唇裂 56, 58
拘束性呼吸障害 224
抗てんかん薬 216
行動療法 235
高度蛋白尿 140
口内炎 202
項部硬直 231
肛門移動術 46
肛門形成術 42
肛門皮膚瘻 44
抗利尿ホルモン分泌異常症候群 232
コートロシン®Z筋肉注射 217
呼吸窮迫症候群 34, 36
呼吸窮迫症状 39
呼吸困難 68
個室隔離 78
骨髄移植 208
骨髄低形成 122
骨髄不全 200
骨髄抑制 200
子どもの権利条約 20
コプリック斑 75

 さ

サーファクテン® 38
細菌性髄膜炎 230
最小限の侵襲 21
再生不良性貧血 120, 122
臍帯血幹細胞移植 208
在宅自己注射療法 184
サイトカインの制御 178
細胞性免疫 169
鎖肛 28, 30, 42, 44
　—の分類 45

 し

指圧痕 142
視覚支援 234
事故危険回避教育ツール 13
自己血糖測定 104, 107
自己抗体 160
　—の産生 168
自己免疫性血小板減少性紫斑病 135
自己免疫性溶血性貧血 135
思春期SLE 170
思春期の1型糖尿病患者 106
支持療法 203
姿勢発作 213
自然免疫 168
持続血糖モニター 104
持続皮下インスリン注入療法 103
弛張熱 175
シックデイ 109
失調型 223
自閉症スペクトラム 234
ジャクソン発作 213
若年性特発性関節炎 172, 174
シャント音 94
シャント機能不全 94
重症再生不良性貧血 124
十二指腸狭窄 28
十二指腸閉鎖 28
羞明 231
上衣腫 188, 190
小欠損 82
上行性胆管炎 55

症候性てんかん　212
小児 SLE　170
小児 SLE 診断の手引き　162
小児がん　197
小児看護領域の看護業務基準　20
小児期発症 SLE　162
小児血清クレアチニン基準値　151
小児呼吸器感染症診療ガイドライン 2011　66
小児糖尿病サマーキャンプ　111
小児特発性ネフローゼ症候群診療ガイドライン 2013　141
小児白血病　200
小児病棟　9
小児慢性腎不全の合併症　149
小児慢性特定疾患治療研究事業　155
食品交換表　103
処置室　11
ジョルト・サイン　231
自律神経発作　213
腎移植　153
唇顎裂　59
呻吟　37
真菌性髄膜炎　230
神経膠腫　188
人工肛門造設術　47
人工肺サーファクタント補充療法　38
心室中隔欠損　30, 90
心室中隔欠損症　80, 82
滲出性中耳炎　59, 60
新生児壊死性腸炎　40
身体障害者手帳　155
心内修復術　92, 94

心内膜欠損症　30
心不全の徴候　84
腎保護薬　155
腎ミネラル代謝異常　149

膵β細胞抗原　99
髄芽腫　188, 190
錐体外路　223
膵島関連自己抗体　99
水頭症症状　188
水平牽引　117
髄膜炎　228, 230
髄膜刺激症状　231
スキンケア　107
スターリング仮説　145
スタンダードプリコーション　78
ステロイド依存性ネフローゼ症候群　141
ステロイド抵抗性ネフローゼ症候群　141
ステロイド反応性ネフローゼ症候群　141
ストレスサイン　126
ストレスの緩和　95
ストレス反応　225
スペル発作　89
スライディングスケール法　104
すりガラス状陰影　37

清潔保持の援助　70
星細胞腫　188
星状細胞性腫瘍　190

精神発作　213
成長期脱毛　202
成長障害　150
成長・発達支援の例　32
咳あげ　69, 77
説明と同意　21
先行的腎移植　153
仙骨会陰式手術　46
全身型 JIA　175
全身型若年性特発性関節炎　175
全身性エリテマトーデス　158, 160
全身放射線照射　208
選択的脊髄後根離断術　224
先天性股関節脱臼　114, 116
先天性心疾患　28
先天性胆道閉鎖症　50

造血幹細胞移植　125, 203, 208
巣状分節状糸球体硬化症　140
総胆管閉塞型　52
総排泄腔　44
創部管理教育　63
蹲踞　90

体位ドレナージ　40
体位変換　39
大欠損　82
体重減少　101
体性感覚・特殊感覚発作　213
大腿骨骨切り術　224
大動脈騎乗　90
体肺短絡術　92

ダウン症　30
ダウン症候群　28, 30, 200
多呼吸　37
抱っこ　119
タッチケア　41
脱力発作　214
多尿　101
多脾症候群　54
胆管炎　53
胆汁性肝硬変　52
胆道閉鎖症　50, 52

チアノーゼ　37, 91, 93
腟瘻　44
チャイルドスペシャリスト　194
中欠損　82
中耳炎　28
蝶形紅斑　161
直腸肛門形成術　42
直腸肛門反射　44

追加分泌　99

低アルブミン血症　140
低血糖　106
低血糖時の血糖値と症状　101
低血糖症　101
低酸素血症　88
低酸素状態　93
低酸素性脳障害　94
低心拍出量症候群　87

低蛋白血症　140
ディベロップメンタルケア　38
デイルーム　143
デモンストレーション　95
伝音性難聴　59
てんかん　28, 210, 212
てんかん重積症　214
てんかん症候群分類　212
てんかん波　214
てんかん発作　212
テンコフカテーテル　154
点頭てんかん　212, 215

頭蓋咽頭腫　188, 190
頭蓋内圧亢進症状　126, 188
疼痛　202
糖尿病　98
　—の臨床診断のフローチャート　102
糖尿病ケトアシドーシス　101, 105
糖尿病昏睡　101, 105
東部オンタリオ子ども病院ペインスケール　205
動脈管開存症　36, 38, 40
倒立位X線撮影　45
トークン・エコノミー　235
特発性急性腎不全　143
特発性血小板減少性紫斑病　130, 132
特発性てんかん　212
特発性ネフローゼ症候群　140
ドライウエイト　150
トリソミー型　30
トリソミー症候群　82
トレンデレンブルグ徴候　116

トロンボポエチン受容体作動薬　135

内視鏡的硬化療法・結紮術　53

二次感染　70
乳酸アシドーシス　105
尿膜　44

ネクローシス　179
ネフローゼ症候群　138, 140
粘膜疹　76
粘膜－粘膜骨膜複合弁法　60

脳炎　77
脳局所症状　188
濃グリセリン　232
脳血栓　94
脳室周囲白質軟化　222
脳室ドレナージ　192
脳室内出血　38
脳腫瘍　186, 188
脳性麻痺　220, 222
脳波異常　214
脳波検査　214

肺炎　64, 66
肺血流増加型肺高血圧　83

肺高血圧症　87
肺コンプライアンス　37
肺サーファクタント　36
胚細胞腫瘍　190
肺動脈狭窄　90
肺の発生　36
バクロフェン髄腔内持続注入法　224
跛行　116
はしか　74
播種性血管内凝固障害　204
ばち（状）指　91
白血病　28, 198, 200
発達障害　234
発達性協調運動障害　234
発達段階に合わせたアセスメント　22
歯ブラシの当て方　62
パリビズマブ接種　83
晩期障害　191, 197

ピア・サポート　110, 166, 171
鼻咽腔閉鎖機能　59
ピエール・ロバン症候群　60
肥厚　90
ビジュアル・アナログ・スケール　205
微小変化型ネフローゼ症候群　140
非ステロイド性抗炎症薬　163
脾臓機能亢進症　53
脾臓摘出　133
非対称性緊張性頸反射　223
ビデオ脳波同時記録　215
ヒト白血球抗原遺伝子　99
被囊性腹膜硬化症　152

皮膚ケア　227
皮膚障害　202
皮膚統合性障害のリスク　54
病院受診が必要な症状　109
病院のこども憲章　16, 20
評価　25
標準予防策　78
平等な医療を受ける　21
ビリルビン尿　53
ヒルシュスプルング病　28, 30
頻回再発型ネフローゼ症候群　141

ファーラー位　68, 85
ファロー四徴症　30, 88, 90
ファンコニ貧血　122
不安徴候　232
フィードバック　25
フィラデルフィア染色体　200
フェイス・スケール　205
復学準備　166
副腎皮質ステロイド　162
腹仙骨会陰式手術　46
腹部膨満　54
腹膜炎　143
腹膜透析　150
腹膜透析療法　152
ブジー　48
浮腫　142
　—のメカニズム　145
不随意運動型　223
プッシュバック法　60
ぶどう膜炎　176
プライバシーの保護　21
ブルーム症候群　200
ブルジンスキー徴候　231

プレイルーム　10
プレドニゾロン　163, 177
プレパレーション　25, 95, 127
プレパレーション・ツール　12

閉塞性呼吸障害　224
ヘモグロビン A1c　104
ベル型胸郭　37
ペングリップ　62
変形性股関節症　116

ホールディング　39
保護者の責任　21
ポジショニング　40, 226
ホスピタルプレイスペシャリスト　194
ホスファチジルグリセロール　37
発疹期　74
ポッツ手術　46
ホッツ床　59
ボツリヌス毒素　224
ボディイメージの変化　144, 207
ボトックス治療　224

哺乳障害　59
ホルモンによる血糖調節　98

マイクロバブルテスト　37
マイコプラズマ　66
マクロファージ活性化症候群　174, 179
麻疹　72, 74
麻疹ワクチン　76
末梢血幹細胞移植　208
満月様顔貌　144
慢性 ITP　134
慢性骨髄性白血病　200
慢性腎臓病　148
慢性腎不全　146, 148
慢性白血病　200

ミオクロニー発作　214
ミニマルハンドリング　38

ムーンフェイス　144
無気肺　87
無菌性髄膜炎　230

無酸素発作　89, 91
無自覚低血糖症　102

メチルプレドニゾロンパルス療法　177
免疫　168
免疫寛容　160, 169
免疫系の構成因子　168
免疫トレランス　169
免疫抑制薬　163
免疫抑制療法　124

毛細血管拡張性運動失調症　200
網状顆粒状陰影　37

抑制と拘束　21

ラウンジ　10

リーメンビューゲル装具　117
リウマチ性疾患　160
リウマトイド疹　175, 180
利胆薬　55
リツキシマブ　135
両側唇顎口蓋裂　60
リラクセーション　226
リンパ球減少症　161

類洞閉鎖症候群　209
ループス腎炎　161

レノックス－ガストー症候群　212
連続的雑音　94

瘻孔　44

編集・執筆者一覧

[編集]

山口桂子（日本福祉大学看護学部）

柴　邦代（愛知県立大学看護学部）

服部淳子（愛知県立大学看護学部）

[執筆者]（五十音順）

上村　治（日本赤十字豊田看護大学）

加藤明美（あいち小児保健医療総合センター）

河村昌子（岐阜大学医学部附属病院）

汲田明美（愛知県立大学看護学部）

小林佳代子（あいち小児保健医療総合センター）

柴　邦代（愛知県立大学看護学部）

田﨑あゆみ（藤田保健衛生大学医療科学部）

西原みゆき（日本福祉大学看護学部）

野々山敦夫（愛知県心身障害者コロニー中央病院）

服部淳子（愛知県立大学看護学部）

平澤佐也加（千葉県こども病院）

村木由加里（藤田保健衛生大学看護専門学校）

山口桂子（日本福祉大学看護学部）

山本房美（名古屋市立大学病院）

吉田真由（元信州大学医学部附属病院）

若狭亜矢子（長野県立こども病院）

[執筆協力]（五十音順）

伊藤弘紀（愛知県心身障害者コロニー中央病院）

今村基尊（藤田保健衛生大学病院）

岩田直美（あいち小児保健医療総合センター）

岡崎　章（拓殖大学工学部）

種山雄一（千葉県こども病院）

中沢洋三（信州大学医学部附属病院）

安田和志（あいち小児保健医療総合センター）

[撮影協力]

社会医療法人大雄会　総合大雄会病院

エビデンスに基づく小児看護ケア関連図

初版発行	2016年8月5日
初版第5刷発行	2021年10月5日
編集	山口桂子（やまぐちけいこ）・柴 邦代（しばくによ）・服部淳子（はっとりじゅんこ）
発行者	荘村明彦
発行所	中央法規出版株式会社 〒110−0016　東京都台東区台東 3−29−1　中央法規ビル 営業　　　　　　TEL 03−3834−5817　FAX 03−3837−8037 取次・書店担当　TEL 03−3834−5815　FAX 03−3837−8035 http://www.chuohoki.co.jp/
DTP製作	有限会社エイド出版
印刷・製本	図書印刷株式会社
装丁・本文デザイン	有限会社アースメディア
表紙絵	ネモト円筆
本文イラスト	イオジン，藤田侑巳

ISBN 978-4-8058-5395-5
定価はカバーに表示してあります。
落丁本・乱丁本はお取り替えいたします。

本書のコピー，スキャン，デジタル化等の無断複製は，著作権法上での例外を除き禁じられています。また，本書を代行業者等の第三者に依頼してコピー，スキャン，デジタル化することは，たとえ個人や家庭内での利用であっても著作権法違反です。

本書の内容に関するご質問については，下記URLから「お問い合わせフォーム」にご入力いただきますようお願いいたします。
https://www.chuohoki.co.jp/contact/